小儿呼吸系统

常见病诊疗手册

李燕宁◎推荐　张葆青　阎兆君◎主审

劳慧敏◎主编

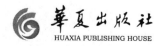

华夏出版社

HUAXIA PUBLISHING HOUSE

编 委 会

前 言

　　小儿脏腑娇嫩，形气未充，为"稚阴稚阳"之体。肺为娇脏，主皮毛，小儿肺脏娇嫩、卫表未固，易为邪气所感。肺主宣发，主一身之表，小儿肺气宣发功能不健全，腠理开阖、固表抗邪之力较弱；加之小儿冷暖不知自调，或家长失于调护，使小儿易于感受外邪。所以，六淫外邪，无论是从口鼻而入，还是从皮毛而受，均先犯于肺，易出现感冒、咳嗽、肺炎喘嗽、哮喘等肺系病证。

　　中医学在治疗小儿肺系疾病方面积累了丰富的经验，在预防和治疗方面有许多独特之处。为了适应儿科医疗、教学及科研的发展，我们查阅大量古代与现代文献，总结了距今三十余年治疗小儿肺系疾病的经验，结合自己的临床经验，编写了《小儿呼吸系统常见病诊疗手册》一书。

　　本书详细介绍了六种小儿常见肺系疾病的中西医诊断、辨证和治疗方法等，包括急性上呼吸道感染、反复呼吸道感染、喉炎、支气管炎、肺炎、支气管哮喘，以及名老中医经典理论和常用中西医治疗、预防调护等。内容丰富，资料翔实，诊治规范，实用性强，具有较高的学术和临床实用价值。由于学识水平及临床经验有限，书中难免有不足和疏漏之处，敬请读者不吝指正。

山东中医药大学附属医院儿科　劳慧敏

2017 年 12 月

目　录

第一章　急性上呼吸道感染

第一节　概述

急性上呼吸道感染是指鼻、咽部和喉部的急性感染，临床常用"急性鼻咽炎""急性咽炎""急性扁桃体炎"等病名，统称为"上呼吸道感染"，简称"上感"，是小儿时期最常见的疾病之一。

本病一年四季均可发生，以气候骤变及冬春时节多见。任何年龄均可发病，年龄越小发病率越高，占儿科疾病首位，尤以婴幼儿最为常见，5 岁以下小儿平均每人每年发生 4 ~ 6 次；学龄儿童逐渐减少。致病病原一般通过呼吸道飞沫传播；经手接触病原，再传播至口、鼻也是十分常见的传播途径；偶尔可经肠道传播。可引起流行或散发，经积极治疗、休息，预后一般良好。但时疫感冒爆发时，流行迅速，感染者众多，症状严重，甚至导致死亡，造成严重后果。因小儿肺脏娇嫩，脾常不足，神气怯弱，感邪之后，易出现夹痰、夹滞、夹惊的兼证，且常诱发哮喘，也可引起心肌炎、急性肾炎等疾病。

本病属于祖国医学"感冒"范畴，指感受外邪引起的一种常见的外感疾病，临床以发热、鼻塞、流涕、喷嚏、咳嗽等为主要表现，亦名伤风。感冒之病名，首见于北宋杨仁斋《仁斋直指方·诸风》，该书在论参苏饮时说："感冒风邪，发热头痛，咳嗽声重，涕唾稠粘。"《幼科释迷·感冒》解释"感冒"为"感者触也，冒其罩乎"，指感受外邪，触罩肌表全身，概括了病名及其含义。《景岳全书·伤风论证》指出："伤风之本，本由外感……邪轻而浅者，上犯皮毛，即为伤风。"《婴童类粹·伤寒论》言："夫小儿伤寒于大人无异，所兼者惊、积而已。"

《小儿药证直诀·伤风》曰："伤风昏睡，口中气热，呵欠顿闷，当发散，与大青膏解。"以大青膏作为治疗小儿伤风的主药。《丹溪心法·中寒》曰："伤风属肺者多，宜辛温或辛凉之剂散之。"清晰地阐述了伤风的治疗总则。《幼科全书·发热》曰："凡伤风发热，其证汗出身热，呵欠面赤，目睛①多肿，恶风喘气。此因解脱受风所致，宜疏风解肌退热，先服柴葛解肌汤，发去风邪，俟热之时，再服凉惊丸以防内热。"详述了感冒的症状，并指出了疏风解肌退热的基本治法。《医宗金鉴·暑证门》曰："小儿伤暑，谓受暑复感风寒也。其证发热无汗，口渴饮水，面色红赤，干呕恶心，或腹中绞痛，嗜卧懒食。以二香饮治之……若伤暑夹食，大吐泻者，以加味香薷饮治之。"较早提出了暑湿感冒的症状及治疗法则。清代陈复正《幼幼集成·发热证治》曰："小儿无故发热，多由外感风寒。其证喜人怀抱，畏缩，恶风寒，不欲露出头面，面带惨色，不渴，清便自调，吮乳口不热。或鼻塞流涕，或喷嚏，浑身拘急，此表热也。初起时一汗可解。"

　　对于虚证感冒，《素问·评热病论》曰："邪之所凑，其气必虚。"《伤寒论·辨太阳病脉证并治中》曰："血弱气尽，腠理开，邪气因入，与正气相搏。"《类证治裁·伤风》曰："惟其人卫气有疏密，感冒有浅深，故见症有轻重……凡体实者，春夏治以辛凉，秋冬治以辛温，解其肌表，风从汗散；体虚者，固其卫气，兼解风邪，恐专行发散，汗多亡阳也……或表虚，易感受风邪，必固实腠理，玉屏风散。斯为善后之防矣。"徐大椿在《医学源流论·伤风难治论》中论述了伤风的八大治法："一驱风，苏叶、荆芥之类；二消痰，半夏、象贝之类；三降气，苏子、前胡之类；四和荣卫，桂枝、白芍之类；五润津液，蒌仁、玄参之类；六养血，当归、阿胶之类；七清火，黄芩、山栀之类；八理肺，桑皮、大力子之类。"并认为"八者随其症之轻重加减之，更加以避风寒、戒辛酸，则庶几渐愈。"

第二节　病因与发病机制

一、西医病因病机

（一）病因

1.病原　以病毒为主，可占原发上呼吸道感染的90%以上。非典型

---

①睛，通"涩"，不通，不顺畅。

病原体在呼吸道感染中所占比例也呈逐渐升高趋势，其中以肺炎支原体、肺炎衣原体、嗜肺军团菌、Q 热立克次体为多见。细菌较少见。而病毒中以呼吸道病毒最为重要，肠道病毒也是不可忽视的病原。病毒感染后，上呼吸道黏膜失去抵抗力，细菌可乘虚而入，继发混合感染。

（1）常见病毒

①鼻病毒 目前发现有 144 个血清型，约 50% 的上呼吸道感染是由该病毒引起。鼻病毒主要通过接触和飞沫传播，经鼻、口、眼黏膜进入体内，在鼻、咽腔内增殖。该病毒引起的感染为自限性疾病，一般 1 周左右自愈。

②柯萨奇病毒与埃可病毒 均属于肠道病毒。柯萨奇病毒分为 A 和 B 两类，可经呼吸道和消化道感染人体，感染后出现发热、喷嚏、咳嗽等感冒症状，亦可引起疱疹性咽峡炎。柯萨奇 A 组病毒 16 型是手足口病的常见病原，与其暴发传染有关。埃可病毒，分为 30 多型，主要经粪 - 口途径传播，也可通过咽喉分泌物排出病毒经呼吸道传播，可引起急性呼吸道感染，多发于夏、秋季节。此外，埃可病毒 7 型与轻型非特异性疾病、小儿麻痹、心肌炎和严重的新生儿疾病有关，还与病毒性脑炎的暴发和散发有关。

③流感病毒 人流感病毒是流行性感冒（简称"流感"）的病原体，根据核蛋白的抗原性分（A）、（B）、（C）三种血清型。甲型可因其抗原结构发生较剧烈的变异而导致大流行，估计每 10 ~ 15 年一次；乙型对人类致病性较低；丙型一般只造成散发流行，病情较轻。以上三型在小儿呼吸道疾病中主要引起上感，也可引起喉炎、气管炎、支气管炎、毛细支气管炎和肺炎。

④副流感病毒 分四种血清型，Ⅰ~Ⅲ型在临床上最常见。Ⅰ、Ⅱ型的临床特征是儿童喉气管支气管炎；Ⅲ型是婴幼儿常见的呼吸道病原，可引起细支气管炎或肺炎；Ⅳ型又称 M-25，较少见，亦较难检出，可在儿童及成人中引起上呼吸道感染，病情较轻。

⑤呼吸道合胞病毒 是一种 RNA 病毒，该病毒经空气飞沫和密切接触传播。年长儿感染后，主要表现为上呼吸道感染；婴幼儿感染后症状较重，可表现为细支气管炎和肺炎。少数患儿可并发中耳炎、胸膜

炎及心肌炎等。

以上所述后三种病毒均属于黏液病毒。在急性上呼吸道感染中以副流感病毒、呼吸道合胞病毒及鼻病毒较为多见。

⑥腺病毒　有 49 种不同血清型，可以致轻重不同的上呼吸道感染，如鼻咽炎、咽炎、咽结合膜炎、滤泡性结膜炎，也可引起肺炎流行。第 3、7 型腺病毒可持续存在于上呼吸道腺体中，可引起致死性肺炎。第 8 型腺病毒容易在学龄儿童中引起流行性角膜结膜炎。第 3、7、11 型可致咽、结膜炎。1979 ~ 1983 年夏季，北京曾出现因游泳而引起第 3、7 型腺病毒咽结膜热流行。此外，腺病毒第 11、21 型可引起出血性膀胱炎。

⑦人偏肺病毒　是 2001 年首次被分离发现的呼吸道病毒病原，冬春两季为流行高峰，可导致各年龄组人群呼吸道感染，儿童、老人机体免疫缺陷者更易感。症状严重程度不一，可从轻微的上呼吸道感染到严重的毛细支气管炎和肺炎。分为 A、B 两型，在宿主体内可迅速变异。通过呼吸道，或者接触污染的物体表面，手-口或手-眼间接接触传播。

（2）肺炎支原体　支原体是 1898 年 Nocard 等发现的一种类似细菌，但不具有胞壁的原核微生物。不但引起肺炎，也可引起上呼吸道感染。肺炎多见于 3 岁以上小儿，婴幼儿发病率呈逐年上升趋势。

（3）常见细菌　仅为原发性上呼吸道感染的 10% 左右。侵入上呼吸道的继发性细菌感染大多属于 β 溶血性链球菌 A 族、肺炎链球菌、流感嗜血杆菌及葡萄球菌，其中链球菌往往引起原发性咽炎。卡他莫拉菌是鼻咽部常见菌群之一，有时在呼吸道可发展为致病菌感染，且有增多趋势，但次于肺炎链球菌和流感杆菌感染。

2. 诱发因素　营养不良、缺乏锻炼或过度疲劳，以及有过敏体质的小儿，因身体防御能力降低，容易发生上呼吸道感染。特别是消化不良、佝偻病，以及有原发性免疫缺陷病或后天获得性免疫功能低下的患儿，并发这类感染时，往往症状严重。北方在气候寒冷多变的冬春季节、南方在湿度较大的夏秋雨季更易出现流行。必须指出，上呼吸道感染的发生不但取决于侵入的病原体种类、毒性和数量，且与宿主防御功能和环境因素有密切关系。恶劣环境如居住拥挤、大气污染、被动吸烟、间接吸入烟雾等，均可降低呼吸道局部防御能力，促使病原体生长繁殖。所以，加强锻炼、改善营养状况与环境卫生对预防上感十分重要。

（二）发病机制

早期仅有上呼吸道黏膜下水肿，主要是血管扩张和单核细胞浸润，以后转成中性粒细胞浸润。上皮细胞受损后剥脱，到恢复期重新增生、修复至痊愈。

二、中医病因病机

（一）中医古籍对病因病机的认识

病因方面，《内经》已认识到感冒的病因主要是外感风邪。《素问·骨空论》："风从外入，令人振寒、汗出、头痛、身重、恶寒。"《伤寒论》论述了寒邪所致感冒的证治，所列桂枝汤、麻黄汤，为感冒风寒轻、重两类证候的治疗做了示范。《诸病源候论·风热候》曰："风热之气，先从皮毛入于肺也……其状使人恶风寒战，目欲脱，涕唾出……有青黄脓涕。"已经认识到风热病邪可以引起感冒，并较准确地描述了其临床证候。《时病论·春伤于风大意》言："风为六气之领袖，能统诸气，如当春尚有余寒，则风中遂夹寒气，有感之者是为风寒；其或天气暴热，则风中遂夹热气，有感之者是为风热。"《医宗金鉴·暑证门》论："小儿伤暑，谓受暑复感风寒也。"

关于感冒的病机方面，《素问·玉机真藏论》中指出："是故风者百病之长也，今风寒客于人，使人毫毛毕直，皮肤闭而为热，当是之时，可汗而发也。"《症因脉治·伤寒总论》曰："外感风寒，从毛窍而入，必从毛窍而出，故伤寒发热症，首重发表解肌。"《诸病源候论·时气病诸候》说："因岁时不和，温凉失节，人感乖戾之气而生病者，多相染易。"即指时行疫毒之邪。人感时行疫毒而病感冒则为时疫感冒。

（二）现代中医对病因病机的认识

小儿感冒发生的原因，以感受风邪为主，常兼杂寒、热、暑、湿、燥等，亦有感受时邪疫毒所致者。在气候变化、冷热失常、沐浴着凉、调护不当时容易发生本病。当小儿正气不足、机体抵抗力低下时，外邪易于乘虚侵入而成感冒。

　　感冒的病变部位主要在肺卫。病机关键为肌表失疏，肺气失宣。肺主皮毛，司腠理开阖，开窍于鼻，外邪自口鼻或皮毛而入，客于肺卫，致表卫失司，卫阳受遏，肺气失宣，出现发热、恶风寒、鼻塞流涕、喷嚏、咳嗽等证候，发为感冒。小儿感冒病变常累及脾、心、肝，出现夹痰、夹滞、夹惊等兼夹证。

　　1. 感受风寒　小儿脏腑娇嫩，形气未充，腠理疏薄，表卫未固，冷暖不能自调，易受外邪侵袭而发病。风寒之邪，由口鼻或皮毛而入，束于肌表，郁于腠理，寒主收引，致使肌肤闭郁，卫阳不得宣发，导致发热、恶寒、无汗；寒邪束肺，肺气失宣，气道不利，则致鼻塞、流涕、咳嗽；寒邪郁于太阳经脉，经脉拘急收引，气血凝滞不通，则致头痛、身痛、肢节酸痛等症。

　　2. 感受风热　风热之邪，侵犯肺咽。邪在卫表，卫气不畅，则致发热较重、恶风、微有汗出；风热之邪上扰，则头痛；热邪客于肺卫，肺气失宣，则致鼻塞、流涕、喷嚏、咳嗽；咽喉为肺胃之门户，风热上乘咽喉，则致咽喉肿痛等证候。小儿发病之后易于传变，即使是外感风寒，正邪相争，寒易化热，或表寒未解，已入内化热，也可形成寒热夹杂之证。

　　3. 感受暑湿　夏令冒暑，长夏多湿，暑为阳邪，暑多夹湿，暑湿之邪束表困脾，而致暑邪感冒。暑邪外袭，卫表失宣，则致发热、无汗；暑邪郁遏，清阳不升，则致头晕或头痛；湿邪遏于肌表，则身重困倦；湿邪困于中焦，阻碍气机，脾胃升降失司，则致胸闷、泛恶、食欲不振，甚至呕吐、泄泻。

　　4. 感受时邪　外感时疫之邪，犯于肺胃二经。疫邪性烈，易于传变，故起病急骤；邪犯肺卫，郁于肌表，则初起发热、恶寒、肌肉酸痛；疫火上熏，则目赤咽红；邪毒犯胃，胃气上逆，则见恶心、呕吐等症。

　　由于小儿肺脏娇嫩，感邪之后，失于宣肃，气机不利，津液不得敷布而内生痰液，痰壅气道，则咳嗽加剧，喉间痰鸣，此为感冒夹痰。小儿脾常不足，感邪之后，脾运失司，稍有饮食不节，致乳食停滞，阻滞中焦，则脘腹胀满，不思乳食，或伴呕吐、泄泻，此为感冒夹滞。小儿神气怯弱，肝气未盛，感邪之后，热扰心肝，易致心神不宁，睡卧不实，惊惕抽风，此为感冒夹惊。

第三节　临床表现

小儿急性上呼吸道感染的病情轻重程度相差很大，一般年长儿临床表现较轻，婴幼儿时期则重症较多。

1. 潜伏期　多为 2 ~ 3 日或稍久。

2. 轻症　只有鼻部症状，如鼻流清涕、鼻塞、喷嚏等，也可有流泪、轻咳或咽部不适，可在 3 ~ 4 日内自然痊愈。如感染涉及鼻咽部，常有发热、咽痛、扁桃体炎及咽后壁淋巴组织充血和增生，有时淋巴结可轻度肿大。发热可持续 2 ~ 3 日至 1 周左右。婴儿则常出现呕吐和腹泻。

3. 重症　体温可达 39℃ ~ 40℃ 或更高，伴有寒战、头痛、全身无力、食欲减退、睡眠不安等，可因为鼻咽分泌物刺激引起较频繁的咳嗽。有时红肿明显波及扁桃体，出现滤泡性脓性渗出物，咽痛和全身症状加重，鼻咽部分泌物由稀薄变稠厚。颌下淋巴结显著肿大，压痛明显。如果炎症波及鼻窦、中耳或气管，则发生相应症状，全身症状也比较严重。急性上呼吸道感染所致高热惊厥多见于婴幼儿，起病后 1 ~ 2 日内发生，很少反复发生。急性腹痛有时很剧烈，多在脐部周围；无压痛；早期出现，多为暂时性，可能与肠蠕动亢进有关；也可持续存在，多因并发急性肠系膜淋巴结炎所致。

4. 急性扁桃体炎　是急性咽炎的一部分，其病程和合并症与急性咽炎不尽相同，因此可单独作为一个病，也可并入咽炎。由病毒所致者有时可在扁桃体表面见到斑点状白色渗出物，同时软腭和咽后壁可见小溃疡，双侧颊黏膜充血伴散在出血点，但黏膜表面光滑，可与麻疹鉴别。由链球菌感染引起者，一般在 2 岁以上，发病时全身症状较多，有高热、畏寒、呕吐、头痛、腹痛等，以后咽痛或轻或重，吞咽困难，扁桃体大多呈弥漫性红肿或同时显示滤泡性脓性渗出物，舌红苔厚，颌下淋巴结肿大、压痛。如治疗不及时，容易发生鼻窦炎、中耳炎和颈部淋巴结炎。

5. 血象　病毒感染一般白细胞偏低或在正常范围，但早期白细胞和中性粒细胞百分数较高；细菌感染时白细胞总数多增高，严重病例也可减低，但中性粒细胞百分数仍增高，可出现核左移。

6. 病程　轻型病例发热时间自 1～2 日至 5～6 日不等，但较重者高热可达 1～2 周，偶有长期低热达数周者，由于病灶未清除，需较长时间才能痊愈。

第四节　西医诊断与中医辨证

一、西医诊断

1. 病史　气候骤变，冷暖失调，或有与感冒患者接触史。

2. 临床症状　以局部症状为主，全身症状可有或不明显。局部症状可见流涕、喷嚏、鼻塞，有时咳嗽、咽痛、声嘶、流泪。全身症状可见全身不适、畏寒、发热、头痛、头昏、四肢及腰背酸痛。临床分型：顿挫型，有上呼吸道症状，在 24 小时内消失，但鼻分泌物并不增加；轻型，有明显上呼吸道症状，鼻分泌物明显增加，全身症状轻微或无，自然病程 2～4 日；中型，局部症状较轻型更严重，且有一定全身症状，如畏寒、发热、头痛、全身不适等，自然病程 1 周左右；重型，有明显的上呼吸道症状及全身症状，如发热、全身不适、食欲不振、倦怠乏力、头痛，常有咳嗽，鼻部症状较以上各型更为显著。

3. 特殊类型感冒　可见咽部充血，咽腭弓、悬雍垂、软腭等处有 2～4 毫米大小的疱疹，或滤泡性眼结合膜炎及颈部、耳后淋巴结肿大等体征。

4. 血象检查　病毒感染者白细胞总数正常或偏低；细菌感染者白细胞总数及中性粒细胞均增高。

5. 病原学检查　鼻咽或气管分泌物病毒分离或桥联酶标法检测，可作病毒学诊断、咽拭子培养可有病原菌生长；链球菌感染者，血中抗链球菌溶血素 "O" 滴度增高。

二、中医辨证

（一）辨证要点

1. 辨四时感冒与时疫感冒　四时感冒一般肺系症状明显，全身症状较轻，无流行趋势；时疫感冒一般肺系局部症状不明显，而全身症状较重，有在同一地区流行传播的特点。

2. 辨感冒性质　根据发病季节及流行特点，冬春二季多为风寒、风热感冒；夏季多为暑邪感冒；冬末春初，发病呈流行性者多为时疫感冒。

3. 辨风寒与风热　如具有肺卫表证伴唇舌咽红者为风热；具有肺卫表证而唇舌咽不红者为风寒。

4. 辨暑热与暑湿　发热较高，无汗或少汗，口渴心烦为暑热偏盛之证；若胸闷，泛恶，身重困倦，食少纳呆，舌苔腻为暑湿偏盛之证。

5. 辨表证与里证　起病急，发热，恶寒，无汗或少汗，烦躁不安，头痛，肢体酸痛，多为表证；若恶心，呕吐，腹胀，腹痛，大便不调，面红目赤，多有里证。

6. 辨实证与虚证　感受外邪，病在肌表肺卫，属表证、实证；若反复感冒，体质虚弱，易出汗，畏寒，多为虚实夹杂证。

7. 辨兼夹证候　除有表证外，兼见咳嗽较剧，咳声重浊，喉中痰鸣，舌苔白腻，脉浮滑等为夹痰；兼见脘腹胀满，不思乳食，呕吐酸腐，口气秽浊，大便酸臭等为夹滞；兼见惊惕啼叫，睡卧不宁，甚或惊厥，舌尖红，脉弦数等为夹惊。

（二）辨证分型

1. 主证

（1）风寒感冒　发热轻，恶寒，无汗，头痛，鼻流清涕，喷嚏，咳嗽，口不渴，咽部不红肿，舌淡红，苔薄白，脉浮紧或指纹浮红。表寒重者恶寒无汗，咳声重浊。若患儿素蕴积热，复感风寒之邪，或外寒内热夹杂证，也可见恶寒、头痛、身痛、流清涕、面赤唇红、口干渴、咽红、舌质红、苔薄黄等外寒里热之证。小儿感受风寒，邪盛正实者，正邪交争激烈，易于从阳化热，演变转化为热证。

（2）风热感冒　发热重，恶风，有汗或少汗，头痛，鼻塞，鼻流浊涕，喷嚏，咳嗽，痰稠色白或黄，咽红肿痛，口干渴，舌质红，苔薄黄，脉浮数或指纹浮紫。表证重者，高热，咳嗽重，痰稠色黄，咽红肿痛。

咽部是否红肿，是本证与风寒感冒的鉴别要点。

（3）暑邪感冒　发热，无汗或汗出热不解，头晕，头痛，鼻塞，身重困倦，胸闷泛恶，口渴心烦，食欲不振，或有呕吐、泄泻，小便短黄，舌质红，苔黄腻，脉数或指纹紫滞。本证好发于夏季。偏热重者，高热，头晕，头痛，口渴心烦，小便短黄；偏湿重者，发热，有汗或汗出热不解，身重困倦，胸闷，泛恶，食欲不振，或见呕吐、泄泻。

（4）时疫感冒　起病急骤，肺系症状轻，全身症状重，高热，恶寒，无汗或汗出热不解，头痛，心烦，目赤咽红，全身肌肉酸痛，舌红，苔黄，脉数。表证重者，高热，无汗或汗出热不解，头痛，肌肉酸痛；里证重者，目赤，腹痛，或恶心、呕吐。

2. 兼证

（1）夹痰　感冒兼见咳嗽较剧，痰多，喉间痰鸣。属风寒夹痰者，痰白清稀，恶寒，无汗，或发热，头痛，舌淡红，苔薄白，脉浮紧或指纹浮红；属风热夹痰者，痰稠色白或黄，发热，恶风，微汗出，口渴，舌红，苔薄黄，脉浮数或指纹浮紫。

（2）夹滞　感冒兼见脘腹胀满，不思饮食，呕吐酸腐，口气秽浊，大便酸臭，或腹痛泄泻，或大便秘结，小便短黄，舌苔厚腻，脉滑。食滞中焦则脘腹胀满，不思饮食，呕吐，或见泄泻；食积化腐，浊气上升则口气秽浊，大便酸臭。

（3）夹惊　感冒兼见惊惕哭闹，睡卧不宁，甚至骤然抽风，舌质红，脉浮弦。心肝热重者，舌质红，脉弦。

三、分证新说

感冒有普通感冒和时疫感冒之分。

1. 普通感冒　西医亦称之为普通感冒。病因为外感六淫之邪，其中以风邪为主因，病变部位在肺卫，多发于冬春气候多变时，常呈散发性，病情较轻，症状不重，多无传染性。以肺卫表证为主，症见恶寒发热，有汗或无汗，头身疼痛，鼻塞流涕，喷嚏咳嗽，咽红、咽痒或咽痛，舌质红，苔薄白或黄，脉浮等。

2. 时疫感冒　相当于西医学流行性感冒。病因为感受时疫之邪，多侵犯肺胃两经。发病季节性不强，但有明显的传染性及流行性，起病往往较急，肺系症状轻，全身症状重，热毒症状明显，易入里化热而变生他证。症见高热恶寒，无汗或汗出不解，目赤咽红，或伴见乳蛾肿痛，头痛，全身肌肉酸痛，嗜睡，或恶心呕吐，舌红，苔黄，脉数等。

第五节　鉴别诊断与类证鉴别

一、西医鉴别诊断

1. 与消化系统疾病鉴别　婴幼儿时期的急性上呼吸道感染往往有消化道症状，如呕吐、腹痛、腹泻等，容易误诊为原发性胃肠病，尤其要注意与急性阑尾炎鉴别。

2. 与过敏性鼻炎鉴别　有些感冒患儿的全身症状不重，常为喷嚏、流涕、鼻黏膜苍白水肿，病程较长且反复发作，要考虑过敏性鼻炎的可能。行过敏原检测等以资鉴别。此病以学龄前和学龄期儿童多见。

3. 与其他疾病鉴别　发热较高，白细胞较低时，应考虑常见的急性病毒性上呼吸道感染，并根据当地流行情况和患儿的接触史排除流感、麻疹、疟疾、伤寒、结核病等。白细胞持续增高时，一般考虑细菌感染，但在病毒感染早期也可以高达 $15 \times 10^9/L$ 左右，但中性粒细胞很少超过75%。白细胞特别高时，要注意细菌性肺炎、传染性单核细胞增多症和百日咳等。急性咽炎伴有皮疹、全身淋巴结肿大及肝脾肿大者，应检查血细胞分类中异型淋巴细胞的比例，以除外传染性单核细胞增多症。

二、中医类证鉴别

1. 急喉瘖　本病初期仅表现发热、微咳，当患儿哭叫时可闻及声音嘶哑，病情较重时可闻及犬吠样咳嗽及吸气性喉鸣。

2. 肺炎喘嗽　本病是以肺气郁闭为主要病机的肺系疾病，在初期邪犯肺卫时可有肺卫表证，但常同时具有发热、咳嗽、痰壅气喘、鼻煽等证候特点。

3. 感冒夹惊抽搐　应注意与中枢神经系统感染性疾病进行鉴别。

第六节 治疗

一、西医治疗及前沿研究

由于感冒的致病原主要是病毒，而病毒种类繁多，变异大，且特异性免疫不明确，还没有找到理想的具有特殊疗效的疫苗和药物，仍然处于对症治疗阶段。目前西医学对感冒的治疗主要以充分休息、解表、清热、预防并发症为主，缩短病程，保护体力并重视一般护理和支持疗法。

（一）非药物治疗

注意适当卧床休息，进食易消化的清淡食物，多饮水。保持口腔、鼻腔的卫生等。

（二）对因治疗

1.抗病毒 目前应用于抗病毒的西药主要分为两类，分别为：核苷类抗病毒药，如阿昔洛韦、利巴韦林（病毒唑）、拉米夫定、齐多夫定等；非核苷类抗病毒药，如干扰素、金刚烷胺、神经氨酸酶抑制剂等。

（1）核苷类抗病毒药 其代表药物为利巴韦林，它是一种广谱强效抗病毒药物，每日10mg/kg，疗程3～5天。临床可用于呼吸道合胞病毒、腺病毒、副流感病毒、疱疹病毒、水痘病毒、麻疹病毒的治疗，但对流感病毒无效或效果差。因为在人体细胞内起作用，有导致畸形、贫血、肝功能异常等毒副作用。

（2）非核苷类抗病毒药 主要代表药物有金刚烷胺和金刚乙胺。金刚烷胺在低浓度下具有特异性抑制甲型流感病毒复制的作用，但因其能引起中枢神经系统症状和耐药毒株的出现，一直未能广泛应用。金刚乙胺作为预防和治疗病毒性感冒的一线用药，具有局限性，只能对抗甲型流感病毒。两者主要通过阻断甲型流感 M2 蛋白的离子通道活动抑制病毒复制。

另外，干扰素是具有广谱抗病毒和免疫调节作用的生物因子，主要通过抑制病毒进入细胞，抑制病毒蛋白的编译及装配，激活巨噬细胞及自然杀伤细胞，增加细胞因子的产生和调节免疫而发挥其强抗病毒作用。

有研究表明神经氨酸酶抑制剂对甲、乙型流感病毒均有很好作用，耐药发生率低，目前主要有两个品种，即奥司他韦（达菲）和扎那米韦。国内外研究证实此两种抗病毒药安全有效。达菲为对甲、乙型流感病毒均有效的口服抗病毒药，每次 2mg/kg，2 次 / 日，疗程共 5 天。

2. 抗菌 抗菌药物对于病毒性急性上呼吸道感染非但无效，还可引起机体菌群失调，必须避免滥用。当病情重、合并细菌感染或有合并症时，可加用抗菌药物，常用青霉素类、头孢菌素类、大环内酯类，疗程为 3 ~ 5 天。如 2 ~ 3 天后无效，应考虑其他病原体感染。

（三）对症治疗

1. 发热的对症治疗 临床常用非甾体类消炎药（NSAIDS）来降温，可分为水杨酸类（乙酰水杨酸、阿司匹林精氨酸等）、丙酸类（萘普生、布洛芬等）、乙酸类（吲哚美辛、痛灭定等）、喜痛类（炎痛喜康、湿痛喜康等）、吡唑酮类（保泰松、对乙酰氨基酚等）。将临床上常用于小儿上感发热的药物列举如下：

（1）对乙酰氨基酚（扑热息痛） 如泰诺林退热系列等。对胃肠道刺激性小，不易引起消化道出血；对线粒体功能无毒性作用，降热效果明显；用常规剂量时并无副作用。世界卫生组织（WHO）推荐对乙酰氨基酚为目前 3 个月以上小儿的首选解热药。其剂量为每次 10 ~ 15mg/kg，间隔 4 ~ 6 小时可重复用药 1 次，每日不超过 4 次，是安全有效的。

（2）布洛芬 为环氧化酶抑制剂。既抑制前列腺 E2 合成，又抑制肿瘤坏死因子 -α 等细胞因子的释放，从而发挥降低高热的作用。目前 WHO 仅推荐对乙酰氨基酚和布洛芬作为安全有效的解热药在儿科应用。

（3）萘普生（前列腺素合成酶抑制剂） 与布洛芬同属丙酸衍生物，抑制花生四烯酸代谢中环氧化酶，减少前列腺素 E2 的合成，具有显著解热、抗炎、抗风湿的作用。剂量为每次 5 ~ 10mg/kg，每日 3 ~ 4 次，疗效可靠并安全。

（4）阿司匹林 是一种历史悠久的解热镇痛剂，同时还具有抗炎、抗风湿、抗血栓形成的作用。但 7 岁以下婴幼儿应用，副作用比扑热息痛大，如对胃的刺激性可增加胃溃疡出血和穿孔的危险，且对肝脏线粒体功能有抑制作用；在流感、水痘病毒等感染时应用，有引起瑞氏综合征的危险；少数专家发现该药会诱发哮喘。所以，WHO 不推荐在 6 个月至 7 岁婴幼儿呼吸道感染时应用，目前仅限应用于儿童风湿病、川崎病等。

2.其他　高热时先用冷毛巾湿敷前额和整个头部，每 10 分钟更换一次，往往可控制高热惊厥。对轻症咳嗽幼儿，尤其是小婴儿，不宜用大量止咳的药品。高热惊厥者可予镇静、止惊等处理。

如有鼻炎，为了使呼吸道通畅，保证休息，应在进食和睡前酌情用滴鼻药。婴儿忌用油剂滴鼻，恐误吸入下呼吸道而致类脂性肺炎。年长儿患咽喉炎或扁桃体炎时，可用淡盐水或康复新液漱口。

二、中医治疗

（一）传统中医辨证论治

1. 主证

（1）风寒感冒

治法：辛温解表。

方药：荆防败毒散加减。方用荆芥、防风、羌活、苏叶解表散寒，前胡宣肺化痰，桔梗宣肺利咽，甘草调和诸药。头痛明显加葛根、白芷散寒止痛，恶寒无汗加桂枝、麻黄解表散寒，咳声重浊加白前、紫菀宣肺止咳，痰多加白前、陈皮燥湿化痰，呕吐加半夏、生姜、竹茹降逆止呕，纳呆、舌苔白腻去甘草，加厚朴和胃消胀，外寒里热证加黄芩、石膏、板蓝根等清热泻火之品。

（2）风热感冒

治法：辛凉解表。

方药：银翘散加减。方用金银花、连翘、大青叶解表清热，薄荷、桔梗、牛蒡子疏风散热、宣肺利咽，荆芥、豆豉辛温透表，助辛凉药疏表达邪外出，芦根、竹叶清热生津除烦。高热加栀子、黄芩清热，咳嗽重、痰稠色黄加桑叶、瓜蒌皮、黛蛤散宣肺止咳祛痰，咽红肿痛加蝉蜕、蒲公英、玄参清热利咽，大便秘结加枳实、生大黄通腑泄热。

（3）暑邪感冒

治法：清暑解表。

　　方药：新加香薷饮加减。方用香薷发汗解表化湿，金银花、连翘、淡豆豉清热解暑，厚朴行气和中、理气解痞，扁豆、荷叶健脾和中、祛暑升清。偏热重者加黄连、栀子清热，偏湿重加鸡苏散、佩兰、藿香祛暑利湿，呕吐加半夏、竹茹降逆止呕，泄泻加葛根、黄芩、黄连、苍术清肠化湿。

　　（4）时疫感冒

　　治法：清热解毒。

　　方药：银翘散合普济消毒饮加减。方用金银花、连翘清热解毒，荆芥、羌活解表祛邪，栀子、黄芩清肺泄热，大青叶、桔梗、牛蒡子宣肺利咽，薄荷辛凉发散。高热加柴胡、葛根解表清热，肌肉酸痛加白芷、葛根解肌清热，恶心、呕吐加竹茹、黄连降逆止呕，腹痛加延胡索、白芍理气缓急止痛。

　　2. 兼证

　　（1）夹痰

　　治法：辛温解表，宣肺化痰；辛凉解表，清肺化痰。

　　方药：在疏风解表的基础上，风寒夹痰证加用三拗汤、二陈汤，常用炙麻黄、杏仁、半夏、陈皮等宣肺化痰；风热夹痰证加用桑菊饮加减，常用桑叶、菊花、瓜蒌皮、浙贝母等清肺化痰。

　　（2）夹滞

　　治法：解表兼以消食导滞。

　　方药：在疏风解表的基础上，加用保和丸加减。方中焦山楂、神曲、鸡内金消食化积，莱菔子、枳壳、槟榔导滞消积。若大便秘结，小便短黄，壮热口渴，加大黄、枳实通腑泄热，表里双解。

　　（3）夹惊

　　治法：解表兼以清热镇惊。

　　方药：在疏风解表的基础上，加用镇惊丸加减。方中钩藤、僵蚕、蝉蜕、琥珀清热镇惊。另服小儿回春丹或小儿金丹片。

　　（二）现代医家治疗经验

　　1. 表里双解法　　有医家认为治疗小儿感冒，在使用汗法的基础上，应根据情况配合清法、消法或和法。由于小儿多里热，一旦感冒，容易寒从热化，或热为寒闭，形成寒热夹杂之证。若单独使用解表药，往往一出汗，热就退，但汗后又会发热。故在使用解表药的同时，一定要佐以清热药。如伴有消化不良，则助以消导药；如体质素弱，不宜过分解表，则应用和解法。鉴于表证与里证有主次轻重之分，表证重于里证者，以解表为主，清热为辅；反之，以清里热为主，解表为辅。

2. 消积导滞法　小儿感冒，多因素有食积，久郁化热，又兼感外邪而发病。除了外感的症状，尚兼有腹胀，口臭，大便不消化，手足心发热，舌苔厚腻，舌质红赤等食滞郁热表现。其治疗除解肌退热外，必佐以消食导滞，如只散表邪，不化食滞，则表解里热不除，仍可发高热。有食滞者，首应消导；食滞兼有他症时，当先治食滞，后治他症，或食滞与他症同时兼治，疗效更著。有医家认为小儿外感多以热邪为主，温邪外受，最易发热，热病伤阴，胃失濡润，受纳呆滞，食下易吐，口干饮水不多，大便燥结，或便下不爽。治疗多采取养阴益胃，鼓舞胃气，改善胃肠道功能等方法，因势利导，使胃肠积滞疏通，以调胃承气汤加味治疗。

3. 清热化湿法　小儿多湿邪致病的原因与以下几点有关：a. 小儿"脾常不足"，湿邪的形成首当责之于脾；b. 小儿之体"稚阴稚阳"，各脏腑的气机气化功能不足，因而影响水湿的输布蒸化而易形成湿邪；c. 小儿肾精尚未充盈，阴精亏虚，则元气亦虚，气机气化功能障碍，生痰生湿；d. 小儿易伤于乳食，因其饥饱不知，加之喂养不当，故脾胃易伤，水液不化而形成湿邪。清热化湿法是《温热论》中对湿温病的治疗大法，用于湿热病邪所引起的外感时病。治疗当以解表祛湿为主，方选新加香薷饮加减。

4. 健脾益气法　有医家认为小儿感冒，脾虚气弱是病因基础，脾不健运是主要机理，治疗不可一味发散，应顾护脾之功能，脾健则邪无所犯，气盛则病自除。常用治法是健脾益气，扶正祛邪，益气固表。方剂常在参苏饮、玉屏风散、参苓白术散的基础上加减运用。用药当选益气健脾，又有解表作用的党参、白术、黄芪、山药、苍术、陈皮、神曲、甘草等。卫气的生成有赖于脾的运化，小儿脏腑柔弱，其中脾肺不足尤为明显。若喂养不当，或他病影响，损伤脾胃，饮食停滞，可致脾失健运，土不生金，肺金虚损，卫外功能下降，而招致六淫之邪侵袭。当取培土生金法，通过补脾益气达到补益肺气的目的。小儿为"纯阳之体"，患病易从热化，故治宜辛凉解表，兼顾培土生金，方选银翘散加消食类药物。

5. 甘寒养阴，清热解毒法　有医家认为病毒性感冒的病变部位在肺卫，但病邪很快即入里化热，出现热盛伤阴之症状，所以采用甘寒养阴、清热解毒、利咽解表之剂，以增液白虎汤加减组成清热汤（野菊花、大青叶或青黛、山豆根、马勃、玄参、生地、生石膏、炒山楂、炒神曲、炒麦芽、生甘草），临床取得良好疗效。有医家认为感冒热证多于寒证，纵有寒象亦以寒包热郁者居多。热易伤阴，在治疗过程中如单用辛凉之剂则更伤阴液，阴伤可致热邪亢盛而壮热，若配以滋阴清热之品，则阴长而阳充，邪气自退，故对小儿风热感冒，在临床辨治中除用辛凉解表之剂外，还应配以滋阴清热之药。

（三）经典方药

1. 辛温解表

（1）麻黄汤（《伤寒论》）

组成：麻黄去节，三两（9g）　桂枝二两（6g）　杏仁去皮尖，七十个（6g）　甘草炙，一两 3g①

用法：上四味，以水九升，先煮麻黄，减二升，去上沫，内诸药，煮取二升半，去滓，温服八合。覆取微似汗，不须啜粥，余如桂枝法将息。（现代用法：水煎服，温覆取微汗。）

功用：发汗解表，宣肺平喘。

主治：外感风寒表实证。恶寒发热，头身疼痛，无汗而喘，舌苔薄白，脉浮紧。

方解：本方证为外感风寒，肺气失宣所致。风寒之邪外袭肌表，使卫阳被遏，腠理闭塞，营阴郁滞，经脉不通，故见恶寒、发热、无汗、

---

①本书所标括号中剂量为作者根据方剂创立年代的剂量换算而来，或作者的常用剂量，请读者根据患儿年龄及病情酌情使用。

头身痛；肺主气属卫，外合皮毛，寒邪外束于表，影响肺气的宣肃下行，则上逆为喘；舌苔薄白，脉浮紧，皆是风寒袭表的反映。治当发汗解表，宣肺平喘。方中麻黄苦辛性温，归肺与膀胱经，善开腠发汗，祛在表之风寒；宣肺平喘，开闭郁之肺气，故本方用以为君药。由于本方证属卫郁营滞，单用麻黄发汗，只能解卫气之闭郁，所以又用透营达卫的桂枝为臣药，解肌发表，温通经脉，既助麻黄解表，使发汗之力倍增；又畅行营阴，使疼痛之症得解。二药相须为用，是辛温发汗的常用组合。杏仁降利肺气，与麻黄相伍，一宣一降，以恢复肺气之宣降，加强宣肺平喘之功，是为宣降肺气的常用组合，为佐药。炙甘草既能调和麻、杏之宣降，又能缓和麻、桂相合之峻烈，使汗出不致过猛而耗伤正气，是使药而兼佐药之用。四药配伍，表寒得散，营卫得通，肺气得宣，则诸症可愈。

（2）桂枝汤（《伤寒论》）

组成：桂枝三两（9g）　芍药三两（9g）　甘草炙，二两（6g）　生姜切，三两（9g）大枣十二枚，擘（3枚）

用法：上五味，咬咀，以水七升，微火煮取三升，去滓，适寒温，服一升。服已须臾，啜热稀粥一升余，以助药力。温覆令一时许，遍身漐漐微似有汗者益佳，不可令如水流漓，病者必不除。若一服汗出病瘥，停后服，不必尽剂；若不汗，更服依前法，又不汗，后服小促其间，半日许令三服尽。若病重者，一日一夜服，周时观之。服一剂尽，病证犹在者，更作服；若汗不出，乃服至二三剂。禁生冷、黏滑、肉面、五辛、酒酪、臭恶等物。（现代用法：水煎服，温服取微汗。）

功用：解肌发表，调和营卫。

主治：外感风寒表虚证。头痛发热，汗出恶风，鼻鸣干呕，苔白不渴，脉浮缓或浮弱者。

方解：本方证为风寒伤人肌表，腠理不固，卫气外泄，营阴不得内守，肺胃失和所致。治疗以解肌发表，调和营卫为主。本方证属表虚，腠理不固，且卫强营弱，所以既用桂枝为君药，解肌发表，散外感风寒，又用芍药为臣，益阴敛营。桂、芍相合，一治卫强，一治营弱，合则调和营卫，是相须为用。生姜辛温，既助桂枝解肌，又能暖胃止呕。

大枣甘平，既能益气补中，又能滋脾生津。姜、枣相合，还可以升腾脾胃生发之气而调和营卫，所以并为佐药。炙甘草之用有二：一为佐药，益气和中，合桂枝以解肌，合芍药以益阴；一为使药，调和诸药。所以本方虽只有五味药，但配伍严谨，散中有补，正如柯琴在《伤寒论附翼》中赞桂枝汤为"仲景群方之魁，乃滋阴和阳，调和营卫，解肌发汗之总方也。"

（3）九味羌活汤（《此事难知》）

组成：羌活　防风　苍术（各6g）　细辛（2g）　川芎　白芷　生地黄　黄芩　甘草（各3g）

用法：上九味，㕮咀，水煎服。若急汗热服，以羹粥投之；若缓汗温服，而不用汤投之也。

功用：发汗祛湿，兼清里热。

主治：外感风寒湿邪，内有蕴热证。恶寒发热，无汗，头痛项强，肢体酸楚疼痛，口苦微渴，舌苔白或微黄，脉浮。

方解：本方证由外感风寒湿邪，兼内有蕴热所致。治疗以发汗祛湿，兼清里热为主。风寒湿邪侵犯肌表，郁遏卫阳，闭塞腠理，阻滞经络，气血运行不畅，故恶寒发热、肌表无汗、头痛项强、肢体酸楚疼痛；里有蕴热，故口苦微渴；苔白或微黄，脉浮，是表证兼里热之佐证。治当发散风寒湿邪为主，兼清里热为辅。方中羌活辛苦性温，散表寒，祛风湿，利关节，止痹痛，为治太阳风寒湿邪在表之要药，故为君药。防风辛甘性温，为风药中之润剂，祛风除湿，散寒止痛；苍术辛苦而温，功可发汗祛湿，为祛太阴寒湿的主要药物。两药相合，协助羌活祛风散寒，除湿止痛，是为臣药。细辛、白芷、川芎祛风散寒，宣痹止痛，其中细辛善治少阴头痛、白芷擅解阳明头痛、川芎长于止少阳厥阴头痛，此三味与羌活、苍术合用，为本方"分经论治"的基本结构。生地、黄芩清泄里热，并防诸辛温燥烈之品伤津，以上五药俱为佐药。甘草调和诸药为使。九味配伍，既能统治风寒湿邪，又能兼顾协调表里，共成发汗祛湿，兼清里热之剂。

（4）加味香苏散（《医学心悟》）

组成：紫苏叶一钱五分　陈皮　香附各一钱二分　甘草炙，七分　荆芥　秦

艽　防风　蔓荆子各一钱　川芎五分　生姜三片

用法：上锉一剂，水煎温服，微覆似汗。

功用：发汗解表，理气解郁。

主治：四时感冒。外感风寒，兼有气滞证。头痛项强，鼻塞流涕，身体疼痛，发热恶寒或恶风，无汗，胸脘痞闷，苔薄白，脉浮。

方解：方中苏叶、荆芥辛温芳香，发汗解表为君；防风、秦艽、蔓荆子祛风湿，除身痛、头痛为臣；香附、陈皮、川芎理气和血为佐；甘草和中，生姜辛散为使。配合成方，可使外感风寒得散，气血自和，其病自愈。

（5）小青龙汤（《伤寒论》）

组成：麻黄去节，三两（9g）　芍药三两（9g）　细辛二两（6g）　干姜二两（6g）甘草二两，炙（6g）　桂枝去皮，三两（9g）　半夏半升，洗（9g）　五味子半升（6g）

用法：上八味，以水一斗，先煮麻黄，减二升，去上沫，内诸药，煮取三升，去滓，温服一升。（现代用法：水煎温服。）

功用：解表散寒，温肺化饮。

主治：外寒里饮证。恶寒发热，头身疼痛，无汗，喘咳，痰涎清稀而量多，胸痞，或干呕，或痰饮喘咳，不得平卧，或身体疼重，头面四肢浮肿，舌苔白滑，脉浮。

方解：本证由风寒束表，卫阳被遏，表寒引动内饮所致。治疗以解表散寒，温肺化饮为主。水寒相搏，内外相引，饮动不居，水寒射肺，肺失宣降，故咳喘痰多而稀；水停心下，阻滞气机，故胸痞；饮动则胃气上逆，故干呕；水饮溢于肌肤，故浮肿身重；舌苔白滑，脉浮为外寒里饮之佐证。对此外寒内饮之证，若不疏表而徒治其饮，则表邪难解；不化饮而专散表邪，则水饮不除。故治宜解表与化饮配合，一举而表里双解。方中麻黄、桂枝相须为君，发汗散寒以解表邪，且麻黄又能宣发肺气而平喘咳，桂枝化气行水以利里饮之化。干姜、细辛为臣，温肺化饮，兼助麻、桂解表祛邪。然而素有痰饮，脾肺本虚，若纯用辛温发散，恐耗伤肺气，故佐以五味子敛肺止咳、芍药和养营血；半夏燥湿化痰，和胃降逆，亦为佐药。炙甘草兼为佐使之药，既可益气和中，又能调和辛散酸收之品。

2. 辛凉解表

（1）桑菊饮（《温病条辨》）

组成：桑叶二钱五分（7.5g）　菊花一钱（3g）　杏仁二钱（6g）　连翘一钱五分（5g）薄荷八分（2.5g）　桔梗二钱（6g）　甘草生，八分（2.5g）　苇根二钱（6g）

用法：水二杯，煮取一杯，日二服。

功用：疏风清热，宣肺止咳。

主治：风温初起。咳嗽，身热不甚，口微渴，苔薄白，脉浮数者。

方解：本证由风温之邪外伤皮毛，上犯于肺，导致肺气不宣所致，治疗以疏风清热，宣肺止咳为主。方中桑叶、菊花甘凉轻清，疏散上焦风热，且桑叶善走肺络、清泄肺热为主药。辅以薄荷助桑、菊疏散上焦之风热；杏仁、桔梗以宣肺止咳；连翘苦寒清热解毒，芦根甘寒清热生津止渴，共为佐药；甘草调和诸药，且有疏风清热、宣肺止咳作用，为使药。

（2）银翘散（《温病条辨》）

组成：连翘一两（15g）　金银花一两（15g）　苦桔梗六钱（6g）　薄荷六钱（6g）竹叶四钱（4g）　生甘草五钱（5g）　荆芥穗四钱（4g）　淡豆豉五钱（5g）　牛蒡子六钱（6g）

用法：共杵为散，每服六钱，鲜苇根煎汤，香气大出，即取服，勿过煎。肺药取轻清，过煮则味厚而入中焦矣。病重者，约二时一服，日三服，夜一服；轻者三时一服，日二服，夜一服；病不解者，作再服。（现代用法：按原方比例酌情增减，改作汤剂，水煎服；亦可制丸剂或散剂服用。）

功用：辛凉透表，清热解毒。

主治：温病初起。发热无汗，或有汗不畅，微恶风寒，头痛口渴，咳嗽咽痛，舌尖红，苔薄白或薄黄，脉浮数。

方解：温病初起，邪在卫分，卫气被郁，开合失司，故发热、微恶风寒、无汗或有汗不畅；肺位最高而开窍于鼻，邪自口鼻而入，上犯于肺，肺气失宣，则见咳嗽；风热搏结气血，蕴结成毒，热毒侵袭肺系门户，则见咽喉红肿疼痛；温邪伤津，故口渴；舌尖红，苔薄白或微黄，脉浮数，均为温病初起之佐证。治宜辛凉透表，清热解毒。方中金银花、连翘气味芳香，既能疏散风热，清热解毒，又可辟秽化浊，在透散卫分表邪的同时，兼顾了温热病邪易蕴结成毒及多夹秽浊之气的特点，故重用为君药。薄荷、牛蒡子辛凉，疏散风热，清利头目，且可解毒利咽；荆芥穗、淡豆豉辛而微温，解表散邪，此二者虽属辛温，但辛而不烈，温而不燥，配入辛凉解表方中，增强辛散透表之力，是为去性取用之法，以上四药俱为臣药。芦根、竹叶清热生津；桔梗开宣肺气而止咳利咽，同为佐药。甘草既可调和药性，护胃安中，又合桔梗利咽止咳，是属佐使之用。本方所用药物均系清轻之品，加之用法强调"香气大出，即取服，勿过煎"，体现了吴氏"治上焦如羽，非轻不举"的用药原则。本方配伍特点有二：一是辛凉之中配伍少量辛温之品，既有利于透邪，又不悖辛凉之旨；二是疏散风邪与清热解毒相配，具有外散风热、内清热毒之功，构成疏清兼顾，以疏为主之剂。

（3）麻黄杏仁甘草石膏汤（《伤寒论》）

组成：麻黄四两，去节（9g）　杏仁五十个，去皮尖（9g）　甘草二两，炙（6g）　石膏半斤，碎，绵裹（18g）

用法：以水七升，先煮麻黄，减二升去上沫，内诸药，煮取二升，去滓，温服一升，日再服。

功用：辛凉宣泄，清肺平喘。

主治：外感风邪，邪热壅肺证。身热不解，咳逆气急，鼻煽，口渴，有汗或无汗，舌苔薄白或黄，脉滑而数者。

方解：本证是由风热袭肺，或风寒郁而化热，壅遏于肺所致。肺中热盛，气逆伤津，所以有汗而身热不解，喘逆气急，甚则鼻翼煽动，口渴喜饮，脉滑而数。此时急当清泄肺热，热清气平而喘渴亦愈。所以方用麻黄为君，取其能宣肺而泄邪热，是"火郁发之"之义。但其性温，故配伍辛甘大寒之石膏为臣药，而且用量倍于麻黄，使宣肺而不助热，清肺而不留邪，肺气肃降有权，喘急可平，是相制为用。杏仁降肺气，用为佐药，助麻黄、石膏清肺平喘。炙甘草既能益气和中，又与石膏合而生津止渴，更能调和于寒温宣降之间，所以是佐使药。综观药虽四味，配伍严谨，用量亦经斟酌，尤其治肺热而用麻黄配石膏，是深得配伍变通灵活之妙，所以清泄肺热，疗效可靠。

（4）升麻葛根汤（《阎氏小儿方论》）

组成：升麻（10g）　干葛细锉（10g）　芍药（6g）　甘草锉，炙（3g），各等分。

用法：上同为粗末，每服四钱，水一盏半，煎至一盏，量大小与之，温服，无时。

功用：解肌透疹。

主治：麻疹初起。疹发不出，身热头痛，咳嗽，目赤流泪，口渴，舌红，苔薄而干，脉浮数。

方解：麻疹之疾，是由小儿肺胃蕴热，又感麻毒时疫之邪所致。若麻疹初起，又遇外邪袭表，抑遏疹毒外达之机，以致疹发不出，或疹出不畅。麻毒、外邪犯肺，邪正相争，清肃失调，故初起可见身热头痛、咳嗽、脉浮数等肺卫症状；风邪疹毒上攻头面，故目赤流泪；热灼津伤，则口渴、舌红苔干。治当辛凉解肌，透疹解毒。方中升麻辛甘性寒，入肺、胃经，解肌透疹，清热解毒为君药。葛根味辛甘性凉，入胃经，解肌透疹，生津除热为臣药。二药相配，轻扬升散，通行肌表内外，对疹毒欲透未透，病势向外者，能因势利导，故为透达疹毒的常用组合。方中芍药当用赤芍，味苦性寒而入血分，清热凉血之中兼能活血，用以解血络热毒，为佐药。使以炙甘草调和药性。四药配伍，共奏解肌透疹之功。

（5）柴葛解肌汤（《伤寒六书》）

组成：柴胡（6g）　干葛（9g）　甘草（3g）　黄芩（6g）　羌活（3g）　白芷（3g）　芍药（6g）　桔梗（3g）

用法：水二盅，姜三片，枣二枚，加石膏末一钱，煎热服。无汗恶寒甚者，去黄芩，加麻黄，冬月宜加，春宜少，夏、秋去之加苏叶。

功用：解肌清热。

主治：外感风寒，郁而化热证。恶寒渐轻，身热增盛，无汗头痛，目疼鼻干，心烦不眠，咽干耳聋，眼眶痛，舌苔薄黄，脉浮微洪。

方解：本证由太阳风寒未解，而又化热入里所致，治疗方法以解肌清热为主。因表寒未解，故恶寒仍在，并见头痛、无汗等症。阳明经脉起于鼻两侧，上行至鼻根部，经眼眶下行；少阳经脉行于耳后，进入耳中，出于耳前，并行至面颊部，到达眶下部；入里之热初犯阳明、少阳，故目疼鼻干、眼眶痛、咽干耳聋。热扰心神，则见心烦不眠；脉浮而微洪是外有表邪，里有热邪之佐证。此证乃太阳风寒未解，郁而化热，渐次传入阳明，波及少阳，故属三阳合病。方以葛根、柴胡为君。葛根味辛性凉，辛能外透肌热，凉能内清郁热；柴胡味辛性寒，既为"解肌要药"，且有疏畅气机之功，又可助葛根外透郁热。羌活、白芷助君药辛散发表，并止诸痛；黄芩石膏清泄里热，四药俱为臣药。其中葛根配白芷、石膏，清透阳明之邪热；柴胡配黄芩，透解少阳之邪热；羌活发散太阳之风寒，如此配合，三阳兼治，并治阳明为主。桔梗宣畅肺气以利解表；白芍、大枣敛阴养血，防止疏散太过而伤阴；生姜发散风寒，均为佐药。甘草调和诸药而为使药。诸药相配，共成辛凉解肌、兼清里热之剂。

3. 扶正解表

（1）败毒散（《小儿要证直诀》）

组成：柴胡洗，去芦　前胡　川芎　枳壳　羌活　独活　茯苓　桔梗炒

人参各一两（各9g）　甘草半两（5g）

用法：上为粗末。每服二钱（6g），水一盏，加生姜、薄荷各少许，同煎七分，去滓，不拘时服，寒多则热服，热多则温服。

功用：散寒祛湿，益气解表。

主治：气虚，外感风寒湿表证。憎寒壮热，头项强痛，肢体酸痛，无汗，鼻塞声重，咳嗽有痰，胸膈痞满，舌淡苔白，脉浮而按之无力。

方解：本方原为小儿而设，因小儿元气未充，故用小量人参，补其元气，正如《医方考》曰："培其正气，散其邪毒，故曰败毒。"后世推广用于年老、产后、大病后尚未复元，以及素体虚弱而感风寒湿邪，见表寒证者，往往多效。喻嘉言《寓意草》曾论："人受外感之邪，必先汗以驱之。惟元气大旺者，外邪始乘药势而出。若元气素弱之人，药虽外行，气从中馁，轻者半出不出，留连为困，重者随元气缩入，发热无休。……所以虚弱之体，必用人参三、五、七分，入表药中少助元气，以为驱邪之主，使邪气得药，一涌而出，群非补养虚弱之意也。"喻氏不仅常用本方治时疫初起，并用治外邪陷里而成痢疾者，使陷里之邪，还从表出而愈，称为"逆流挽舟"之法。本方证系正气素虚，又感风寒湿邪。风寒湿邪袭于肌表，卫阳被遏，正邪交争，故见憎寒壮热、无汗；

客于肢体、骨节、经络，气血运行不畅，故头项强痛、肢体酸痛；风寒犯肺，肺气郁而不宣，津液聚而不布，故咳嗽有痰、鼻塞声重、胸膈痞闷；舌苔白腻，脉浮按之无力，正是虚人外感风寒兼湿之证。治当散寒祛湿，益气解表。方中羌活、独活发散风寒，除湿止痛，羌活长于祛上部风寒湿邪，独活长于祛下部风寒湿邪，合而用之，为通治一身风寒湿邪的常用组合，共为君药。川芎行气活血，并能祛风；柴胡解肌透邪，且能行气，二药既可助君药解表逐邪，又可行气活血加强宣痹止痛之力，俱为臣药。桔梗辛散，宣肺利膈；枳壳苦温，理气宽中，与桔梗相配，一升一降，是畅通气机、宽胸利膈的常用组合；前胡化痰以止咳；茯苓渗湿以消痰，皆为佐药。生姜、薄荷为引，以助解表之力；甘草调和药性，兼以益气和中，共为佐使之品。方中人参亦属佐药，用之益气以扶其正，一则助正气以鼓邪外出，并寓防邪复入之义；二则令全方散中有补，不致耗伤真元。综观全方，用羌活、独活、芎、柴、枳、桔、前等与参、苓、草相配，构成邪正兼顾，祛邪为主的配伍形式。扶正药得祛邪药则补不滞邪，无闭门留寇之弊；祛邪药得扶正药则解表不伤正，相辅相成。

（2）再造散（《伤寒六书》）

组成：黄芪（6g）　人参（3g）　桂枝（3g）　甘草（1.5g）　熟附子（3g）　细辛（2g）　羌活（3g）　防风（3g）　川芎（3g）　煨生姜（3g）

用法：水二盅，煎至一盅，温服。枣二枚，煎一盅，加炒芍药一撮，煎三沸服。

功用：助阳益气，发汗解表。

主治：阳气虚弱，外感风寒。恶寒发热，热轻寒重，无汗肢冷，倦怠嗜卧，面色苍白，语言低微，舌淡苔白，脉沉无力，或浮大无力。

方解：身热恶寒，无汗头痛，是外感风寒，邪在肌表。热轻寒重，肢冷嗜卧，面色苍白，语言低微，舌淡苔白，脉沉无力，属阳气虚衰的表现。故本证病机为阳虚外感风寒。治疗当助阳益气，解表散寒。方中用黄芪、人参、附子补气助阳，以治阳虚。桂枝、细辛、羌活、川芎、防风疏风散寒，以解表逐邪。芍药和营，并利用其寒凉之性以制约附、桂、羌、辛等药的温燥之性。煨姜温胃，大枣滋脾，合用益脾胃、调营卫、助汗源。甘草甘缓，缓和辛温之药发汗之力，并有调和诸药之功。

（3）加减葳蕤汤（《通俗伤寒论》）

组成：生葳蕤二钱至三钱（9g）　淡豆豉三钱至四钱（9g）　红枣二枚　生葱白二枚至三钱（6g）　炙甘草五分（1.5g）　桔梗　苏薄荷各一钱至钱半（5g）　东白薇五分至一钱（3g）

用法：水煎，分温再服。

功用：滋阴清热，发汗解表。

主治：素体阴虚，外感风热证。头痛身热，微恶风寒，无汗或有汗不多，咳嗽，心烦，口渴，咽干，舌红，脉数。

方解：本证是由素体阴虚，外感风热所致。本证治疗方法以滋阴解表为主。外感风热，故见头痛身热，微恶风寒，无汗或有汗不多，咳嗽，心烦，口渴等症；素体阴虚，感受外邪，易于化热，且阴虚生内热，故见咽干，舌红，脉数等症。葳蕤为君，入肺胃经，味甘性寒，为滋阴润燥的主药，长于养阴，且滋而不腻，用以润肺养胃，清热生津。臣以葱白、淡豆豉、薄荷疏散外邪。白薇味苦性寒，其性降泄，善于清热而不伤阴，于阴虚有热者为宜。桔梗宣肺止咳以祛痰，大枣养血，甘草调和诸药。

（四）现代医家自拟方药

1. 加味麻桂各半汤

组成：蜜麻黄 6g[①]　炒杏仁　桂枝　白芍　紫苏叶　防风　独活　白芷各 9g　甘草 6g　大枣 3 枚　生姜 3 片

主治：外感风寒，畏寒发热，头痛身痛，鼻阻微咳，舌润，苔薄腻，脉浮缓或浮紧。

加减：头痛甚者，加川芎 10g；咳嗽较重者，加陈皮、前胡、苏子各 9g；汗多者，去麻黄，重用白芍至 15g；咽痛（无舌红、口渴等热象）者，加桔梗、僵蚕各 9g。

2. 羌蒡蒲薄汤

组成：羌活　牛蒡子各 9g　蒲公英 9g　薄荷 6g

主治：外感风热。可用于流感、上呼吸道感染、急性扁桃腺炎、腮

---

①自拟方药中剂量为现代诸医家根据患儿年龄及病情所设定，请读者依据临床实际，酌情应用。本书中凡遇此类内容皆同。

腺炎等。

加减：咳嗽者，加杏仁、前胡、桔梗各 9g；咽痛者，加板蓝根 12g、玄参 9g，马勃 6g；胸闷，纳呆，苔腻者，加枳壳、厚朴、法半夏各 9g。

3. 复方葛芷黄汤

组成：葛根 12~15g　白芷　辛黄花　浙贝母各 9~12g　板蓝根 15g

主治：寒热混杂型感冒，见表寒里热者尤宜。可随病情轻重增减药量。

加减：无汗者，加荆芥 12g；咳而咽干者，浙贝母改为川贝母 6~9g（冲服）；感冒夹湿者，加重白芷为 15g，加车前草 12~15g；体弱者，加北沙参 2~15g；治流感，加佩兰 12~15g（能加强板蓝根抑制病毒的作用）。

4. 加减藿薷汤

组成：藿香 9~12g　神曲　焦山楂　茯苓　炒扁豆各 15g　香薷　厚朴　法半夏　陈皮　苏叶　白芷各 9g　白豆蔻捣碎　枳壳各 6g　甘草 3g　大枣 3枚　生姜 3片

主治：外感风寒，内伤饮食，症见头痛身痛，寒热，胸闷，恶心或吐泻，舌润，苔白腻等。

加减：无胸闷者，去枳壳；腹泻次数较多者，去枳壳，加苍术、炒白术各 9~12g；呕吐明显者，加黄连 3g。

三、名老中医治疗经验

（一）郁觉初擅用新加香薷饮

温病学家吴又可在《温疫论》中曾设想："能知以物制气，一病只有一药之到病已，不烦君臣佐使品味加减之劳矣。"郁觉初教授认为，从临床实际而言，一方即能通治感冒者，当推新加香薷饮。现将其临床应用的经验介绍如下。

1. 选方原因　新加香薷饮一方，为清代温病学家吴鞠通在《温病条辨》中所订，由香薷、金银花、鲜扁豆花、厚朴、连翘组成。其方源自《太平惠民和剂局方》香薷散，该方由香薷、白扁豆、厚朴三药组成，后世称其为"三物香薷饮"。吴氏将方中的白扁豆易为鲜扁豆花，并加入银花、连翘，名为新加香薷饮。后世一般认为本方的功效为疏表散寒、涤暑化湿，主治暑湿内蕴、寒邪束表的暑湿感冒。

郁觉初教授认为本方能通治感冒，是治疗感冒的有效专方，其观点有二：

其一，从中医辨证的角度而言，感冒的证型虽多，但最基本的不外风寒与风热两端，即最重要的是辨寒热之异。至于其他证候，郁教授认为，暑湿感冒，实为阴暑，与风寒相近，燥邪感冒中的温燥状似风热，凉燥类同风寒。湿邪常伴随它邪为患，与寒为伍成寒湿，与热相结为湿热，且多以兼证或夹证的形式出现。至于体质的阴虚、阳虚、气虚、血虚，这是患者的个体差异，与感受病邪的属性并无直接的关联，如在风寒当令的冬季，素体阳虚或气虚者，固然易患风寒型感冒，体质阴虚或血虚者，若受邪感冒，也多为风寒型，可见决定感冒证候类型的主要因素，在于外邪的属性，这也是外感热病与内伤杂症在病机变化上的不同之处。新加香薷饮主治的证候，析其病因，既有暑湿蕴于内，又有寒邪束于外，实为寒、热、湿三邪夹杂为患，可见感冒的主要证型已尽在其中，很具代表性。

其二，从治疗的角度而言，感冒的病位在肺系卫表，治疗上应因势利导，从表而解，故解表是治疗感冒的总原则，解表的方剂虽多，按其功效来分不外辛温与辛凉两类。郁教授指出，新加香薷饮组方构思精巧，集辛温和辛凉于一方，融多种解表功能于一炉。方中香薷辛温，气味芳香，一般认为是治暑之良药，实际上这里所谓的暑，非阳热暑邪，乃张景岳所说的阴暑也，即乘凉饮冷感受的寒邪，因在夏季，统称暑。故李时珍指出："香薷乃夏月发汗之药，犹冬月之麻黄。"柯韵伯形容其："有彻上彻下之功。"薛生白亦谓："用其香薷辛温以散阴邪而发越阳气。"由于暑易兼挟湿邪，故辅以厚朴以苦温燥湿、理气开痞，金银花、连翘为辛凉疏风散热之常用药，本方用以清热涤暑。对于鲜扁豆花之功效，吴鞠通曾说："鲜扁豆花，凡花皆散，取其芳香而散，且保肺液……夏月所生之物多能解暑，惟扁豆花为最。"纵观全方之功效，在整体上虽以疏风散寒解表为主，但还兼凉解风热，清泄暑湿等作用，即对寒、热、暑、湿皆有作用，因而能适用于感冒的诸多证型。

2. 加减化裁　《温病条辨》原定诸药剂量为香薷、厚朴、连翘各 6g、金银花、扁豆花各 9g，充分体现了制方轻灵之意。郁觉初教授在临床运用新加香薷饮治疗感冒时，特别强调剂量的增减和药物的加减，只有在原方的基础上化裁变通，方可切合病情。

（1）郁觉初教授认为，凡表寒偏重，恶寒重而无汗，且体质壮实者，香薷用量可增至 9 ~ 12g，初春、深秋及冬季气候寒冷时亦然。但小儿、老人及素体虚弱者，香薷用量酌减，常用 3 ~ 6g 足矣。

（2）若热邪偏重，具有灼热、烦渴、面红目赤者，应加大银花、连翘剂量，用 12 ~ 15g 亦不嫌多。

（3）如湿邪亦盛，胸脘痞满、食少泛恶、舌苔厚腻者，厚朴及扁豆花均要加大剂量。

本方略事化裁，可得许多方剂。如薛生白在《湿热病篇》中说："故热渴甚者，加黄连以清暑，名曰四味香薷饮；减去扁豆，名黄连香薷饮；湿盛于里，腹膨泄泻者，去黄连加茯苓、甘草，名五物香薷饮；若中虚气怯、汗出多者，加人参、黄芪、白术、桔皮、木瓜，名十味香薷饮。"

郁觉初教授使用本方的加减亦不越薛氏的大致规矩，其一般规律是：如恶寒特甚而发热较轻者，可加荆芥、防风，以豆豉置换方中的扁豆花；头身骨节酸痛明显者，当加羌活、桑枝之属；见咽喉疼痛、扁桃体红肿者，当加板蓝根、桔梗、生甘草；胸闷、纳呆、苔厚腻者，藿香梗、佩兰梗、焦山楂、神曲之类均可酌情选用；咳嗽痰多者，伍以杏仁、贝母、半夏等。

3. 临证挈要　郁觉初教授在临床使用新加香薷饮通治各种类型感冒，具有如下 6 个特点：a. 无时间季节限制，春夏秋冬皆可；b. 无年龄、性别界限，男女老幼均用；c. 无地域之限制；d. 无体质强弱之禁忌；e. 无病程长短之分；f. 无普通感冒和流行性感冒之别，二者皆可用。以上 6 种情况都可以通过增损剂量和加减药物来达到治疗的目的。郁觉初教授体会到，使用本方治疗感冒，一般在 24 ~ 48 小时内即可退热，最迟不超过 72 小时。另外，香薷在煎法上需要注意，煎煮时间不能过长，否则会降低疗效。本方一般每日 1 剂，病情严重时也可每日 2 剂。服药后最好能卧床休息，多饮热水，以微汗为佳。

（二）吴良德擅用小柴胡汤

1. 选方原因　吴氏治疗感冒擅用张仲景的小柴胡汤加减。他认为小柴胡汤的适用范围很广，不局限于少阳病证，只要辨证准确，灵活加减，对太阳、少阳、阳明三经的病证都可以治疗。吴老认为现在的感冒由于环境气候的变化，很少有单纯的风寒证或风热证，而多为寒热、虚实兼杂，特别是现在许多人感冒初期均先用抗生素等药物治疗，将感冒病邪压抑于体内而不得外发，或入里化热，或邪在半表半里之间，使简单的感冒变得反复难治。故吴老治疗感冒注重表里、寒热、防治兼顾，运用张仲景和解少阳的名方小柴胡汤加减。不论春夏秋冬，男女老幼，但见恶寒发热、鼻塞流涕、全身酸痛、口苦、咽干、咽痛，或兼脘胁胀满、纳差、烦热呕恶等症均可用之。加减得当，每获良效。

2. 加减化裁　基本方为北柴胡 15g，黄芩 15g，法半夏 15g，板蓝根 30g，苏叶 15g，防风 15g，藿香 10g，甘草 6g。本方去掉小柴胡汤中的温热之品党参、大枣、生姜，加防风、板蓝根、苏叶、藿香。其中柴胡发散解表、和解清热、疏肝解郁，可解太阳、少阳二经之邪热；黄芩清热利胆，可清少阳、阳明之湿热。二药一升一降，使表邪和郁热从内外消除，共为解表退热之主药。板蓝根清热解毒、利咽，助黄芩清解邪热；法半夏辛温燥湿止呕，治寒邪伤胃者效果最佳，亦可缓和板蓝根、黄芩的苦寒之性；苏叶辛温，可疏风散寒、理气活血、温中、护胃、止呕，是一味能守能散，具有多功能作用的良药，可治疗因感冒所致的恶寒发热、头身酸痛、恶心呕吐等症；防风为解表祛风之要药，又能防邪固表，通络止痛；藿香辛温解表，温中和胃，化湿止呕；甘草调和诸药。全方看似简单，实则配伍严谨。本方用柴胡、黄芩、板蓝根、防风和解清热，透邪达表，治恶寒发热之主证；更妙在用苏叶、藿香、法半夏、甘草温胃散寒，升发胃气，驱邪外出。

吴老认为，外感风邪侵犯人体，最易损伤胃气，临床常见感冒合并恶心欲吐、胃胀纳差等脾胃症状，故在本方加入保护胃气之药，即正气内存，邪不可干。吴老告诫说："只要辨证准确，一方可以治疗多种病症，而不可局限于某方只能治某病的观念。"并认为小柴胡汤的主治范围很广，故以小柴胡汤加减治疗感冒，有防微杜渐、以防传变的作用。临床根据兼症不同再灵活加减，如恶寒重、头身痛者减板蓝根量，加细辛、羌活疏风散寒止痛；颈项痛加葛根、桂枝解肌通络止痛；兼咳嗽痰多者加百部、前胡、炙紫菀止咳化痰；咳嗽无痰、鼻咽干燥加玄麦甘桔汤润肺止咳；酒后感冒加茵陈蒿清泄少阳、阳明湿热；冬季感冒见风热者合银翘散加减（即银柴各半汤）以疏风清热解表；秋季感冒加麻杏石甘汤（秋季气候忽冷忽热，感冒易寒、热、燥互杂），使表解热清而不伤阴；风寒感冒夹咳嗽，加止嗽散或杏苏散宣肺散寒，止咳化痰；因滥用抗生素致感冒反复不愈，自汗出者（汗出特点为汗出肤冷，汗出如水，为抗生素损伤阳气所致），加玉屏风散合桂枝汤固表护阳；高龄、脉散乱之感冒自汗者，加生脉饮合苓桂术甘汤养心敛汗；小儿感冒并高热、咳嗽、咽肿者，加升降散以升清降浊，使病邪从上下而解。

3. 临证挈要 吴老灵活运用小柴胡汤治疗各型感冒，见效快，疗效好，副作用少，一般服 2 ～ 3 剂即可痊愈，有效率达 95% 以上。吴老认为感冒后用过抗生素的患者要比未用过的难治，因其已伤正气，对这类患者要适当加一些扶助正气的药以托邪外出，疗程也要比未用过抗生素的稍长。吴老还特别强调服药期间要忌瓜、果、生、冷、酒和茶。因这些食品有闭寒和降低药效之弊，故一定要"忌口"，才能达到治疗效果。

（三）王玉玺重体质辨病因

1. 选方原因 王老认为，小儿感冒多数为自限性疾病，如果不治，大部分患儿也能在 1 周内自愈，但如果失治误治，特别是反复应用抗生素，有时不但难以治好，而且会导致感冒缠绵难愈，病情时好时坏，机体自身免疫力急剧下降。对于这部分患儿或出生就体弱多病的儿童，平时运用中药预防的"三分治疗"是必不可少的。同时王老认为"三分治疗"的一个更重大的作用是教会年轻的父母如何做好剩下的"七分养"。患儿体质健壮、面红、咽红肿痛、咳嗽洪亮、鼻流黄涕、吐黄痰、喜冷饮、小便黄赤、便秘、口臭、无汗、舌红、苔黄厚、脉弦滑数，凡出现上述所列症状 2 ～ 3 个以上者，多属实证热证；患儿体质瘦弱、面白、无咽红肿痛、咳嗽低沉发哑、鼻流清涕、吐白痰、喜热饮、小便清长、便溏、纳呆、时而腹痛、汗多、苔薄白、脉浮软弱，凡出现上述所列症状 2 ～ 3 个以上者，多属虚属寒。小儿感冒多属表证，而里证、表里错杂证的感冒临床亦有且不少见，但只要在治疗表证的感冒方中适当加入一两味对证中药即可。

2. 加减化裁　针对感冒的轻重程度，王老将感冒又分为轻、中、重 3 种，我们所治疗的感冒多以轻、中度为主，重度感冒则要配合西药治疗。临床用药宜轻、宜精、宜巧、宜活。针对实证、热证或风热感冒轻证，王老一般用金银花 60g，若虚证、寒证或风寒感冒轻证，王老用荆芥 60g，将药分成 4 包，1 日 1 包，开水冲泡后服用，忌食甜、荤，4 天后未好转者再来复诊。若有便秘症状者，王老自配中成药胶囊"积热平"（主要成分是酒炙大黄和白僵蚕），1 ～ 4 粒 / 天，效果显著，而且安全。若患儿仅有少量清涕，而无其他任何感冒症状，王老即用淡豆豉 60g，服法、忌口同上述金银花证。若患儿体温 37℃ ～ 38℃时，王老运用银翘散适当加减配成"清热解毒颗粒"，效果颇佳。"清热解毒颗粒"还可用来治疗夏季小儿中暑、感冒发热、手足口综合症等一系列被西医诊断为病毒感染性疾病者，疗效显著。针对实证、热证、风热感冒中、重证，王老一般选用银翘汤或桑菊饮加味，热证较甚者常加入生石膏、寒水石，体温若 40℃以上者，临时让患儿口服西药，配合其所开中药，先退热以治其标。因王老认为服用中药后一般 1 ～ 2 天后才能起效，一旦起效后，发热便不易反复，而配合西药的好处是西药退热效果极快。中西医结合治疗小儿发热重症具有标本兼治、优势互补的好处。湿证甚者加入滑石、茯苓、泽泻。若虚证、寒证或风寒感冒中、重证，王老常常采用荆防败毒散加减进行治疗，虚证不明显者去人参，加五味子。王老认为五味子配荆芥一收一散，宣发肺气而不伤肺气，收敛正气而不敛邪气，再结合桔梗和枳壳这对药，无论对于小儿感冒还是咳嗽都有殊功。

王老治疗小儿感冒药味一般不过八九味，药量也是根据患者体质、年龄灵活变化，一般一两岁儿童 1 ～ 2g，三四岁的儿童 3 ～ 4g，用药精练、轻清，随症加减，疗效颇佳。王老认为根据小儿的体质和季节变化进行适当的药物预防，对于体质薄弱的小儿是必不可少的。如对于那些体质薄弱、面白、感冒时容易出汗的小儿，王老时常在感冒痊愈后，再用玉屏风散（生黄芪 90g、土白术 60g、防风 30g，研极细末，等分 40 包，嘱患儿 1 包 / 次，开水泡开代茶饮，或兑糖冲服），对于增强患儿体质效果很好。对于体质较壮实、经常便秘、感冒时咽喉肿痛的患儿，病愈后加服"积热平"，对于减少患儿感冒次数疗效显著。对于经常感冒、中西药杂投、饮食不节、造成脾胃损伤、消瘦不欲饮食的患儿，王老亦常在其感冒病愈后加服"健脾增食丸"（主要成分是枳术丸）数月，服药后患儿吃饭感觉香甜，体质量增加明显。

3. 临证挈要 王老强调，"病热少愈，食肉则复，多食则遗，此其禁也"，"形寒饮冷则伤肺"，"若要小儿安，三分饥和寒"。王老严格纠正患儿家长的喂养问题，不主张小儿多吃生、冷、甜、荤、奶及各种零食。此外，他也非常强调小儿穿衣睡觉。王老时常教导感冒咳嗽的小儿父母，"胸背受寒，咳嗽吐痰"，经常嘱咐那些夏天容易着凉的孩子的家长，晚上睡觉时一定要将孩子的前胸后背及肚脐用毛巾盖住，反对给孩子买那种暴露前胸后背肚脐的服装。对于那些经常活动的孩子，王老嘱咐家长应及时给孩子更换薄一点儿的衣服，避免出汗过多导致感冒。

四、民间单方验方

1. 紫苏叶、荆芥、防风、金银花各 2 ~ 6g，薄荷 1 ~ 3g，生甘草 3 ~ 9g，用量视小儿年龄而定。秋、冬以生姜、红糖为引，春、夏以淡竹叶、白糖为引。

适应证及用法：小儿鼻塞流清涕，喷嚏较多，恶风发热，咳嗽等四时感冒，而以风邪症状明显者。药味不须加减，每日 1 剂，水煎，早、晚各 1 次，饭后温服。煎煮时间开锅后 3 ~ 4 分钟即可，煎液以每次 50 ~ 100mL 为宜。服药期间避风寒。

本方多为轻清解表宣肺之品，合用而无偏寒偏热之弊，故四时伤风均可用之，尤切合小儿稚嫩之体。药味清芳不苦，口感较好，小儿易于接受，服药越早疗效越好。

2. 葱白汤 主治：预防流感。处方：葱白 10g。用法：以水煎服，连服 3 天。

3. 银花薄荷饮　主治：风热感冒，高热口渴。处方：金银花 30g，薄荷 10g，鲜芦根 60g，白糖适量。用法：取水 500mL，先将金银花、芦根同煮 15 分钟，再加入薄荷煮沸 3 分钟。滤液，加白糖，温服，每日 3 ~ 4 次。

4. 菊花糖茶　主治：风热感冒初起，发热，头痛。处方：杭菊花 30g，白糖适量。用法：将杭菊花放壶内，开水浸泡后，再加入白糖。代茶饮用。

5. 姜糖饮　主治：风寒感冒初起无汗。处方：生姜 15g，葱白 3 根，红糖 20g。用法：以水 500mL，加姜、葱煮沸后再加入红糖。趁热一次服下，卧床盖被，取微汗。

6. 葱豉汤　主治：风寒感冒，头痛，心烦，无汗。处方：连须葱白 30g，淡豆豉 10g，生姜 3 片，黄酒 30mL。用法：取水 500mL，加入葱、姜、豆豉，煮沸后倒进黄酒，再烧开。服后盖被休息，取微汗。

7. 归姜羊肉汤　主治：身体虚弱，经常感冒。处方：精羊肉 150g，生姜 50g，葱白 10g，当归 15g。用法：羊肉切片，加素油微炒，兑水 1000mL，加姜、葱、当归共煮 30 分钟，再加入适量食盐等调味品，煮烂。吃肉喝汤，取微汗，并注意防寒保暖。

8. 白菜姜糖汤　主治：感冒。处方：白菜根 1 块，生姜 3 片，红糖 30g。用法：水煎服。

五、中成药治疗

1. 午时茶颗粒　由苍术、柴胡、羌活、防风、白芷、川芎、广藿香、前胡、连翘、陈皮、山楂、枳实、麦芽（炒）、甘草、桔梗、六神曲（炒）、紫苏叶、厚朴、红茶组成。祛风解表，化湿和中。用于风寒感冒夹滞证，症见恶寒发热、头痛身楚、胸脘满闷、恶心呕吐、腹痛腹泻等。用法用量：< 3 岁，一次 3g，一日 1 ~ 2 次；> 3 岁，一次 3g，一日 2 次。温开水冲服。

2. 小儿豉翘清热颗粒　由连翘、淡豆豉、薄荷、荆芥、栀子（炒）、大黄、青蒿、赤芍、槟榔、厚朴、黄芩、半夏等组成。疏风解表，清热导滞。用于风热感冒证、感冒夹滞证，症见发热咳嗽，鼻塞流涕，咽红肿痛，纳呆口渴，脘腹胀满，便秘或大便酸臭，溲黄。用法用量：6个月～1岁，1～2g；1～3岁，2～3g；4～6岁，3～4g；7～9岁，4～5g；>10岁，一次6g，一日3次。温开水冲服。

3. 清热化滞颗粒　由大黄（酒炒）、焦槟榔、大青叶、北寒水石、山楂（焦）、薄荷、化橘红、草豆蔻、广藿香、前胡、麦芽（焦）等组成。清热化滞，表里双解。用于乳食内积、久滞化热兼外感风热症，症见脘腹胀满，食欲不振，恶心呕吐，大便不调，发热口干，咽红咽痛，鼻塞流涕。用法用量：<3岁，2.5g；4～7岁，5g；≥8岁7.5g，一日3次。温开水冲服。

4. 小儿感冒颗粒　由广藿香、菊花、连翘、大青叶、板蓝根、地黄、地骨皮、白薇、薄荷、石膏等组成。疏风解表，清热解毒。用于小儿风热感冒，症见发热、头胀痛、咳嗽痰黏、咽喉肿痛及流感见上述证候者。用法用量：<1岁，一次6g；1～3岁，一次6～12g；4～7岁，一次12～18g；8～12岁，一次24g。均为一日2次。温开水冲服。

5. 小儿感冒舒颗粒　由葛根、荆芥、牛蒡子、桔梗、玄参等组成。疏风解表，利咽退热。用于风热感冒证，症见发热、无汗或少汗、咽痛、咳嗽等组成。用法用量：1～3岁，一次3g，一日4次；4～7岁，一次6g，一日3次；8～14岁，一次6g，一日4次。温开水冲服。

6. 清开灵颗粒　由胆酸、珍珠母、猪去氧胆酸、栀子、水牛角、板蓝根、黄芩苷、金银花组成。清热解毒，镇静安神。用于时疫感冒、感冒夹惊证，症见发热、烦躁不安、咽喉肿痛等。用法用量：<1岁，一次1.5g；1～3岁，一次3g；3～6岁，一次4.5g；6～13岁，一次6g。均为一日2～3次。温开水冲服。

7. 痰热清注射液　由黄芩、熊胆粉、山羊角、金银花、连翘组成。清热，解毒，化痰。用于风热感冒证、感冒夹痰证，症见发热、咳嗽、咯痰不爽、口渴、舌红、苔黄等。用法用量：0.3～0.5mL/（kg·d），最高剂量不超过20mL，加入5%葡萄糖注射液或0.9%氯化钠注射液100～200mL，静脉滴注，控制滴速在30～60滴/分钟，1次/日，或遵医嘱。

六、外治法

1.洗浴疗法　本法是利用中药的药液洗浴人体体表的一种中医外治疗法。用药液洗浴患儿全身或局部，既可达到物理降温效应，又可经皮吸收而发挥解肌退热的作用。艾苏煎剂浴足：艾叶、苏叶等份加水至2500mL，煎药温度达100℃后取汁，加凉水或温水至皮肤感觉略烫时浴足，浸泡10～15分钟。

2.贴敷疗法　本法是将中药捣烂或研磨，用易于黏附的物质调匀后，贴敷于体表的一种中医外治法。本法通过药物直接接触特定穴位，经透皮吸收以发挥药物治疗的作用。吴萸散：用吴茱萸、生山栀各等份共研细末，用鸡蛋清少许调成糊状，贴敷于双侧涌泉穴，8小时取下，每日3次，用于治疗小儿发热。

3.滴鼻疗法　本法是将中药药液直接滴入鼻腔的一种外治法。本法可以通过鼻腔黏膜对药物的直接吸收以及神经调节作用而迅速发挥药效。用柴胡注射液滴鼻治疗小儿高热，具体方法为：清理鼻腔后先在每侧鼻腔各滴柴胡注射液1～2滴，然后用拇指和食指轻轻按摩鼻翼，再继续滴入，按不同年龄酌情加减。

4.推拿疗法　通过手法按摩，可达到调整阴阳、疏通经络、调节脏腑、疏风解表、解肌散热的功能。治外感发热手法：开天门，推坎宫，运太阳，揉耳后高骨，清肺经，揉肺俞，揉风门，按揉肩井。清解里热手法：清肺经，清胃经，退六腑，推脊，拿肩井。

5.针灸疗法　针灸经络上的穴位可以激发与调整体温中枢及大脑皮质的功能，使患儿恢复正常。取少商、合谷、曲池，每次选取1～2对穴位交替进行。取大椎、风门、肺俞，用艾柱1～2壮，依次灸治，每穴5～10分钟，以表面皮肤温热为宜，每日1～2次，用于风寒感冒。

6.涂膜疗法　本法为近年来受到重视的新外治法，药剂涂于穴位上直接成膜，较之传统的贴敷疗法不但吸收快、疗效强，且更方便使用。中药涂膜剂退热灵（含兰花参、柴胡、细辛、黄芩、薄荷脑、冰片等药物，并加入Azone作促透剂）涂于患儿大椎穴、双侧合谷穴、风池穴，用于治疗小儿发热。

7. 吸入疗法　此法是将中药制成液体后放入雾化泵中，通过从口鼻吸入，使药物作用于局部，吸收快，达到抗炎解热作用。清开灵注射液 0.5mL/kg·次，超声雾化吸入，时间 20 ～ 30 分钟，2 次 / 天，疗程为 3 ～ 5 天。

8. 灌肠及直肠滴注疗法　本法是近年来应用较多的外治方法，由于肠黏膜吸收药物充分，且吸收后不经过肝脏而直接进入大循环，避免了药物的首次过滤效应，同时又可避免上消化道酸碱度和酶对药物吸收的影响，因此具有起效快、副作用小等优点。中药水煎取汁后保留灌肠，可以达到与口服中药汤剂相当的疗效。

第七节　预防和调护

一、预防

感冒应以预防为主，注意气候变化，及时增减衣物，保持乐观心态，适当户外活动。下面向大家推荐一些预防小儿感冒的简便方法。

1. 热水泡脚　每晚用较热的水泡脚 15 分钟，水量要没过脚面，泡后双脚发红。请家长注意水温不宜过热，以免烫伤皮肤。

2. 盐水漱口　每日早晚餐后用淡盐水漱口，以清除口腔病菌。方法是仰头含漱，使淡盐水充分冲洗咽部。

3. 搓手　搓手可以降低感冒发病率。因为搓手可以促进血液循环、疏通经脉、增强上呼吸道抵御感冒的免疫功能。

二、调护

（一）健康教育

感冒是小儿的常见病、多发病。医师应首先对患儿家长进行健康教育，使家长对小儿感冒有一个正确的认识，对患儿的疾病既不要不闻不问，也不要过度紧张，嘱其随时观察患儿情况并做好护理工作。流行性感冒具有明显的季节性，要让家长知道尽可能不要带小儿去人员密集的场所，多开窗通风换气，保证居住环境干净、整洁。家长要密切观察天气变化，及时做好小儿的保暖工作，但是也不要让小儿穿过多衣服，多留意小儿背部有没有出汗，一旦出汗，要马上为其擦干。此外，尽量不要让小儿与流行性感冒患者接触，避免被传染。

（二）饮食及生活注意事项

1.注意休息　给予充分休息及护理，待症状消失后再恢复活动，避免病根未除尽而发作。

2.合理饮食　总体原则是选择易消化的食物，如流质食物、软质食物，少食多餐。可多喝一些果汁，补充营养。随着病情的好转、消化能力的提高，可适当改变食物稠度，直至可恢复平日饮食为止。发病阶段一定要饮食清淡，主要进食流质食物，尽量不要进食油腻燥热的食物，不满一岁的患儿要以母乳和奶粉为主，稍微大点的患儿可进食稀粥、面条等容易消化的食物，从而达到调节中焦脾胃的目的。风寒感冒的患儿严禁进食寒凉食品。

3.物理降温　发热后先物理降温，体温超过38.5℃需服用适量退烧药。物理降温方法有：局部散热降温、洗温水澡或温水擦浴、冷盐水灌肠等。洗温水澡或温水擦浴效果较好，缺点是冬天难以实施。而局部散热降温法较适合在家中使用。局部散热降温法通常是头部用冷湿毛巾或者冰袋敷，再在血管比较大的地方，如颈部、腋下及腹股敷上冰袋，加速降温。需经常更换冰袋或冷湿巾。

4.有效出汗　多饮水，增加出汗，促进循环，排出毒素，同时有利于降低体温。

5.环境适宜　房间保持安静，保证患儿的睡眠。可以适当地轻声讲故事或听音乐，让患儿放松心情。保持房间空气流通，有助于出汗及降温。但是应避免直接对着患儿吹风。每隔一段时间对小儿经常待的环境进行一次消毒。每天都要开窗，保证空气流通，保证室内温度和湿度适宜，避免病菌长时间留在室内。小儿尽可能远离感染源，高发季节尽可能不去人员密集的场所。患儿应穿宽松衣裤，以利有效出汗和散热。穿过厚衣服和盖过厚被褥，反而容易诱发高热惊厥。服用退热药后，及时更换有汗的衣服。

6.随时观察病情变化　注意发热患儿的惊厥先兆，防止其发生。对于有高热惊厥的患儿，应在医生指导下服用药物，预防高热惊厥再度发生。患儿口腔内有疱疹或皮肤上有皮疹者，也需及时就诊。

7.适量运动　适量运动可让小儿尽早适应多变的天气，增强小儿对冷热环境的认知能力。家长要经常带小儿进行锻炼，这样不但可以增强小儿的抵抗力，还可以让小儿养成活泼的性格。特别是体弱多病的儿童，更要注意适量运动以增强机体抵抗力。根据天气情况适时增减衣物，注意腹部保暖，避免足部着凉。换季时注意小儿的身体情况，做好保暖，出汗后应及时擦拭。

【附】饮食防治方法

1.防治风寒感冒的方法

（1）葱白饮　大葱白100g，切碎煎汤，趁热饮。

（2）姜茶饮　生姜10片，茶叶7g，煎汤，趁热饮。

（3）姜枣饮　生姜5片，大枣10枚，煎汤，趁热饮。

（4）三辣饮　大蒜、葱白、生姜各适量，煎汤，趁热饮。

（5）桔皮饮　鲜桔皮50g，糖适量，开水冲泡代茶饮。

（6）萝卜饮　萝卜适量，切片煎汤，加食醋少许，趁热饮。

（7）白菜根葱汤　白菜根3个，洗净切片，加大葱3根，煎汤500mL，加少许白糖，趁热饮。

2.防治风热感冒的方法

（1）茶豆饮　绿豆30g，茶叶9g，白糖适量。先将茶叶用纱布包好，与绿豆一起，加水煎煮，待绿豆熟时，去茶叶，加白糖溶化热服。

（2）薄荷粥　薄荷15g煎取药汁候凉，取粳米60g，加水煮粥，待粥将成时，加入薄荷汁及适量冰糖，温服。

（3）贝母沙参蒸雪梨　将雪梨1个去核，把贝母6g、沙参10g、薄荷2g及冰糖适量填入，合起放在碗内加水蒸熟，早晚分食，连吃数日。治疗风热感冒引起的咽干、咳嗽、肺热痰黄、津伤口渴。

（4）银花饮　金银花30g，山楂10g，蜂蜜250g。将金银花、山楂放入锅内，加水适量，武火煮沸，3分钟后取药液1次，再加水煎熬1次，将两次药液合并，放入蜂蜜，搅拌均匀即成。随时饮用。具有辛凉解表、清热解毒的功效。

3.防治暑邪感冒的方法

（1）枸杞痉夏茶　枸杞子、五味子各等分，共研末，用开水浸泡封存3小时，即可饮用，每日不拘时代茶饮服。具有清暑祛热、补虚益精的功效。

（2）苦瓜莲肉汤　苦瓜30g，莲叶1张，猪瘦肉50g。将苦瓜、鲜莲叶、猪瘦肉均切片，把全部用料一起放入锅内，加清水适量，武火煮沸后，文火煮约1小时，至肉熟后调味，即可饮汤食肉。具有清暑解毒、利湿和中的功效。

（3）香薷扁豆汤　香薷10g，白扁豆12g，陈皮6g，荷叶8g，白糖适量。将白扁豆炒黄捣碎，与香薷、陈皮、荷叶一同煎煮，煮沸10分钟后过滤，去渣取汁，加入白糖调味即成。不拘时频频饮之，连服3~5日。具有清暑祛湿解表的功效。

（4）绿豆粥　绿豆50g，粳米100g，冰糖适量。将绿豆、粳米洗净煮粥，待粥熟时加入冰糖，搅拌均匀即可食用。可作为早晚餐食用。具有清热解暑的功效。

第二章　反复呼吸道感染

第一节　概述

反复呼吸道感染是儿科临床常见的疾病之一。凡小儿发生上、下呼吸道感染的次数过于频繁，一年中超过一定次数者，即称为反复呼吸道感染。反复呼吸道感染患儿简称为"复感儿"。

中医文献无对应病名，根据其临床特点，可归属于"体虚感冒""咳喘""久咳""虚症""汗证"等范畴。或根据病程中的证候特点，见于"齁齃""嗽咳""鼻塞""鼻齃""根脚喉风""阴虚喉痹""阴虚咽痛"等门。早在《灵枢·百病始生》即有相关记载："此必因虚邪之风，与其身形，两虚相得，乃客其形。其中于虚邪也，因于天时，与其身形，参以虚实，大病乃成。"《杂病源流犀烛·感冒源流》亦云："感冒，肺病也，元气虚而腠理疏也……以脾虚则肌肉不充，肺虚则玄府不闭，皆风邪之所由以入也。"《原幼心法》言："肺虚自汗，其候面色多白，肺脉按之无力。盖因久咳，连声不已，痰少，乃肺经虚气上壅，致令汗出。"《幼科直言》谓："或自汗，或病后标虚，时时伤风，体弱或泄泻者，不便重用发散。"

病因病机方面，《证治汇补·伤风》曰："虚人伤风，屡感屡发。"《内经》云："邪之所凑，其气必虚。"《诸病源候论·伤寒病后令不复候》曰："复者，谓复病如初也。此由经络尚虚，血气未实，更致于病耳。"《育婴家秘·五脏证治总论》指出："肺亦不足者，肺为娇脏，难调而易伤也"，说明正气虚弱是发病的根本。《幼科释迷·感冒》云："感冒之原，由卫气虚，元府不闭，腠理常疏，虚邪贼风，卫阳受捄，唯肺主气，首先犯诸"，表明后天调护失宜，卫表失固，可致感冒反复发生。

治疗用药方面，《育婴家秘·辨脉证治》概括用药原则："然有三法：初用猛法，以攻病之药去之；……中用宽猛相济……于补脾药中，加攻病药，看儿强弱加减；末则用宽法……只以补脾胃为主，正气充则邪气自尽矣"，指出在反复呼吸道感染的不同阶段，当采用不同治法以祛邪扶正。在急性感染期，攻病之时，宋·钱乙《小儿药证直诀·五脏虚实寒热》云："肺盛复感风寒，则胸满气急喘嗽上气，先以清肺气。"明·薛己《保婴金镜录·图解》提出，考虑生克乘侮，表里相连，兼顾五脏平和，"右脸赤，主肺大肠风邪实热，气粗咳嗽，发热饮水，用泻白散。若哽气出气，唇白气短，属虚热，用五味异功散。若脾热所传，用清胃散。心火所刑，用人参平肺散。"在间歇期，主以扶正为主，《证治汇补·伤风》中所言："如虚人伤风，屡感屡发，形气病气俱虚者，又当补中，而佐以和解，倘专泥发散，恐脾气益虚，腠理益疏，邪乘虚人，病反增剧也。"《类证治裁·伤风》曰："惟其人卫气有疏密，感冒有浅深，故见症有轻重。……凡体实者，春夏治以辛凉，秋冬治以辛温，解其肌表，风从汗散；体虚者，固其卫气，兼解风邪，恐专行发散，汗多亡阳也……或表虚，易感受风邪，必固实腠理，玉屏风散。斯为善后之防矣。"《不居集·屡散·论散法》言："凡一切阳虚者，皆宜补中发散；一切阴虚者，皆宜补阴发散；……感轻而体虚者，散之当轻，宜参苏饮之属。"《医宗必读·伤风》谓："治虚之法，固其卫气，兼解风邪，若专与发散，或汗多亡阳，或屡瘥或发，皆治之过也。"《脾胃论》指出："脾胃一虚，肺气先绝"，脾胃虚损易于诸邪遂生，《金匮要略》指出："四季脾旺不受邪"，采用培土生金法补益脾土以充盛肺气之不足，为治疗本病之根本，常用七味白术散合玉屏风散加减。

　　反复呼吸道感染多见于6个月～6岁的小儿，1～3岁的幼儿更为常见。以冬春气候变化剧烈时易反复发病不已，夏天有自然缓解的趋势，一般到学龄期前后明显好转。若反复呼吸道感染治疗不当，容易发生咳喘、心悸、水肿、痹症等，甚至影响小儿的生长发育。我国儿科呼吸道感染占门诊患儿病例的60%左右，其中的30%为反复呼吸道感染，且其发病率呈上升趋势。中医学在扶正祛邪、增强抗病能力、改善体质方面具有一定优势，在本病辨证论治研究方面不断取得理想进展。

第二节　病因与发病机制

一、西医病因病机

（一）病因

儿童反复呼吸道感染系多种因素综合作用的结果。

1.反复上呼吸道感染因素

（1）保育及体质因素　后天反复上呼吸道感染患儿多见于婴幼儿和学龄前儿童，与患儿的先天体质、喂养、保育等因素有关。国内资料显示，人工喂养、偏食、蛋白质 - 热能营养不良、缺铁性贫血、维生素 A 缺乏和微量元素 Zn、Ca、Cu 水平低下等，与患儿反复呼吸道感染发病关系密切。

（2）细菌耐药率增加　有研究报道，对反复扁桃体 - 咽炎患儿进行 A 组 β - 溶血链球菌抗生素治疗复发率调查，发现患儿在使用青霉素、氨苄西林、阿莫西林和第 3 代头孢菌素治疗 5 ~ 10 天后，在 6 ~ 20 天内扁桃体 - 咽炎的复发率分别为 16%、14%、9% 和 7%，用药后的复发倾向为：青霉素或氨苄西林＞阿莫西林＞第 3 代头孢菌素，认为患儿扁桃体 - 咽炎的复发率取决于对抗生素的选择。在反复扁桃体炎患儿中常见的病原菌有金黄色葡萄球菌、流感嗜血杆菌和 A 组 β - 溶血链球菌。扁桃体炎相关菌株对青霉素有较高的耐药率，但对第 3 代头孢菌素较敏感；由于细菌对青霉素的耐药率不断上升，且细菌性混合感染较为常见，故选择适宜的抗生素足疗程应用是防止扁桃体 - 咽炎患儿反复发病的关键因素。

（3）扁桃体的免疫防御功能失衡

① DPP Ⅳ和 APN　二肽酰肽酶Ⅳ（dipeptidyl peptidase Ⅳ，DPP Ⅳ）和氨基肽酶 N（aminopeptidase N，APN）是参与刺激机体免疫应答反应的重要生物酶，在扁桃体中分布规律与 T 细胞一致，主要集中在扁桃体滤泡外。研究结果显示，反复扁桃体炎（recurrent tonsillitis，RT）患儿的 DPP Ⅳ和 APN 血清活性水平低于扁桃体肥大（tonsillar hypertrophy，TH）患儿，且 DPP Ⅳ与 APN 的血清活性水平随年龄减小而降低；扁桃

体局部的 DPP Ⅳ 不随扁桃体炎症类型而变化，但 RT 和 TH 患儿血清中的 DPP Ⅳ 和 APN 活性在参与抗原刺激扁桃体的体液免疫中显示出不同的反应类型，提示 DPP Ⅳ 和 APN 在参与免疫活动的过程中可能还受到其他因素的调控。

② TLRs　Toll 样受体家族（toll-like receptors，TLRs）是人体天然免疫系统中最重要的免疫识别受体之一，具有独特的区分危险信号以及自我和非我的识别机制，发挥着启动免疫应答、连接固有免疫和适应性免疫的桥梁作用。扁桃体组织中的 Toll 样受体，特别是 TLR2 和 TLR4，可以侦察识别出细菌、病毒等病原微生物的分子结构以及内源或外源性干扰素 γ、皮质类固醇等物质的分子结构，激活机体的天然免疫应答反应。研究资料显示，TLR2 和 TLR4 主要分布于扁桃体和呼吸道黏膜细胞中，TLR2 mRNA 在扁桃体组织中的表达比在腺体中的表达高得多，而在鼻黏膜组织中表达较少，RT 患儿扁桃体组织中的 TLR1、TLR2、TLR5、TLR9 和 TLR10 为优势受体；TLR1 和 TLR9 的 mRNA 广泛存在于 $CD4^+$ 细胞中；TLR2、TLR3、TLR4、TLR5 对 $CD8^+$ 细胞有较高的表达水平，认为 TLRs 在识别和抵抗感染因子的免疫活动中发挥了较直接的作用。TLRs 在呼吸道不同部位的分布差异，表明呼吸系统各部位的免疫防卫功能和作用不同，当 TLRs 对病原微生物的识别能力受到削弱或发生障碍时，就有可能发生呼吸道感染。

2. 反复气管支气管炎发病因素

（1）环境因素　家庭中有慢性呼吸系统疾病患者、饲养宠物、使用煤炭或木柴等燃料、父母吸烟等生物及化学因素对儿童反复呼吸道感染可能产生重要影响。研究结果指出，母亲在孕期吸烟和哺乳时间小于 3 个月的新生儿，患反复呼吸道感染的风险因子增加了 8 倍，这一因素还与儿童在 4 ～ 10 岁的喘息性发病有较强的相关性。以上研究表明，生活环境中有害的生物及化学因素有可能损伤患儿呼吸道的免疫屏障或降低其免疫防卫功能，保持清洁的生活环境对防止患儿反复呼吸道感染的发生至关重要。

（2）继发性呼吸道纤毛结构异常　由于感染、环境污染等因素造成，结构改变具有可逆性，以复合纤毛和微血管缺陷多见。反复持续的黏膜上皮细胞损伤后，不完全修复造成纤毛数量减少、结构异常，甚至鳞状上皮化生最终形成瘢痕组织。研究资料显示，反复呼吸道感染患儿支气管纤毛损伤者占 76.5%，支气管扩张者占 60.8%，认为上述患儿的支气管纤毛损伤或支气管扩张是由于反复炎症所致，提示呼吸道的黏膜上皮细胞和纤毛受到损伤后如不能及时修复，将导致呼吸道病程迁延并形成反复呼吸道感染的病理基础。

（3）病原体反复感染

① RRP　复发性呼吸道乳头瘤病（recurrent respiratory papillomatosis，RRP）是由人乳头瘤病毒（human papilloma virus，HPV）6 型或 11 型感染呼吸道后引起的呼吸道综合征，常见的临床表现有慢性咳嗽、反复肺炎、婴儿反复上呼吸道感染、生长发育不良、声音嘶哑、呼吸困难、喉头或气管赘生物以及呼吸道梗死等。HPV 可由感染的母亲经产道分娩垂直传播给婴儿。在母亲感染过 HPV 并经过子宫切除术的 RRP 患儿中，感染 HPV11 型病毒的情况较普遍。细胞学和组织学研究证实，患儿 RRP 与其母亲生殖道 HPV 感染的妇科病史密切相关，感染 HPV11 型病毒的患儿数是感染 HPV6 型病毒患儿数的 3.9 倍，平均年龄前者为 2.4 岁，后者为 3.4 岁，提示低龄儿 RRP 发病与感染 HPV11 型病毒关系密切。

② TTV　细环病毒（torque teno virus, TTV）主要经血液传播，如输血、静脉吸毒、骨髓移植、肝移植、母婴垂直传播等；但文献资料表明，粪便、唾液、乳汁、被污染的河流和水源等，都是潜在的 TTV 传播源。TTV 是一种普遍存在的全球性感染，国内资料显示，一般人群抗 TTV IgG 阳性率随地区不同有较大差异，学龄前儿童较成年人阳性率低；血液透析者、性病患者，以及急、慢性肝炎患者和医务人员为高危人群；健康人群感染 TTV 存在无症状携带状态（且与性别无关）。在免疫学方面，支气管肺炎患儿 TTV 载量及其表达与血清嗜酸粒细胞阳离子蛋白的浓度关系密切，当 TTV 载量增高时，$CD3^+$、$CD4^+T$ 细胞百分率下降，B 细胞百分率升高，嗜酸粒细胞阳离子蛋白活性增加；此外，TTV 的基因组开放阅读框架 2 蛋白（ORF2 protein）可抑制核转录因子 κB 的传统和非传统免疫应答路径，提示 TTV 可以介入天然免疫和适应性免疫调节作用，从而影响人体的免疫功能。由于 TTV 在很长一段时间中被认为仅

与病毒性肝炎有关，加之过去对 TTV 的临床研究和认识有限，故很难将 TTV 与儿童反复呼吸道感染相联系。随着 TTV 在反复呼吸道感染患儿呼吸道纤毛、血清和生活环境中的检出以及研究范围的逐渐扩大，TTV 与儿童反复呼吸道感染的相关性开始受到儿科临床医师的关注，但目前 TTV 与儿童呼吸道感染二者之间的关系，以及 TTV 对人体免疫系统的影响机制等文献报道还较少，TTV 与患儿反复呼吸道感染存在何种关联有待深入研究和探讨。

（4）MBL　甘露聚糖结合凝集素（mannan binding letin，MBL）是一种参与机体防御机制的 C 型凝集素，通过识别功能区，选择性识别各种细菌、细胞表面的甘露聚糖、N 乙烯葡萄糖残基，而与这些靶细胞结合，同时通过效应功能区激活补体，介导细菌凝集，诱导炎性反应，调理吞噬作用而清除病原体，在免疫脆弱期（6 个月至 2 岁）发挥非特异性抗感染免疫作用。反复呼吸道感染儿童中血清 MBL 水平低下的概率高于普通儿童，其第一外显子 54 密码子的突变 GGC → GAC，也远高于普通人群，说明第 1 外显子 54 密码子的突变（GGC → GAC）导致其血清中 MBL 的表达水平下降，从而使 MBL 的正常生理功能下降，出现反复呼吸道感染。

（5）CVID　普通变异型免疫球蛋白缺乏症（common varia-ble immunodeficiency disease，CVID）是一种以血浆丙种球蛋白减少、抗体产生削弱和反复呼吸道感染为特征的 B 细胞缺乏综合征，为原发性免疫缺陷病的一种。CVID 的平均发病年龄、平均确诊年龄和发病率，各国、各地区有较大差异，但发病原因及平均发病年龄存在较大差异的原因目前还不清楚。有研究指出，CVID 患者的细胞因子单核苷酸多态性改变在患者的病理生理发展过程中发挥了重要作用，而肿瘤坏死因子的释放则取决于患者细胞因子基因多态性发生的频率，提示 CVID 发病可能与细胞因子遗传特性的改变有关。揭示 CVID 的发病原因并尽早发现患儿是否携带 CVID 发病因子，对于预防和早期干预 CVID 所致的儿童反复呼吸道感染具有重要意义。

3. 反复呼吸道感染的基础病变

（1）免疫缺陷病　原发性免疫缺陷病，如以抗体缺陷为主的缺陷病、联合免疫缺陷病、原发性吞噬细胞缺陷病、原发性补体缺陷病等。继发性免疫缺陷病，如营养紊乱、免疫抑制剂的应用、感染（特别是 HIV 感染后）、血液系统疾病和肿瘤、手术、外伤等。

（2）先天性肺实质和肺血管发育异常　如肺隔离症、肺囊肿、先天性囊性腺瘤畸形等。肺血管发育异常可以引起肺淤血，导致反复感染。

（3）先天气道发育异常　如气管支气管软化、支气管狭窄、支气管扩张等，其中以喉气管支气管软化症最为常见，软化可发生于局部或整个气道，气道内径正常，但由于缺乏足够的软骨支撑，这些患儿在呼气时气道发生内陷，气道阻力增加，气道分泌物排出不畅，易于感染。先天性支气管扩张较少见。

（4）获得性支气管扩张。

（5）先天性心脏病　特别是左向右分流的先心病，由于肺部瘀血，可引起反复肺炎。

（6）原发性纤毛运动障碍。

（7）囊性纤维化　遗传性疾病，遗传缺陷引起跨膜传导调节蛋白功能障碍，气道和外分泌腺液体和电解质转运失衡，呼吸道分泌稠厚黏液并清除障碍。儿童发病典型表现为反复肺炎、慢性鼻窦炎、脂肪痢和生长落后。囊性纤维化是欧洲和美洲白人儿童反复肺炎的常见原因，东方黄色人种少见，我国大陆及台湾地区曾报道了个别儿童病例，提示我国儿童存在本病。

（8）气道内阻塞或管外压迫　引起儿童气道内阻塞的最常见疾病为支气管异物，其次是结核性肉芽肿和干酪性物质阻塞，偶见气管和支气管原发肿瘤。气道管外压迫的原因多为纵膈、气管支气管淋巴结结核、肿瘤、血管环畸形。

（9）反复吸入　吞咽功能障碍患儿如智力低下、环咽肌肉发育延迟、神经肌肉疾病以及胃食管反流患儿，由于反复吸入，导致反复肺炎。

（二）发病机制

1. 内在因素

（1）与生理解剖有关　小儿生长发育过程中存在着鼻咽部狭窄、腺体分泌不足、纤毛运动差、气管壁弹性差、胸廓窄小、肺泡数量少等特点，不能有效地清除微生物，气血交换失调，导致反复感染。

（2）免疫功能紊乱　反复呼吸道感染患儿存在细胞免疫、体液免疫和非特异性免疫紊乱，IgG、IgA 亚类水平降低，CD3、CD4 下降，CD8 升高，CD4/CD8 下降，同时 C3b 受体花环率降低，多形核嗜中性粒细胞和巨噬细胞的吞噬作用明显减弱。

（3）多种细胞因子参与　部分学者认为反复呼吸道感染是多种细胞因子参与的炎症性疾病，其传递信息影响炎症的发生、发展和治愈的过程。观察发现患儿不但 T 细胞亚群紊乱，Th 细胞亚群亦处于失衡状态。淋巴细胞高亲和力白细胞介素 2 受体（L-2R）、白介素 1（IL1）、2（IL2）、12（IL12）和肿瘤坏死因子（INF）降低，而血清可溶性白细胞介素 2 受体（sIL-2R），以及白介素 4、8 水平升高。

（4）与代谢及营养物质缺乏相关　临床证实钙、铁、锌、硒、铜缺乏，铅含量升高均可导致免疫功能紊乱而发病。另外，缺铁性贫血及铁元素缺乏患儿，IL-6、IL-4 活性下降，含铁酶合成及铁依赖酶活性下降，导致 CD4/CD8 比值下降，细胞免疫功能下降。同时 B 淋巴细胞成熟障碍，产生抗体相对减少，发生 IgG 亚类缺陷，体液免疫下降。

研究证实维生素 A 对呼吸道上皮细胞的分化及保持其完整性具有重要的作用，并与 IgA 水平相关，与呼吸道易受感染有关。维生素 A 还通过增强 Th1 细胞因子（IL-1、IFN-γ）的表达而协同抗 CD3 刺激 T 细胞的活化和增殖。维生素 A 的代谢后衍生物视黄酸能够增强人胸腺细胞和 T 细胞上 IL-2 受体的表达及转录水平，从而增强 T 细胞的活化和增殖，且维生素 A 的代谢物 14- 羟反视黄醇是真正的 B 细胞生长刺激因子，促进 B 细胞活化抗体生成，这可能使 sIL-2 水平相对下降并开启 IL-2-mIL-2R 调节的免疫系统。维生素 E 与机体免疫功能有关，亦可通过与维生素 A 的协同作用影响免疫功能，从而导致反复呼吸道感染。

（5）体内重要酶含量不足　研究发现反复呼吸道感染患儿的血清腺苷脱氨酶（ADA）活性明显降低，认为是复感儿免疫功能不足的重要酶学基础之一。另外有研究发现反复呼吸道感染患儿铜锌超氧化物歧化酶

（CuZn-SOD）含量下降，机体不能清除体内过多的阴离子自由基，造成超氧阴离子自由基堆积，导致呼吸道反复感染。

（6）与遗传或基因突变有关 少数反复呼吸道感染患儿有阳性家族史，提示可能与遗传因素有关，但具体遗传方式和基因尚不清楚。

（7）与先天性疾病相关 常见有原发性免疫缺陷病，如选择性 IgG 亚型缺陷病、变异型免疫缺陷、婴儿暂时性低丙种球蛋白血症等。左向右分流型先天性心脏病使患儿肺淤血或伴有营养不良和免疫缺陷。先天愚型、先天性纤毛功能异常症、先天性会厌吞咽功能不全症、先天性肺发育不良、先天性肺囊肿等呼吸道上皮细胞纤毛防御功能障碍及呼吸系统结构异常而导致生理功能异常，较易发生反复呼吸道感染。

（8）与慢性疾病有关 慢性鼻窦炎、支气管扩张症、慢性扁桃体炎、中耳炎等常致局部免疫力降低，导致反复感染。营养不良、佝偻病、反复腹泻、结核、先天性心脏病、肾病综合征等也可使全身机体抵抗能力降低，各种屏障功能低下。胃食管反流的反流物吸入可引起反复支气管炎和肺炎。

2. 外在因素

（1）感染是主要诱因 病毒感染占小儿急性呼吸道感染病原学 80% 以上。常见的有乳突状瘤病毒、合胞病毒、流感病毒、副流感病毒、腺病毒、鼻病毒等呼吸道病毒及柯萨奇病毒、冠状病毒等约 130 余种。肺炎支原体导致呼吸道局部和机体整体免疫功能降低，可能是发生反复呼吸道感染的一个重要原因。细胞学文献的研究显示，鼻咽分泌物中主要细菌有流感嗜血杆菌、肺炎链球菌、金黄色葡萄球菌、卡他莫拉菌、大肠埃希菌以及肺炎克雷伯菌等。其中肺炎链球菌被认为是最主要的导致呼吸道慢性疾病的病原菌。

（2）环境因素 与气候变化关系最密切，小儿自主神经不稳定、内分泌功能不完善、内环境不稳定、应变能力差、气候突变时易发生反复呼吸道感染。居住拥挤，环境污染（如化学烟雾、粉尘），被动吸烟等都可导致反复呼吸道感染。周围有呼吸道感染疾病患者时，病菌经空气传播，也可增加小儿呼吸道感染的机会。

（3）精神因素 精神紧张、惊恐的儿童容易发病。

3. 混合因素　更多人认为反复呼吸道感染是多因素所致，最常见的是微量元素缺乏与免疫功能紊乱。

二、中医病因病机

（一）中医古籍对病因病机的认识

古代文献对反复呼吸道感染病因病机的论述亦多与虚证有关，所谓"正气存内，邪不可干""邪之所凑，其气必虚"。多数认为小儿肺、脾、肾三脏虚损，卫外不固，易反复感邪而发病。

早在《灵枢·逆顺肥瘦》中便指出小儿的生理特点是"肉脆、血少、气弱"；《内经·五变》中"肉不坚，腠理疏，则善病风""五脏皆柔弱者，善病消瘅"，指出小儿体质虚弱，易于感邪而发病。《诸病源候论·百病候》之"小儿气血脆弱，病易变动，证候百端"，也说明小儿气血脆弱，容易受邪而发病。宋代"儿科之圣"钱乙将小儿的生理病理特点概括为"五脏六腑，成而未全，全而未壮""脏腑柔弱""易虚易实、易寒易热"。刘完素认为"大概小儿病者纯阳，热多冷少"。朱丹溪认为小儿"阳常有余，阴常不足"。明代儿科医师万全进一步提出"二有余、四不足"的小儿生理病理学说，即阳常有余，阴常不足，肝常有余，脾常不足，心常有余，肺常不足，肾常不足。清代医家吴鞠通运用阴阳理论，将小儿生理特点概括为稚阳稚阴，即《温病条辨·解儿难》中"小儿稚阳未充，稚阴未长者也"，同时也指出小儿"脏腑薄，藩篱疏，易于传变，肌肤嫩，神气怯，易于感触"的病理特点。《颅囟经》中提出小儿为"纯阳之体"，小儿生长发育迅速，其机体脏腑的形态未臻成熟、各种生理功能未肆健全。清代医家石寿堂在《医原·儿科论》中也指出小儿"稚阳未充，则肌肤疏薄，易于感触；稚阴未长，则脏腑娇嫩，易于传变……"。

《诸病源候论》中最早对复感成因做了相应描述："复者，谓复病如初也，此有经络尚虚，血气未干，更致于病儿。"先天禀赋不足，小儿出生则体质虚弱，易于发病。《慈幼论》中"儿之在胎，与母同体，得热则俱热，得寒则俱寒，病则俱病，安则俱安，母之饮食起居，尤当慎密"，说明小儿的一切皆遗传于父母，而肾藏精，乃为先天之本，若先天禀赋不足，肾气虚弱，则肺卫不固，易于感邪。《育婴家秘·辨寿夭》中记载："盖小儿之生也，受气于父，成形于母。父母俱强者，则形气有余；父母俱弱者，则形气不足。父强母弱，则气有余形不足；父弱母强，则气不足而形有余也。"

小儿五脏六腑皆不足，突出表现在肺脾肾三脏。《育婴家秘》指出"肺常不足，脾常不足，肾常虚"，肺主气，司呼吸，口鼻、皮毛乃人身之藩篱，肺为娇脏，外邪侵袭，首先犯肺，容易导致感冒、咳喘。《育婴家秘·五脏证治总论》指出"肺亦不足者，肺为娇脏，难调而易伤也"；《医学发明》中指出"肺者，肾之母，皮毛之阳，元本虚弱，更以冬月助其冷，故病者善嚏，鼻流清涕，寒甚出浊涕，嚏不止。"小儿脾常不足，运化无力，饮食物不易消化，若饮食无节制，过食肥甘厚味，则容易损伤脾胃，脾胃为后天之本，气血生化之源，脾常不足，气血化生无源，则五脏不能充养，正气亦虚弱，卫气不固，容易被外邪侵袭。《幼科发挥·肺所生病》中提到"饮入于胃，脾为传化，水谷之精气为荣，悍气为卫，周流一身，昼夜不息……虚者不能运化精悍之气以成荣卫……"；《保婴撮要》中引用张洁古之论云："若脾气虚冷不能相生而肺气不足，则风邪易感。"张景岳《类经附翼·求正录·真阴论》谓："肾之元气充而五气治，则营卫赖以和调"，"肺为气之主，肾为气之根"，肾藏精，精化气，为脏腑气血发育之根本，若肾虚则不能藏精化气，营卫失和，肺卫不固，易于感邪。

（二）现代中医对病因病机的认识

小儿反复呼吸道感染多因正气不足，卫外不固，造成屡感外邪，邪毒久恋，稍愈又作，形成往复不已之势。其发病原因大致有以下几方面。

1. 禀赋不足，体质柔弱 若父母体弱多病或在妊娠时罹患各种疾病，或早产、双胎、胎气屡弱，生后肌骨嫩怯，腠理疏松，不耐自然界中不正之气的侵袭，一感即病，父母及同胞中亦常有反复呼吸道感染的病史。

2. 喂养不当，调护失宜 人工喂养，或因母乳不足，过早断乳，或偏食、厌食，营养不良，脾胃运化力弱，饮食摄取不足，脏腑功能失健，脾肺气虚，易遭外邪侵袭。

3.少见风日，不耐风寒　户外活动过少，日照不足，肌肤柔弱，卫外不固，对寒冷的适应能力差，犹如阴地草木、温室花朵，软脆不耐风寒。一旦形寒饮冷，感冒随即发生，或他人感冒，一染即成。病后又易于发生传变。

4.用药不当，损伤正气　感冒之后过服解表之剂，损伤卫阳，以致表卫气虚，营卫不和，营阴不能内守而多汗，卫阳不能外御而易感。药物使用不当，损耗小儿正气，使抵抗力下降而反复感邪不已。

5.正虚邪伏，遇感乃发　外邪侵袭之后，由于正气虚弱，邪毒往往不能廓清，留伏于里，一旦受凉或疲劳后，新感易受，留邪易发；或虽无新感，旧病复燃，诸证又起。反复感染，正气日益耗伤，外邪更易入侵。

复感儿病位主要在肺，发病时以外邪犯肺，宣发肃降失职为主。而复感儿之所以反复呼吸道感染，其机理则由于以上各种原因，致使气、阴、阳亏虚，肺、脾、肾功能失调。其机理或是肺脾气虚、肌表不固；或是卫阳不足、营阴失守；或是脾肾两虚、体弱易感；或是肺脾阴虚、不耐邪热，以致卫外功能薄弱，对外邪的抵抗力差，加上寒热不能自调，则风邪易侵，他邪兼夹，不论从皮毛而入，或从口鼻而受，均首先犯肺，发生感冒、咳嗽、肺炎喘嗽等疾病。复感儿的发病与否，在于正与邪的消长变化，发病时以邪盛为主，缓解后以正虚为主，又有正虚邪恋之迁延改变。临床以复感就诊者，多数处于缓解期，其病机以正虚卫表不固为主。

（三）病因病机新论

复感儿的病因及影响因素较为复杂，近年来的研究又提出了以下多种论点。

1.情志因素论　责之于独生子女的放纵任性，娇生惯养，情志失调，气机不畅，冲动不羁，不听教导，当出现生气、急躁、受责、啼哭等情志改变时，易使肝木亢盛，侮金乘土，土不生金，肺卫不固，脾虚肝旺而致反复呼吸道感染。

2. 环境因素论　人与自然是一个整体，天人相应。若母亲孕期被动吸烟、气候变化、室内装潢、生活燃气、工业废气等环境污染，严重危害儿童健康，当机体适应性调节功能失常时，或幼儿园、学校集体生活中的相互交叉感染，也可导致反复呼吸道感染。

3. "不在邪多，而在正虚"论　在发病机理上，虽认为肺脾气虚是发病的根本，但外邪侵袭肺系，痰邪交错是发病的主要外因。肺为娇脏，脾常不足，"娇脏遭伤不易愈"，"至虚之地便是留邪之处"，正不胜邪，邪毒留恋，使感染后病邪稽留不去，迁延不愈。尤其是迁延期、恢复期。江育仁提出此时证候虽然错综，但关键已"不在邪多，而在正虚"。据统计，其间肺脾两虚约占 65%，气阴两虚约占 20%，肾虚约占 5%。气虚是本病的关键，只有扶正才能祛邪。只有在肺脾肾三脏功能恢复的前提下，六淫之邪才能廓清。

4. 气滞血瘀论　肺朝百脉，气血相关，气行则血行。肺气受损，气机不畅，不能辅心行血，络脉瘀阻，从咽红、扁桃体肿大、指纹紫滞、甲皱微循环障碍等体征来看，均证实复感儿有血瘀之证存在，最终导致气滞血瘀、痰瘀互结、微循环障碍，以致反复不已。

5. 肝旺积滞论　在对正邪标本的认识上，认为脏气虚损为其本，肝旺积滞为其标。脏腑失调，气机怫郁，日久蕴积化热，内伏之邪热复由新感触动，内外合邪，腠理闭塞，阳热不能发泄，势必郁火上逆。郁热之积，外感触发。此等病机是急性扁桃体炎反复发作的另一机理。

第三节　西医诊断与中医辨证

一、西医诊断

2007 年 9 月，《中华儿科杂志》编辑委员会和中华医学会儿科学分会呼吸学组联合召开的《儿童慢性咳嗽与反复呼吸道感染学术研讨会》中对儿童反复呼吸道感染制订了如下诊断标准，见表 2-1。

表 2-1　儿童反复呼吸道感染诊断标准

年龄（岁）	反复上呼吸道感染（次/年）	反复下呼吸道感染	
		反复气管支气管炎	反复肺炎
0～2	7	3	2
3～5	6	2	2
6～14	5	2	2

注：（1）两次感染间隔时间至少7天以上。

（2）若上呼吸道感染次数不够，可以将上、下呼吸道感染次数相加，反之则不能。但若反复感染总是以下呼吸道为主，则应定义为反复下呼吸道感染。

（3）确定次数须连续观察1年。

（4）反复肺炎指1年内反复患肺炎≥2次，肺炎须由肺部体征和影像学证实，两次肺炎诊断期间肺炎体征和影像学改变应完全消失。

对反复呼吸道感染患儿，首先区分是反复上呼吸道感染，还是反复下呼吸道感染（支气管炎、肺炎），或者是二者皆有。

反复呼吸道感染多与免疫功能不成熟或低下、护理不当、入托幼机构的起始阶段、环境因素（居室污染和被动吸烟），或营养因素（微量元素缺乏、营养不良）有关。部分儿童与慢性病灶有关，如慢性扁桃体炎、慢性鼻窦炎和过敏性鼻炎等。进一步检查包括血常规，微量元素和免疫功能检查，副鼻窦X线片，耳鼻喉的详细检查等。

对于反复支气管炎的学前儿童，多由于反复上呼吸道感染治疗不当，使病情向下蔓延，少数有潜在基础性疾病，如先天性喉气管支气管软化症。伴有反复喘息的患儿，尤其应与婴幼儿哮喘、支气管异物相鉴别。反复支气管炎的学龄儿童，多与反复上呼吸道感染治疗不当、鼻咽部慢性病灶、咳嗽变应性哮喘和免疫功能低下引起一些病原体反复感染有关；进一步的检查包括血常规、免疫功能、过敏原筛查、病原学检查（咽拭子培养、支原体抗体等）、肺功能、五官科检查（纤维喉镜），必要时行支气管镜检查。

反复肺炎患儿多数存在基础疾病，应进行详细检查。首先应根据胸部X线表现区分是反复或持续的单一部位肺炎还是多部位肺炎。反复单一部位的肺炎，诊断第一步应进行支气管镜检查，对于支气管异物可达到诊断和治疗目的，也可发现其他的腔内阻塞或某些先天气道发育异常。如果支气管镜正常或不能显示，胸部增强 CT 和气管、血管重建可以明确血管外压迫、远端支气管腔阻塞以及先天性肺发育异常。对于多部位的肺炎，应该考虑反复吸入、免疫缺陷病、支气管 / 肺发育异常、先天性心脏病、原发性纤毛运动障碍等，进行相应的检查。

　　对于反复或持续的多部位的肺炎，如果患儿为婴幼儿，以呛奶、溢奶或呕吐为主要表现，考虑呼吸道吸入为反复肺炎的基础原因，应进行消化道造影、24 小时食管 pH 检查，必要时行电子支气管镜检查。心脏彩超检查可以除外有无先天性心脏病。免疫功能检查除了常规的血细胞簇分化抗原（CD）系列和免疫球蛋白（Ig）系列外，应进行 IgG 亚类、SIgA、补体以及硝基四唑氮蓝（NBT）试验检查。年长儿自幼反复肺炎伴慢性鼻窦炎或中耳炎，应考虑免疫缺陷病、原发纤毛不动综合征或囊性纤维化，应进行免疫功能检查、纤毛活检电镜超微结构检查或汗液试验。反复肺炎伴右肺中叶不张，应考虑哮喘，过敏原筛查、气道可逆性试验或支气管激发试验有助于诊断。有输血史的反复间质性肺炎应考虑 HIV 感染，进行血 HIV 抗体检测。反复肺炎伴贫血，应怀疑特发性肺含铁血黄素沉着症，应进行胃液或支气管肺泡灌洗液含铁血黄素细胞检查。

　　综上所述，对于反复呼吸道感染的患儿可进行的辅助检查主要包括：

　　·耳鼻喉科检查：可发现先天发育异常和急、慢性感染灶。

　　·肺部 CT 和气道、血管重建：可提示支气管扩张、气道狭窄（腔内阻塞和管外压迫）、气道发育畸形、肺发育异常、血管压迫等。

　　·免疫功能测定：有助于发现原发、继发免疫缺陷病，也应注意有无顽固湿疹、血小板减少、共济失调、毛细血管扩张等异常。

　　·心脏彩超：有助于诊断先天性心脏病。

　　·支气管镜检查：可诊断异物、气道腔内阻塞和管外压迫、气管食管瘘等气道发育畸形，辅助诊断支气管扩张等。

　　·病原微生物检测：应进行多病原联合检测，以了解致病微生物。

　　·特殊检查：怀疑有原发性纤毛运动障碍时，可行呼吸道（鼻、支气管）黏膜活检观察纤毛结构、功能；怀疑有囊性纤维化时，可进行汗液氯、钠测定和 CFRT 基因检查；怀疑有反复吸入时，可进行环咽肌功能检查或食道 24 小时 pH 测定。

二、中医辨证

（一）辨证要点

小儿反复呼吸道感染的辨证，重在审查邪正消长变化。感染期以邪实为主，迁延期正虚邪恋，恢复期以正虚为主。初起时多有外感表证，当辨风寒、风热、外寒里热之不同，夹痰、夹积之差异，标实本虚之病机。迁延期邪毒渐平，虚像显露，热、痰、积未尽，肺脾肾虚显现。恢复期正暂胜而邪暂退，关键已不是邪多而是正虚，辨证要点在于肺脾肾气阴阳虚损以何为主。气虚证、阴虚证多见于肺脾二脏，阳虚证常为卫阳不足，气阳两虚证则多见于脾肾二脏。

（二）辨证分型

1. 肺脾气虚　反复外感，面黄少华，形体消瘦，肌肉松软，动则多汗，少气懒言，食少纳呆，或大便溏薄，唇口色淡，舌质淡，苔薄白，脉无力，指纹淡。本证多见于后天失调，喂养不当，母乳早断之小儿，或久病耗气者。由于小儿肺脾两虚，日久生化乏源，宗气不足，卫外不固，终成此证。其肺虚为主者屡感外邪，动则多汗，少气懒言；脾虚为主者面黄少华，肌肉松弛，唇口色淡，厌食便溏。

2. 营卫失调　反复外感，恶风畏寒，面色少华，四肢欠温，多汗易汗、汗出不温，舌淡红，苔薄白，脉无力，指纹淡红。本证多见于素体卫阳不足小儿，或在外感后屡用解表发汗药，过剂汗多伤阳，以致卫阳失于固护、营阴失守外泄，外邪极易入侵。识证之要在于恶风畏寒，四肢不温之卫阳不足，与多汗易汗之营阴外泄证候，其汗出多而不温是本证辨证要领。

3. 脾肾两虚　反复外感，面色萎黄或面白少华，形体消瘦，肌肉松软，鸡胸龟背，腰膝酸软，形寒肢冷，发育落后，乏力气短，多汗易汗，食少纳呆，大便溏烂，或食后即泻，或五更泄泻，夜尿多，舌质淡，苔薄白，脉沉细无力，指纹淡红。本证多见于先天禀赋不足、后天调养失宜，或多病久病之小儿，其脾肾两虚以气阳不足为主。患儿面黄少华，形体消瘦，纳呆便溏是脾虚主症；发育落后，腰膝酸软，形寒肢冷是肾虚主症。

4.肺脾阴虚　反复外感，面色潮红，或颧红少华，皮肤不润，唇干口渴，盗汗自汗，手足心热，大便干结，舌质红，舌苔少或花剥，脉细数，指纹淡红。本证多见于素体阴虚，或者屡患热病、嗜食辛热燥性食品伤阴者。肺阴虚为主者，症见面色潮红，颧红少华，皮肤不润；脾阴虚为主者，症见唇干口渴，大便干结，舌红少苔。

三、分证新说

（一）按期辨证说

本病的病程较长。每次上呼吸道感染可达 10 天以上，下呼吸道感染可达 3 周以上。有的一次未痊愈，又接着下次感染；有的初期是上呼吸道感染，很快发展为下呼吸道感染；经治疗后，有的临床症状虽见好转，而肺部病灶很难消失。因此，临床上又可将其分为感染期、迁延期、恢复期三期辨证。

1.感染期　上呼吸道感染时表现为发热、咳嗽、鼻塞、喷嚏、咽红、扁桃体肿大等症；下呼吸道感染时表现为咳嗽、喘息、痰鸣、鼻煽，两肺听诊可闻及干、湿性啰音或哮鸣音。血常规检验提示白细胞总数升高或偏低，中性粒细胞上升或正常，也可偏低；胸部 X 线透视或摄片提示肺纹理增粗，或有斑片状、云雾状阴影等。

2.迁延期　此期呼吸道急性感染的症状已缓解，部分症状已消失，但常残留咳嗽、低热、多汗、体倦、烦躁、纳呆等症；咽稍红、扁桃体肿大不消退；肺部啰音不完全消失；血常规检测与肺部 X 线所见不一。

3.恢复期　此期主要表现为虚多邪少之状，往往出现神怠、多汗、纳呆、肌松、消瘦、虚胖、舌淡苔剥，脉数无力诸症。稍不注意，病情极易反复，常间隔几天后又接着下一次感染。检测血清免疫球蛋白（IgG、IgM、IgA）、白介素 -2（IL-2）、T 细胞亚群呈现不同程度的异常。

（二）少阳失利，枢机失和说

俞景茂设"少阳失利，枢机失和"一证。证见反复感冒，发热，咳嗽，喘息，哮鸣，纳食欠佳，脘腹不适，脉弦数，苔白滑，病情时缓时著，往复不已。此证特点是反复不已，似有往来之势，表邪未祛而正气已虚，枢机失利，病在少阳。

（三）肺表不固，营卫不和并见说

汪受传认为本病常见证候，在肺脾气虚的同时，尚见营卫不和之证。临诊观察到绝大多数复感儿平素都有不同程度的出汗，且常见汗出较多，动则尤甚，抚之不温。此属卫阳不足，固护失职，营阴外泄，营卫不调。而患儿食欲不振，面色㿠白或面黄少华，反复外感等，又属肺脾气虚，不能化生营卫。故两证常同时并见，补肺固表、调和营卫两法常同时使用。

（四）肺脾阴虚说

王力宁等认为应另设肺脾阴虚一证。其证见反复感冒，面白颧红少华，食少纳呆，口渴，盗汗自汗，手足心热，大便干结，舌质红，苔少或花剥，脉细数，指纹淡红。此证以阴虚为本，故以养阴为要。

第四节　鉴别诊断

本病的鉴别要领在于反复不已。应与一般的感冒、扁桃体炎、支气管炎、肺炎等呼吸道疾病鉴别。差异之处就在于，一种初病可愈，另一种会往复不已、接踵而来，即使处于间隔时期，但病情将会反复。此外，复感儿发病特点是病程较长，每次上呼吸道感染可达 10 天以上（健康儿一般 5 ～ 7 天），下呼吸道感染可达 3 周以上（健康儿一般为 2 周）。

1. 鼻䶎（过敏性鼻炎）　可突然鼻塞，鼻及咽部发痒，多喷嚏，流清水样鼻涕。鼻黏膜苍白水肿，鼻分泌物涂片可见嗜酸粒细胞。

2. 哮喘　也反复发作，但发作时呼吸困难，呼气延长，伴有哮鸣音，其发多由异物过敏引起，包括特异性体质的内因和变态反应性的外因所致。也可因呼吸道感染而诱发，或病程中兼有感染。

3. 吸入异物　有突然呛咳，以呼气困难为主，以往无反复发作史，有异物吸入史，体征仅限于患侧，X 线检查及支气管镜检查术可助诊断。

第五节　治疗

一、西医治疗及前沿研究

（一）抗感染治疗

西医对反复呼吸道感染（RRI）的治疗以病因治疗为主，即抗感染治疗。

（二）免疫调节治疗

因感染部位及感染的病原体不同，选用的抗感染药物不同，应根据临床具体分析。RRI 患儿口咽部菌群需氧菌及厌氧菌的含量均明显高于正常健康儿童，选择敏感抗生素对减少不良反应、提升治疗效果至关重要。反复呼吸道感染儿童常见 IgG 亚型缺失、T 细胞增殖能力下降、细胞因子减少等表现，因此免疫调节治疗也是西医治疗反复呼吸道感染的重要方法，在临床用药上比抗生素类药物的选择面更宽，也是治疗方案中的重点关注对象。此外，在 RRI 发生、发展过程中，缺锌、缺铁、维生素 A 缺乏症发挥重要作用，粉尘、潮湿、被动吸烟等不良环境因素也可能成为 RRI 的始动及促发因素，因此营养及环境支持对降低发病率、提升疗效有重要意义。

大量临床试验表明，免疫调节剂辅助治疗 RRI 患儿是切实有效的，临床上有很好的应用前景。使用免疫调节剂可以增强呼吸道的免疫功能，有效地降低反复呼吸道感染的感染率及抗菌药物的使用率。所谓免疫调节剂就是指调节、增强、兴奋和恢复机体免疫功能的药物。此类药物能激活一种或多种免疫活性细胞，增强机体的非特异性和特异性免疫功能，包括增强淋巴细胞对抗原的免疫应答能力，提高机体内 IgA 和 IgG 水平，从而使 RRI 患儿低下的免疫功能好转或恢复正常，减少呼吸道感染的次数。

1.非特异性免疫调节剂　细菌溶解产物（泛福舒）为多种细菌溶解产物，是从呼吸道感染常见的 8 种致病菌提取的糖蛋白制剂，对人体是一种非病原性细菌产物。泛福舒是流感嗜血杆菌、肺炎双球菌、肺炎克雷伯菌、臭鼻克雷伯菌、金黄色葡萄球菌、化脓性链球菌、草绿色链球菌及卡他奈瑟菌的冻干粉溶解物，为胶囊剂，可用于 RRI 的免疫调节治疗。泛福舒可明显提高患儿的 IgA 和 IgG 水平。

2. 生物制剂

（1）干扰素　具有明显的免疫调节活性及增强巨噬细胞功能，可使病毒的繁殖受到抑制。研究发现，在抗感染、对症治疗的基础上使用干扰素，无论是肌肉注射治疗还是雾化吸入治疗，均取得较好的疗效，可使患儿呼吸道感染次数明显减少。

用法：肌肉注射 100 万 U，隔日 1 次，5 天为 1 个疗程。将 100 万 U 加入 15mL 生理盐水中雾化吸入，隔日 1 次，每次约 20 分钟，5 天为 1 个疗程。

（2）丙种球蛋白　是由 B 细胞产生的蛋白，是人体免疫系统产生的主要效应分子，IgG 占 95% 以上，可以防止某些细菌及病毒的再次入侵。注射丙种球蛋白，是被动免疫疗法。

用法：血 IgG < 2.59/L 者，常用剂量每次 0.1 ~ 0.4/kg，每月 1 次，静脉滴注。丙种球蛋白也可以短期应用于继发性免疫缺陷患儿，提高血清 IgG 水平，补充多种抗体，防治感染或控制感染。

（3）转移因子（TF）　是从健康人白细胞、脾及扁桃体中提取出来的小分子肽类物质，是细胞免疫反应中的一种重要介质。

用法：肌肉注射 2mL，每周 1 ~ 2 次，3 个月为 1 个疗程。

现在有一种 P- 转移因子（P-TF）口服液，其中含有多种免疫调节因子，可防治小儿反复呼吸道感染，与注射用转移因子（TF）有相似作用，并且不存在明显的不良反应，更容易被患儿接受。

用法：P-TF 口服液每次 10mL，每日 1 次，连续服用 3 个月。

3. 化学性免疫调节剂

（1）左旋咪唑　可刺激 T 淋巴细胞，调节 B 淋巴细胞产生抗体，还可控制异常的 B 细胞，从而调整 IgE 浓度，防止变态反应发生，提高单核巨噬细胞趋化与吞噬能力，使机体的细胞及体液免疫功能得到改善。

用法：2 ~ 3mg/（kg·d），分 1 ~ 2 次口服，每周连服 2 ~ 3 天，3

个月为 1 个疗程。

（2）左旋咪唑涂布剂 通过局部皮肤给药，透皮吸收，24 小时达峰值浓度，然后逐渐下降，72 小时仍维持峰值血浓度的 43%，其组织浓度高于血浓度 2 ～ 3 倍，有利于长效、持久地发挥药物的免疫学作用。

用法：均匀外涂于小儿上臂及股内侧，<5 岁患儿每次 1/2 支，5 ～ 10 岁患儿每次 2/3 支，>10 岁患儿每次 1 支，每 5 天涂 1 次，涂后 24 小时内不清洗，保证充分透皮吸收，3 个月为 1 个疗程。

4. 其他

（1）卡介菌多糖核酸注射液（斯奇康） 是卡介苗菌体热酚乙醇提取物的灭菌生理盐水溶液，含有多种免疫多糖，主要通过调节特异性免疫、激活单核吞噬细胞系统发挥作用。

（2）脾氨肽冻干粉 用于治疗细胞免疫功能低下、免疫缺陷和自身免疫功能紊乱性疾病，临床使用可减少反复呼吸道感染的发生率，属于免疫调节剂。郜芳丽等采用脾氨肽口服冻干粉治疗 43 例反复呼吸道感染患儿，随访发现咳嗽缓解率和总有效率均明显高于单纯抗感染对症治疗。

（三）前沿研究

小儿反复呼吸道感染的形成与诸多因素相关，有资料报道小儿反复呼吸道感染的形成，首先与其自身生理特点有关，因小儿呼吸道黏膜娇嫩，黏膜纤毛运动弱，不能较好清除病原微生物及黏液，小儿免疫系统发育不成熟。其次，还与营养、微量元素缺乏、维生素缺乏、先天性疾病、呼吸系统慢性疾病、应用免疫抑制剂、胃 - 食管反流、遗传等因素有关。近年来研究显示，EB 病毒（EBV）、肺炎支原体（MP）等病原微生物感染，以及维生素 D 缺乏性小儿呼吸道感染，是造成小儿反复呼吸道感染的重要因素。EBV 在人群中广泛感染，主要通过口 - 口方式传播，在婴幼儿中也较常见。根据血清学调查，我国 3 ～ 5 岁儿童 EBV-IgG 阳性率 ＞ 90.0%，EBV 在口咽部上皮细胞内增殖，然后感染 B 淋巴细胞，这些细胞大量进入血液循环而造成全身性感染。EBV 还可长期潜伏在人体淋巴组织中，当机体免疫功能低下时，潜伏的 EBV 活化形成复发感染。因此对于 RRI 患儿，应注意 EBV 感染的诊治，防止继发疾病的发生。MP 不同于普通的细菌和病毒，它是能独立生活的最小微生物。MP 感染人体后，经过 2 ～ 3 周的潜伏期出现临床表现，约 33.3% 的病例也可无症状。MP 在体内生长缓慢，潜伏期长，呈慢性持续传播特点，除发热、咳嗽等常见症状外，可引起脑膜脑炎、急性肾小球肾炎、心肌炎和溶血性贫血。根据 MP 微生物学特征，阻碍微生物细胞壁合成的抗菌药物如青霉素等对 MP 无效，因此，临床上许多 MP 感染患儿虽经抗菌药物治疗，仍反复咳嗽，迁延不愈。因此，一经确诊，应给予大环内酯类药物治疗，大环内酯类药物能抑制 MP 的生长繁殖，胃肠道不良反应轻，不易被胃酸破坏，吸收率和生物利用度高，是目前临床上 MP 感染首选的抗菌药物。维生素 D 对人类免疫功能有非常重要的调节作用，维生素 D 缺乏会导致小儿佝偻病的发生，也是婴幼儿发生各种感染，特别是呼吸道感染的常见原因。因此对 RRI 患儿还应当充分重视维生素 D 缺乏的诊治，采取综合性措施以取得最佳防治效果。

目前 RRI 治疗尚不十分规范，抗生素对部分 RRI 有效，但不能预防感染复发，且反复使用可致耐药菌产生，可能严重影响儿童生长发育和生活质量。因此在使用常规药物治疗同时，辅用免疫增强剂，有望起到双向调节免疫功能作用。随着越来越多免疫调节剂用于临床，及一定数量和质量的临床证据的积累，免疫调节剂已逐渐被认为是儿童 RRI 的主要治疗手段之一。免疫调节剂分为免疫抑制剂与免疫增强剂，前者主要用于自身免疫性疾病及抗移植排斥反应，后者主要用于抗感染。常见的免疫增强剂包括微生物制剂（泛福舒、必思添、兰菌净等细菌制剂，卡介苗及其提取物等分枝杆菌类）、化学制剂（匹多莫德、左旋咪唑、咪喹莫特等）、生物制剂（免疫球蛋白、胸腺肽、干扰素、转移因子）、中草药制剂（黄芪等）。RRI 患儿细胞及体液免疫的功能低下主要表现为 $CD4^+$、$CD4^+/CD8^+$、IgA、IgM、IgG 均明显降低，而 $CD8^+$ 明显升高，外周血淋巴细胞凋亡明显增高，提示与机体免疫功能低下有关。免疫增强剂可有效提高免疫功能，从而显著减少呼吸道感染发生。

二、中医治疗

复感儿急性感染时以祛邪为主（治标），务使邪毒从表而出，从里而清，不留余孽，同时适量加少量补气之味，以托毒外出，又不致闭门留寇。复感儿素体虚弱，用药不宜发散太过，否则汗出太多，耗气伤津，伤阳败胃，正气难复，则病情缠绵，反复难愈。故祛邪之法当以轻清发散，微汗为度，并佐以护正。标证解除后则以扶正为主（治本），兼以祛邪，正复邪自尽。

临床治疗复感儿多在间歇时，当以固本为要。肺脾两虚、气血不足证治以健脾益气、培土生金，营卫失和、邪毒留恋证治以调和营卫、兼祛邪毒，肾虚骨弱、精血失充证治以补肾养阴、填精强骨，虚实并见、寒热错杂证治以补气健脾、滋阴清热。此时要抓住补益的时机，及早扶正固本，以达到减少减轻发作的效果。由于本病病情错杂，往往虚实夹杂，寒热并见，表里并病，因此当宗"间者并行"的原则，或清补兼施，或寒热并投，或表里双解。除内服药物治疗外，还可以采用推拿、针灸、敷贴等疗法。

（一）传统中医辨证论治

1.肺脾两虚，气血不足证

治法：健脾益气，培土生金。

方药：玉屏风散加味。方用炙黄芪益气固表，合白术、山药健脾，佐牡蛎收敛止汗，陈皮健脾化痰，防风走表而祛风邪。全方补中有疏，散中寓补，共奏健脾补肺益气之效。若余邪未清可加黄芩、连翘清解余邪，汗多加稽豆衣、五味子固表止汗，形体消瘦加党参、茯苓、炙甘草补脾益气，纳少厌食加鸡内金、炒谷芽、炒麦芽、焦山楂等运脾化食。

2.营卫失和，邪毒留恋证

治法：调和营卫，兼祛邪毒。

方药：黄芪桂枝五物汤加减。方用黄芪补气固表，增强机体免疫功能，桂枝解肌通阳、祛风散寒，白芍和营血而敛阴液。由于体弱儿童表卫失固，营阴不能内守，故桂枝用量宜轻，白芍用量宜重。轻微的桂枝得大量的芍药，解表之中寓敛汗之功，和营之中有调卫之效。炙黄芪得桂枝通阳达表，祛风散寒；当归合白芍养血敛阴，甘草、大枣调中。若汗多可加煅龙骨、煅牡蛎敛汗固表，里热未清可加连翘清热，兼有咳嗽可加杏仁、五味子等宣肺止咳。

3.肾虚骨弱，精血失充证

治法：补肾养阴，填精强骨。

方药：补肾地黄丸加味。方用熟地黄、山药、山茱萸峻补三阴，五味子敛阴益气，麦冬滋阴润肺，菟丝子温补肾气。五迟者可加生牡蛎、补骨脂补肾壮骨，汗多者加炙黄芪、煅龙骨补气固表，低热者加鳖甲、地骨皮养阴清热，阳虚者可加鹿茸、紫河车等补肾温阳。

4.虚实并见，寒热错杂证

治法：补气健脾，滋阴清热。

方药：八味黄芪散。方用炙黄芪固表补气，茯苓利湿健脾，防风疏风走表，五味子敛阴滋里，大青叶清热解毒，仙灵脾温阳益肾，生牡蛎潜阳，鸡内金消积。若里热尚著者可加连翘、黄芩清热解毒，阳虚寒盛者可加菟丝子、补骨脂补肾温阳，纳差者可加焦山楂消食助运，便秘者加火麻仁、全瓜蒌润肠通便。

（二）现代医家治疗经验

1.从脾论治法　有医家认为在复感儿中，脾气虚者颇为多见。正气的盛衰，依赖于脏腑功能的强弱，尤其责之于脾。因脾为仓廪之官，气血生化之源，人体正气来源于脾的生化与输布，脾气生发，则元气充沛，正气存内，人体始有生生之机。由此可见脾在人体生理、生命活动中具有重要的地位，其功能的好坏关系到体质的强弱。现代研究表明，脾虚患儿的细胞免疫及体液免疫均比正常儿低下，中医学中的脾与免疫功能有密切的关系。此类患儿多为人工喂养，或过早断乳，营养不良。大部分有偏食、挑食、长期食欲不振之症。主要表现为面色黄或面白少华，厌食，恣食肥甘厚味，体瘦或虚胖，泄泻，咳嗽，多汗，生长过快或明显落后，舌淡，脉数无力，指纹淡。儿童先天禀赋不足，后天失于调养，加之小儿脾常不足，饮食不知自调，损伤脾胃，致运化失职，脾土不能生养肺金，肺气亦虚，肺虚不能卫外，则易为外邪相袭，形成不良循环而反复不已。临床研究发现，随着脾虚症状的改善，复感次数随之下降，患儿免疫球蛋白升高，说明了"元气根于脾"是有物质基础的。

2. 从肾论治法　有医家认为小儿脏腑娇嫩，形气未充，属于"稚阴稚阳"之体。"肾常虚"就是针对小儿"气血未充、肾气未固"而言。肾为先天之本，肾中元阴元阳为生命之根，关系到人体的禀赋、体质与生长。各脏之阴取决于肾阴滋润，各脏之阳依赖于肾阳温煦。复感儿往往有先天不足或后天调护失宜的因素，在发病之前就有肺脾两虚、卫外功能低下的状况，机体一旦遭受到病邪的侵袭，邪气迅速由表入里，损及肾阳，使五脏俱虚。

复感儿由于自身免疫功能低下，不能很快消除入侵呼吸道的病原微生物，造成慢性感染，不但损伤局部组织，而且扰乱了机体的内环境，更削弱了抵抗力，导致机体反复感染又迁延不愈。现代研究证实，复感儿体内下丘脑-垂体-靶腺轴及自主神经功能偏离正常水平，与中医"肾虚""久病及肾"的概念相一致。

体现在治疗上，佐以温阳补肾法治疗小儿反复呼吸道感染，往往取得较好疗效。如在治疗复感儿过程中，除给予宣肺理气止咳外，随症加入仙灵脾，能使患儿较快恢复健康且增强抵抗力，减少患病次数。由于小儿体禀纯阳，生机旺盛，脏气清灵，因此补肾温阳药在此类疾病治疗过程中，要短期适量应用，这样既可避免药物的毒副作用，又能调动患儿自身正气，纠正机体的不良循环，从而达到扶正祛邪的目的。

3. 从气血论治法　有医家认为复感儿常出现脾胃虚弱与阴血不足现象。脾为后天之本，脾弱则气虚，气虚不能行血，常致血瘀，久病亦会导致络脉瘀滞，气血生化之源不足，脏腑失养，对机体的免疫功能造成严重干扰，则小儿容易受外邪侵袭，使病情反复不愈。

现代已有研究表明复感儿存在血液黏滞性增高现象，与中医学血瘀理论相一致。根据这一理论，临床上采取益气活血的方法治疗复感儿，取得了良好的疗效。中医学认为益气活血化瘀，可使血行气畅，阴阳平衡，营卫和谐，则疾病可以痊愈。据研究，益气活血化瘀具有以下作用：使血管通透性降低，渗出物减少，有利于炎性物质的吸收；改善机体微循环，使药物吸收迅速，顺利到达炎症区而发挥作用；增强机体的细胞免疫和体液免疫功能。

4. 和解表里法　俞景茂认为由于该病临床主要表现为反复感冒、咳嗽、痰喘、哮鸣，病情时缓时著，似有往来不已之势。表未尽而正已虚，枢机失利，病在少阳，兼及太阳。若单一解表则复虚其表，一味固本则有碍其邪。所以采用和解表里，调和营卫、斡旋枢机之"和"法，以柴胡桂枝汤为基本方运用于临床，经观察证实其能增强患儿的细胞免疫功能，改善患儿症状、体征，提高患儿免疫水平，利于复感儿的康复，从而减轻、减少发作。

5. 调和营卫与补肺固表兼施　汪受传认为本病患儿表现为面黄少华，形体消瘦或虚胖而肌肉松软，多汗溱溱而抚之不温，辨证属营卫不和与肺脾气虚相兼。临床习用桂枝加龙骨牡蛎汤与玉屏风散合方加减治之。

6. 养阴润肺，益气健脾法　鉴于复感儿中有肺脾阴虚一证，故用生脉散合沙参麦冬汤加减滋养气阴，提高抗病能力。

（三）经典方药

1. 黄芪桂枝五物汤（《金匮要略》）

组成：黄芪（9g）　芍药（9g）　桂枝（18g）　生姜（4枚）

用法：上药以水六升，温服七合，日三服。

功用：扶正固表，调和营卫。

主治：营卫失和，邪毒留恋证。反复外感，恶风恶寒，不耐寒热，平时汗多而汗出不温，肌肉松软或伴有低热、咽红、扁桃体肿大，或肺炎喘嗽后经久不恢复，虽经抗生素等药物治疗但病情仍未痊愈，舌淡红，苔薄白，脉浮数无力，指纹淡红等。本证多见于体弱儿在首次或多次感冒之后，治疗不当，邪毒未尽，肌腠疏松，外邪极易再次乘虚而入。一旦新感，引动伏邪，表里同病，往复不已。

方解：方中黄芪为君，甘温益气，补在表之卫气。桂枝散风寒而温经通痹，与黄芪配伍，益气温阳，和血通经。桂枝得黄芪益气而振奋卫阳；黄芪得桂枝，固表而不致留邪。芍药养血和营而通血痹，与桂枝合用，调营卫而和表里，两药为臣。生姜辛温，疏散风邪，以助桂枝之力；大枣甘温，养血益气，以资黄芪、芍药之功；与生姜为伍，又能和营卫，调诸药，以为佐使。

2. 玉屏风散（《丹溪心法》）

组成：防风（30g） 黄芪蜜炙（60g） 白术（60g）

用法：上为末，每服三钱（9g），用水一盏半，加大枣一枚，煎至七分，去滓，食后热服。（现代用法：研末，每日2次，每次6～9g，大枣煎汤送服；亦可作汤剂，水煎服，用量按原方比例酌减。）

功用：益气固表止汗。

主治：肺脾两虚，气血不足证。反复外感，面色黄或面白无华，厌食，或恣食肥甘冷饮，形瘦或虚胖，多汗，动则易汗，舌质淡红，苔薄白，脉数无力，指纹淡等。本证多见于后天失调，喂养不当，乏乳早断之小儿。由于小儿肺脾两虚，日久生化乏源，宗气不足，卫外不固，以致病情愈后又作。

方解：本方主治卫气虚弱，不能固表之证。卫虚腠理不密，则易为风邪所袭，故时自恶风而易于感冒；表虚失固，营阴不能内守，津液外泄，则常自汗；面色㿠白，舌淡苔薄白，脉浮虚皆为气虚之象。治宜益气实卫，固表止汗。方中黄芪甘温，内可大补脾肺之气，外可固表止汗，为君药。白术健脾益气，助黄芪以加强益气固表之力，为臣药。两药合用，使气旺表实，则汗不外泄，外邪亦难内侵。佐以防风走表而散风御邪，黄芪得防风，则固表而不留邪；防风得黄芪，则祛风而不伤正。对于表虚自汗，或体虚易于感冒者，用之有益气固表，扶正祛邪之功。方名玉屏风者，言其功用有似御风屏障，而又珍贵如玉之意。本方配伍特点是以补气固表药为主，配合小量祛风解表之品，使补中寓散。本方与桂枝汤均可用治表虚自汗，然本方证之自汗，乃卫气虚弱，腠理不固所致；桂枝汤证之自汗，因外感风寒，营卫不和而致。故本方功专益气固表止汗，兼以祛风；而桂枝汤则以解肌发表，调和营卫取效。

3. 补肾地黄丸（《活幼心书》）

组成：干山药去黑皮（15g） 山茱萸酒浸润，蒸透，去核，取皮用（15g） 熟干地黄15g（酒洗，焙干） 鹿茸蜜或酒涂，炒（12g） 川牛膝酒洗，焙（12g） 牡丹皮净洗（9g） 白茯苓去皮（9g） 泽泻去粗皮（6g）

用法：上药锉焙为末，炼蜜为丸，如麻仁大。每服15～25丸，空腹时用温盐汤或温酒送下（用量按原方比例酌减）。

功用：益肾壮骨，养血填精。

主治：肾虚骨弱，精血失充证。反复外感，面色萎黄或面白少华，形瘦肌松，动则自汗，寐则盗汗，睡不安宁，或筋骨软弱、鸡胸龟背、舌淡红，苔薄白，脉沉细无力，指纹淡紫等。本证多见于先天禀赋不足，或早产、双胎，或父母体虚，或大补后怀妊，或妊娠期间患病使胎儿发育不佳，出生后骨骼发育异常的小儿。肾为先天之本，主骨生髓。筋骨弱者肾必虚，肾虚者则精血乏。肺肾相关，金水相生。肾虚患儿肺气不足，卫外不固，难御外邪之侵袭。

方解：方用熟地黄、山药、山萸肉峻补三阴，五味子敛阴益气，麦冬滋阴润肺，菟丝子温补肾气。五迟者可加生牡蛎、补骨脂补肾壮骨，汗多者加炙黄芪、煅龙骨补气固表，低热者加鳖甲、地骨皮养阴清热，阳虚者可加鹿茸、紫河车等补肾温阳。

三、名老中医治疗经验

（一）毕可恩

小儿反复上呼吸道感染，临床多从肺脾气虚、卫表不固论治，但临床上还有不少小儿反复易感与食积化热、邪热内扰有关。《素问·生气通天论》曰："清静则肉腠闭拒，虽有大风苛毒弗之能害。"所谓"清静"即阴阳表里平衡之意。若邪热内扰，机体失于清静，肌表不得固密，则易于招致外邪。实验研究也证实，食积状态下小鼠体液免疫和细胞免疫功能均显著降低。食积郁热，外蒸腠理，易致卫表失固；食积不化，气化乏源，易致肺脾气虚，运化无力，形成饮食积滞。可见，食积内热与小儿反复上感关系密切。毕可恩教授常按下法进行调治，疗效显著，介绍如下。

1. 脾肺气虚型 面色萎黄，或面白无华，形体消瘦，食少纳呆，或食多，但大便亦多，食后即便，大便粗糙，睡中周身汗出，舌质偏淡，舌苔薄白。上感多以表寒里热起病，表现为发热、咳嗽、鼻塞、喷嚏、流清涕，伴食积不化。

治法：益气固表，健脾消食，利咽解毒。

经验方：黄芪 20g　炒山药 15g　防风 15g　桔梗 10g　玄参 10g　板蓝根 10g　薏苡仁 15g　炒扁豆 15g　焦山楂 10g　炒麦芽 10g。

2. 食积郁热型　形体壮实，面色红润，或两颊、口唇红赤，午后、夜间更为明显，睡中头额汗出，惊惕不安，手足心热，腹部胀满，大便干秘，舌质红赤，舌苔厚腻。上感多以表热里热起病，表现为发热，咽痛，乳蛾肿大，鼻干无涕，或流浊涕，伴食积内热。

治法：消食导滞，利咽解毒，益气固表。

经验方：枳实 15g　槟榔 10g　焦山楂 10g　炒莱菔子 10g　炒麦芽 10g　连翘 10g　桔梗 10g　玄参 10g　板蓝根 12g　黄芪 15g　炒山药 15g　防风 15g。

若舌红，苔剥脱，属郁热伤津者，加生地黄 30g，麦冬 30g，玉竹 15g，石斛 15g 养胃生津。

（二）汪受传

汪受传教授认为，治疗反复呼吸道感染的根本是恢复和加强复感儿的抗病能力，调节脾胃功能，使卫气充足，卫阳固表，腠理致密，营阴得以内守，营卫调和，则外邪难以入侵，实为防治本病的重要措施。针对复感儿发病机制和临床表现，根据病变部位、邪正消长的不同，进行辨证论治，感染期以邪实为主，迁延期正虚邪恋，恢复期则以正虚为主。临证主要分为营卫失和、腠理疏松，肺脾两虚、肌表不固，肾虚骨弱、精血失充三型。

1. 营卫失和，腠理疏松　多见于脾气虚弱、卫阳不足小儿，或在首次感冒后治疗不当，或服解表发汗药过剂，汗出过多，肌腠空虚，络脉失和，卫阳失于固护，外邪极易乘虚而入。识证之要不在于邪多而在于正虚，其卫阳不足，营阴外泄，故汗出多而手足不温是本证特征。俾使卫阳外护，营阴内守，则外邪难凑。治以扶正固表，调和营卫。方用桂枝加龙骨牡蛎汤加减。汗多加碧桃干固表止汗，兼有咳甚加百部、杏仁、炙枇杷叶、炙款冬花宣肺止咳，身热未清加青蒿、连翘、银柴胡清宣肺热，咽红、扁桃体肿大未消加板蓝根、玄参、浙贝母利咽化痰消肿，咽肿、便秘加瓜蒌仁、枳壳、生大黄化痰解毒通腑，兼燥邪去黄芪加麦冬，夹滞加焦山楂、神曲；痰多加法半夏、陈皮。

2.肺脾两虚，肌表不固　多见于后天失调，喂养不当，乏乳早断之小儿。由于小儿肺脾两虚，生化乏源，宗气不足，卫外不固，终成此证。肺虚为主者屡受外邪，咳喘迁延，多汗；脾虚为主者面黄少华，肌肉松软，厌食便溏。治以健脾益气，补肺固表。方用玉屏风散加味。余邪未清加大青叶、黄芩、连翘清其余热，汗多加稽豆衣、五味子固表止汗，纳少厌食加鸡内金、炒谷芽、生山楂开胃消食，便溏者加炒薏苡仁、茯苓健脾化湿，便秘积滞者加生大黄、枳壳导滞消积。

3.肾虚骨弱，精血失充　多因先天禀赋不足，或后天失调，固护失宜，日照不足，骨骼生长不良，肾虚骨弱，肺卫不固，故不堪风寒。肾虚骨弱的特征是生长发育迟缓，出现五迟证候。治以补肾壮骨，填阴温阳。方用补肾地黄丸加味。五迟者可加鹿角霜、补骨脂、煅牡蛎补肾壮骨，汗多者加黄芪、煅龙骨益气固表，低热者加鳖甲、地骨皮清其虚热，阳虚者加鹿茸、紫河车、肉苁蓉温阳固本。

通过长期临床观察，汪教授发现本病患儿多表现为面黄少华，形体偏瘦或虚胖而肌肉松软，多汗溱溱而抚之不湿，辨证属于营卫不和与肺脾两虚相兼见，因此治疗常调和营卫与补肺固表法二者兼施，以桂枝加龙骨牡蛎汤与玉屏风散合方加减，有显著疗效。主方由黄芪15g、白术10g、防风5g、桂枝3g、白芍10g、炙甘草3g、煅龙骨15g、煅牡蛎15g组成，并认为黄芪、白术、防风三药比例为3∶2∶1时疗效佳。若食欲不振加焦山楂、神曲，咳嗽加桔梗、款冬花，干咳加天花粉、百合，喉痒加蝉蜕、牛蒡子，痰多加法半夏、陈皮，喷嚏加白芷，咽红加桔梗、生甘草、射干，鼻流清涕加辛夷、苍耳子等，临床均需灵活运用。

汪教授认为本病感染期以邪实为主，迁延期正虚邪恋，用汤剂以治其急，因"汤者荡也"，使患儿短期内减少复感；恢复期则以正虚为主，在辨证论治的基础上，以主方加减，制成浓缩糖浆剂。制法如下：上药5倍量用水浸泡30分钟后，武火煮沸，文火再煎30分钟后取汁，第二次加水煎煮取汁，方法同上，去药渣，将两次药汁混合文火再煎，加冰糖50g、蜂蜜50mL，浓缩成500～600mL（约10～12天量）糖浆剂，冷却后装瓶，冷藏备用。3岁以下儿童5mL/次，3～6岁10mL/次，7

岁以上 15mL/ 次，均 3 次 / 天，温开水送服。如患儿素有大便干结，则增加蜂蜜用量；如素有大便稀溏，则减少蜂蜜用量，用冰糖、蜂蜜的量占总量的 1/4。如熬成膏剂，则冰糖、蜂蜜的量太大，因小儿"脾常虚"，膏剂甜腻，易碍脾运而生痰湿。去渣再煎浓缩法属"和法"，其目的"在于使药性和合，不偏不烈"，亦有"取药性醇和之意"。此法简便易行，患儿家长易于接受与操作，患儿服用方便，易于维持治疗，既达到了治疗疾病的目的，又避免了中药汤剂量多、味苦、不易维持、患儿难以接受等不足，符合小儿的生理及儿科用药特点。患儿虽体质虚弱，但其本身又处于生长发育的动态变化之中，年龄越小，这种变化越明显。因此，对于小儿之虚证，不可仿效成人治法，用大滋大补之剂，而应以调理为主，浓缩糖浆剂尤宜于儿科慢性病治疗，促使其自身的生长发育和功能健全，才能达到祛病强身之目的。

（三）董幼祺

董幼祺教授根据小儿反复呼吸道感染的发病机理，认为此病"不在邪多，而在正虚"，因此治疗上以扶正固肾祛邪为治疗原则。药由黄芪、党参、焦白术、熟地黄、淮山药、制首乌、五味子、紫河车、茯苓、麦冬、防风、蝉蜕、山楂等 13 味组成。其中黄芪味甘性微温、归肺脾经，健脾补中且益卫固表；党参味甘性平、归肺脾经，补脾肺气；麦冬甘而微苦、归胃肺心经，甘苦则养阴，伍酸甘之五味子而养阴敛肺；熟地黄、淮山药、制首乌皆味甘而归肾经，三药合用以滋补肾阴；紫河车甘咸而温、归肺肾肝经而温肾益阳；焦白术、茯苓皆味甘且归脾经，两药合用健脾而利湿；防风辛温解表，蝉蜕辛凉解表，合用则祛风除邪；山楂消积活血，既助消化，又合"久病入血"之机理。全方共奏益气敛肺、滋阴固肾、祛邪消积、标本兼顾之功，与小儿体质及病之机理十分吻合，从而达到邪去正安、阴平阳秘之目的。

四、民间单方验方

1. 太子参 6g　柴胡 4.5g　黄芩 6g　法半夏 6g　桂枝 3g　赤芍 6g　蝉衣 3g　丹参 6g　炙甘草 3g　红枣 12g

用法：以上为 3 岁小儿 1 日量，先将药物用水浸泡 20 分钟，然后用武火煮开后转中小火煎煮 20 ~ 30 分钟，第二汁煎煮 10 ~ 15 分钟，两次药汁合计 160 ~ 200mL，分 2 ~ 3 次口服。

适应证：此方可用于呼吸道急性感染基本控制后调理体质用，方中剂量可随小儿年龄、体重适当增减，疗程一般为 2 ~ 4 周。

2. 苏蛤膏　苏子、杏仁、白芥子、桔梗、茯苓、前胡、陈皮、半夏、枇杷叶、百部、太子参各 100g，款冬花 80g，蛤蚧 1 对

用法：上药共煎取汁，加适量白糖或蜂蜜收膏（药房代制），每次服 15 ~ 20mL，温开水冲服，早晚各 1 次。

功效：化痰止咳，补肾纳气，敛肺平喘。

适应证：此方一般于入秋后气候转凉未发病时给易感儿服用，可增强体质、抵御外邪侵袭、祛除体内伏邪，防冬季受寒疾病复发；多适用于小儿反复呼吸道感染疾患，辨证属体虚易感风寒致咳嗽甚或喘促不适者。

方解：方中苏子、白芥子化痰利气平喘；杏仁、桔梗宣肺祛痰止咳，二药升降配伍，使痰无壅阻、咯出顺畅；半夏、陈皮、茯苓健脾祛湿化痰（二陈汤）；款冬花、百部润肺化痰止咳；前胡降气祛痰；枇杷叶清肺化痰；太子参、蛤蚧补肺益肾、止咳定喘。药理学研究表明，蛤蚧含蛋白质、丰富的微量元素和氨基酸，能增强机体免疫功能。

加减：汗多加炙黄芪、龙骨各 150g、酸枣仁 100g 益气固表止汗；鼻塞流清涕加辛夷 100g、麻黄 60g 宣肺散寒通窍；肺热重，咯吐黄痰加桑白皮、竹茹各 100g 清肺化痰；脾虚纳差加山楂 200g、山药 100g 健脾和胃；痰多胸闷作痛加佛手、枳壳各 60g 理气化痰止痛。

3. 桂芪汤　桂枝 2g、白芍 12g、黄芪 15g、甘草 3g、生姜 2 片、红枣 10 枚

用法：每日 1 剂，水煎服，日服 2 次。

功效：调和营卫、益气固表。

方解：易感小儿，大多是先天禀赋不足或后天失养，或感冒之后，过服解表剂，损伤卫阳，以致表卫气虚、营卫失和所致。故方重用黄芪益气固表；桂枝辛温解表、祛风通阳；白芍酸苦微寒，和阳敛阴；体弱

儿童，卫气虚弱，营卫不和，营阴不守，故桂枝用量宜轻，再重用白芍，二味相合，达到解表中寓敛汗之功；生姜微量，助桂枝以通阳；甘草、大枣甘缓调中，并助芍药和营。诸药合用，共奏调和营卫，益气固表之功。

4. 柴胡　枳壳　法半夏　香附各 5g　黄芩 3g　太子参　茯苓各 8g　川芎　白术　陈皮各 6g

用法：水煎分 4 次服，每日 1 剂。

功效：疏肝健脾。

适应证：用于治疗小儿反复呼吸道感染，中医辨证属脾虚肝旺型。症见发热咳嗽反复发作，性急，烦吵，纳呆，消瘦，盗汗或自汗，手足心热，易腹泻，舌质红，苔薄白，脉细。

5. 秦艽 15g　太子参 15g　鳖甲 15g　知母 6g　柴胡 6g　乌梅 6g　百部 10g　地骨皮 10g

气虚甚，加黄芪 15g；痰热甚，加黄芩 10g；汗多，加五味子 10g。

用法：上药加水煎煮 2 次，药液混合均匀，分 2 次服用，每日 1 剂。

6. 黄芪 30g　防风 10g　白术 10g　苍术 10g

用法：上药共研细末，过筛后贮瓶备用。2 岁以下用 2g，3 ～ 6 岁用 3 ～ 5g。将药末加入少许淀粉，用温水调匀后，把药填入脐部，盖上纱布，再用胶布固定。每晚贴 1 次，5 天为 1 个疗程，间隔 5 天再治疗第 2 个疗程，连用 4 个疗程停止敷药。

五、中成药治疗

1. 黄芪生脉饮　由黄芪、党参、麦冬、五味子组成。益气滋阴，养心补肺。用于肺脾气虚证。本品是由古方生脉散变化而来，生脉散始见于唐·孙思邈《千金要方》，具有益气滋阴、敛汗生津之功，历代医家广泛用于临床。近十余年来，国内各地医院应用生脉饮，观察到其具有强心、改善周围血液循环等作用。用法用量：≤ 6 岁，10mL/ 次，1 日 2 次；> 6 岁，10mL/ 次，1 日 3 次。口服。

2. 玉屏风口服液（颗粒）　由黄芪、防风、白术（炒）组成。益气，固表，止汗。用于肺脾气虚证偏肺气虚者，症见自汗恶风，面色㿠白，或体虚易感风邪。用法用量：口服液每支 10mL，≤ 1 岁 3mL/ 次，1 ~ 5 岁 5 ~ 10mL/ 次，6 ~ 14 岁 10mL/ 次，均 1 日 3 次，口服。颗粒剂每袋 5g，< 1 岁 2g/ 次，1 ~ 5 岁 2.5 ~ 5g/ 次，6 ~ 14 岁 5g/ 次，均 1 日 3 次，温开水冲服。

3. 参苓白术口服液　由人参、茯苓、白术（炒）、山药、白扁豆（炒）、莲子、薏苡仁（炒）、砂仁、桔梗、甘草等组成。补脾胃，益肺气。用于肺脾气虚证偏脾气虚者，症见食少便溏，气短咳嗽，肢倦乏力。用法用量：≤ 6 岁 5mL/ 次，1 日 3 次；> 6 岁 10mL/ 次，1 日 2 次。口服。

4. 龙牡壮骨颗粒　由党参、黄芪、山麦冬、醋龟甲、炒白术、山药、醋南五味子、龙骨、煅牡蛎、茯苓、大枣、甘草、炒鸡内金组成。强筋壮骨，和胃健脾。用于脾肾两虚证，症见小儿多汗、夜惊、食欲不振、消化不良、发育迟缓等。用法用量：≤ 2 岁 5g/ 次，2 ~ 7 岁 7g/ 次，> 7 岁 10g/ 次，1 日 3 次。温开水冲服。

5. 槐杞黄颗粒　由槐耳菌质、枸杞子、黄精组成。益气养阴。用于肺脾阴虚证，症见儿童体质虚弱，反复感冒或病后体虚，头晕，头昏，神疲乏力，口干气短，心悸，易出汗，食欲不振，大便秘结。用法用量：1 ~ 3 岁 5g/ 次，3 ~ 12 岁 10g/ 次，1 日 2 次。温开水冲服。

六、外治法

小儿对汤剂的依从性差，长期服药困难较大，中医外治疗法具有应用方便、痛苦少，小儿易于接受的特点。

1. 刺灸　取大椎、肺俞、足三里、肾俞、关元、脾俞，每次取 3 ~ 4 穴，轻刺加灸，隔日 1 次，在好发季节前作预防性治疗。

2. 穴位注射　黄芪注射液，每次 0.3mL，双侧足三里穴位注射，每周 1 次，连用 4 周，用于反复呼吸道感染间歇期。

3. 耳穴压豆　选咽喉、气管、肺、大肠、脾、肾、内分泌、皮质下、神门、脑干、耳尖放血，每次王不留行籽贴压双耳穴位，6 次为 1 疗程，每隔 6 日更换 1 次，每日轻压耳穴 2 ~ 3 次，每次 3 分钟。

4. 掐商阳、揉太阳、揉耳后高骨、推攒竹、推坎宫、推三关，辅加腧穴按摩，每日按摩 1 次，疗程 1 个月。或补脾经、补肾经，用于反复呼吸道感染多汗者。

5. 浅刺四缝穴　以三棱针快速浅刺四缝穴，隔日 1 次，2～3 次至无黏液后，用壮医标准 3 号线点灸以下穴位：脐周四穴，脾俞，足三里，食背，大椎，肺俞。每日 1 次，共 10 日。间隔 20 日后重复以上灸刺法，3 个月为 1 个疗程。

6. "清、运、补"三步法推拿　每日推拿 1 次。第 1 步：清法，退六腑 1000 次，清天河 500 次。第 2 步：运法，运内八卦 500 次，揉足三里 100 次，揉涌泉 50 次，摩腹 100 次。第 3 步：补法，补肾经 500 次，揉肺俞 500 次，揉脾俞 500 次，捏脊 5～10 遍。

7. 中药熏蒸　将健儿防感方放入儿童医用智能治疗仪加热系统，将水位调至中水位，患儿全身裸露平躺于治疗槽内，仅露出头部。当药物有效成分形成气雾后，通过热效能传递作用熏蒸全身。30 分钟／次，温度 40℃～48℃。每日 1 次，每周 3 次，4 周为 1 个疗程。

8. 中药穴位敷贴　将黄芪、当归、防风、肉桂、白术等份，研末，加麝香适量，姜汁为糊，摊在胶布上，贴敷于膻中、大椎、肺俞、脾俞等穴位，每年夏季三伏天及冬季三九天使用。

9. FBP 方案　即穴位敷膏（F）、穴位拔罐（B）和口服玉屏风颗粒（P）。敷贴药物为芥子、水蛭、百部、远红外磁粉等，制成膏药磁贴，穴位主要为肺俞、大椎、天突、膻中、定喘等，每年伏天治疗 3 次。

10. TDP 照射配合走罐　根据症状和体征四诊合参，结合 X 线报告决定照射的部位和范围，先使用 TDP 照射病变侧胸部，10 分钟后进行走罐治疗，在背部循膀胱经第 1、2 条线上的大杼、附分穴，缓慢匀速上下推拉 2～3 次，下端止于膀胱俞、胞肓穴，以出现红色、紫红色或紫黑色瘀点、瘀斑为度，两侧交替进行。从上到下反复走罐 5 次，然后再照射 10 分钟。每日 1 次或隔日 1 次，10 次为 1 个疗程。

11. 蜂针治疗　在双侧足三里穴交替用活的中蜂螫针点刺，停留 3 秒即出针，每周 1 次，每次 1 侧穴位，连用 10 周。

第六节 预防和调护

一、预防

（一）一般原则与措施

1. 患先天性免疫缺陷的小儿是极少数，大部分还是护理问题，因此，增强患儿体质是治疗及预防之根本。加强体育锻炼及注意户外活动，使患儿增强适应外界环境及气候变化的能力；同时注意对反复呼吸道感染患儿的生活护理，随气候变化增减衣服，"若要小儿安，三分饥与寒"，切忌过捂过饱，这些都是防治反复呼吸道感染的关键。

2. 因上呼吸感染患儿多不住院，要帮助家长掌握上呼吸道感染的预防要点。让患儿多饮水，促进代谢及体内毒素的排泄；饮食要清淡，少食多餐，给高蛋白、高热量、高维生素的流质或半流质饮食；要注意休息，避免剧烈活动，防止咳嗽加重。患儿鼻塞时呼吸不畅，可在哺乳及临睡前用 0.5% 的麻黄碱溶液滴鼻，每次 1 ~ 2 滴，可使鼻腔通畅。但不能用药过频，以免引起心悸等表现。

3. 指导家长预防合并症的方法，以免引起中耳炎、鼻窦炎，介绍如何观察合并症的早期表现，如高热持续不退而复升、淋巴结肿大、耳痛或外耳道流脓、咳嗽加重、呼吸困难等，应及时与医护人员联系并及时处理。

4. 介绍上呼吸道感染的预防重点，增加营养和体育锻炼，避免受凉；在上呼吸道感染流行季节避免到人多的公共场所。有流行趋势时给易感儿服用板蓝根、金银花、连翘等中药汤剂预防，对反复发生上呼吸道感染的小儿应积极治疗原发病，改善机体健康状况。鼓励母乳喂养，积极防治各种慢性病，如维生素 D 缺乏性佝偻病、营养不良及贫血等，在集体人群机构中，如有上感流行趋势，应早期隔离患者，室内用食醋熏蒸法消毒。

5. 指导患儿家长不要给患儿滥服感冒药，如成人速效伤风胶囊，以及市场销售的其他感冒药、消炎药、抗病毒药，必须在医生指导下用药，服药时不要与奶粉、糖水同服，两种药物必须间隔半小时以上再服用。

（二）中医预防特色疗法

戴香药以防病，是中医学治未病的一种特色疗法，又称香佩疗法。

防感香佩包：白芷 1.8g，薄荷 0.6g，雄黄、朱砂各 1.2g，大青叶、石菖蒲各 3g。将上述药物粉碎后，用透气性强的特制布袋包装制成防感香佩包，患儿每天佩戴 1 个，白天把香包挂在胸前，距鼻腔 15cm 左右，晚间置于枕边，每周更换 1 次，连续佩带 4 周。

目前现代医学对小儿反复上呼吸道感染尚无效果确切的预防方法，虽然有相关疫苗，但因为病原体的变异性和感冒的复杂致病特点，客观上尚需更加丰富、安全的手段达到预防保健的目的；而内服中药口感差，小儿难以配合和接受。中医香佩疗法简单易行，安全有效，显示出独特的优势。有研究表明，防感香佩包预防小儿反复上呼吸道感染效果良好，值得进一步推广与应用。

二、调护

（一）健康教育

1. 健康教育方式

（1）语言教育 医护人员与病人及家属沟通要讲究技巧、恰当地运用语言，热情、耐心、细心地对待患儿及家长，主要了解家长对 RRI 的认识、态度及知识，针对存在的问题进行指导，使家长接受信息，自觉采纳建议、指导。

（2）文字教育 撰写相关的宣传资料，打印在卡通纸片上，编制成健康教育手册，分发给患儿，以引起患儿的兴趣。同时将教育信息和自我保健知识浓缩成精炼的科普短文，图文并茂，挂在住院病房或宣传栏内，便于记忆，扩大宣传力度。

（3）示范操作教育 利用健康教育宣传栏以及在候诊室和儿童活动室配备录像、电视，用一些形象化、卡通化、图片、视频等形式，将健康教育内容贯穿其中，使患儿及家长能更直观地接受信息、内容，自觉采纳健康行为。

2. 健康教育内容

（1）心理干预 吴鞠通在《温病条辨》提出小儿有三难，之一就是难于父母，即"难于父母欲其儿之生也。父母曰：人生于温，死于寒，故父母唯恐其儿之寒也。父母曰：人以食为天，饥则死，故父母唯恐其儿之饥也。天下之儿，得全其生者，此也；天下之儿，或受其难者，亦此也。谚有之曰：小儿无冻饿之患，有饱暖之灾。"家长对患儿紧张过度，平常生怕宝宝饿着、冻着，患儿饮食过量，易损伤肠胃，最终可导致营养不良；穿衣过多，稍加活动，则大汗出，易致伤风感冒；而小儿一发病，家长又过于紧张，不管是否有必要，就要求吃药打针，甚至输液，以为这样好得快，殊不知这样干预过度或不当，对患儿病情都是极为不利的。对这些家长，护理人员要使其认识到只有适当地关注，才更有利于宝宝的成长。此外，部分家长对疾病认识不够，症状稍有好转就出院或者几天不见好转就换医生治疗，致使治疗、用药不规范，使病原体在病灶中潜伏起来，导致反复发病。对这种情况要晓之以理，使家长认识到严重性，提高治疗依从性。

（2）日常生活指导

①一般指导　《黄帝内经》有云："夫上古之人之教下也，皆谓之虚邪贼风，避之有时，恬淡虚无，真气从之，精神内守，病安从来？"指出养生防病对外要适应自然环境，对内要调养神志。所以，要从小锻炼小儿适应环境及气候的能力，不要过分娇惯孩子或漠视小儿的神志变化。此外要注意环境卫生，避免污染（化学因素、粉尘、被动吸烟等），室内空气要流通，即使在冬季也应该注意室内开窗通风，有条件可用食醋熏蒸或艾条点燃熏空气，经常曝晒床上用品。

②运动指导　中医讲究的是度，凡事有度。适量运动是好事，完全不运动和过量运动都是超出了度；微微出汗恰到好处，完全没汗或者大汗淋漓都不行。可带孩子多进行一些力所能及的户外活动，增强其适应环境的能力。锻炼身体，增强体质，是预防呼吸道感染的最好方法。如户外散步、踢球、骑小自行车、跳绳等都是锻炼的好项目，但是注意不要运动过量，出汗过多。尽可能用冷水洗脸，冬天用温水而不用热水，使孩子逐渐适应冷环境，增强对冷空气的适应能力。

③穿着指导　《黄帝内经》强调养生要起居有常，要适寒温。当气候变化时，要及时增减衣物，冬季降温时不要加衣过多，一般比成人多穿

一件。孩子活动时出汗，应及时擦干汗液，以避免"汗出当风"，易致感冒。入睡后多汗的小儿，前后胸垫上毛巾，防止汗湿内衣。减少出汗，及时擦汗是防止受凉的重要措施。此外，注意脚的保暖，双脚是肢体的末端，血液循环差，脚部着凉，会反射引起鼻、咽、气管等上呼吸道黏膜的改变，使抵抗病原微生物感染能力下降。

④饮食指导　《素问·生气通天论》中强调养生要"谨和五味"，也就是说，要饮食有节，讲究和五味、忌偏嗜、节饥饱。小儿应多摄入蛋类、瘦肉、乳制品及新鲜蔬菜、水果，均衡膳食，饮食有粗有细，咸淡适宜，不挑食，不偏食。另外父母不要过度喂食，否则会使小儿"饮食自倍，脾胃乃伤"，导致多种脾胃病。

3. 中医自我保健法

（1）穴位保健灸　穴位保健灸是在身体某些特定穴位上施灸，以达到和气血、调经络、养脏腑、益寿延年的目的，主要作用是温通经脉，行气活血，培补先天及后天，和调阴阳，从而达到强身、防病、抗衰老的目的。保健灸不仅用于强身保健，亦可用于久病体虚之人的康复，常用穴位有足三里、悬钟、大椎、关元、气海等。

（2）捏脊　人体背部正中为督脉，督脉两侧均为膀胱经的循行路线，督脉是人体诸阳经之汇，有督率阳气和涵摄真元的作用，足太阳膀胱经的生理功能之一是主一身营卫，督脉和膀胱经是人体抵御外邪的第一道防线，在督脉、膀胱经上及相关背俞穴行拔罐、刮痧治疗，可起到振奋阳气、调和营卫、疏通经络、扶正祛邪、提高免疫力的作用。捏脊疗法，是用双手拇指指腹和食指中节靠近拇指的侧面，在宝宝背部皮肤表面循疗捏拿捻动的一种中医疗法。捏脊法对小儿全身新陈代谢、神经精神状态、消化功能、循环造血功能等都有促进及改善作用，可以刺激人体的植物神经干和神经节，提高机体免疫功能。

（3）经络刮痧　最新研究表明，皮肤是一个大的免疫器官，有效刺激可以调节免疫功能。中医认为，经络具有沟通内外、运行气血、抗御外邪的特点，循经刮痧可以疏通经络、调整脏腑、活血化瘀、促进新陈代谢，常用经络有督脉、足太阳膀胱经、手少阳三焦经、手厥阴心包经等。

（二）饮食疗法

小儿反复呼吸道感染是儿童时期的常见病、多发病，反复发作，病程较长，缠绵难愈，严重影响患儿的健康及生长发育，因此深受广大家长及医务工作者的重视。由于儿童年幼，服药困难，且病程长，需长期服药，故使中医食疗法凸显出诸多优点，如易被小儿接受、易长期服用。现就临床中常用的食疗方法介绍如下。

1. 健脾益气法　小儿"脾常不足"，若乳食不当，或过饥或过饱，易于引起脾胃运化失常，脾胃不能运化水谷精微，则不能滋养于肺，化生于卫，固护肌表，肌表空虚，抵抗力下降，稍受寒冷或气候稍变即可引起外感病的发生。常见小儿反复外感，面黄少华，形体消瘦，肌肉松软，少气懒言，气短，食少纳呆，口不渴，多汗，动则易汗，或大便溏薄，舌质淡、苔薄白，脉无力，指纹淡。可以常服山药八宝粥或四君饼，制法如下。

（1）山药八宝粥　怀山药、炙黄芪、党参、莲子、麦芽、茯苓、薏苡仁各10g，大枣（去核）5枚，粳米100g，加水煮粥，去黄芪和党参的药渣，加砂糖适量。

（2）四君饼　党参、白术各20g，茯苓30g，木香6g，共研细末，加入面粉和少许盐，烤制成饼。

2. 益肺固表法　肺为娇脏，位处华盖，其充在皮。小儿肺常不足，外邪侵袭，首先犯肺。邪困于肺，肺气郁闭，失其宣降。宣发无力，卫气不能外达皮肤，失其温分肉、充皮肤、肥腠理、司开合之职，御邪无力，而易反复外感，伴见恶风畏寒，面色少华，四肢发凉，汗出不温，舌淡红，苔薄白，脉无力，指纹淡红。

可选黄芪10g，防风、甘草各6g，研细末，与适量面粉和匀，制成各种面食，如面条、水饺或烙饼等。也可选上述三药与各种调味品相配炖鸡汤。

3. 养阴润肺法　小儿体质特点是阴常不足，阳常有余，患外感病后易化热伤阴，故临床上小儿反复呼吸道感染者肺阴虚表现亦较突出，可见面白颧红少华，食少纳呆，口渴，盗汗自汗，手足心热，大便干结，舌质红、苔少或花剥，脉细数，指纹淡红。可以常服二参饮和银耳雪梨粥，制法如下。

（1）二参饮　太子参、沙参、麦冬、天花粉、甘草各6g，煎水，去渣，放入适量冰糖，当饮料服用。

（2）银耳雪梨粥 银耳 20g，雪梨 1 个，粳米 100g，将银耳水发，雪梨去皮切块，与粳米一起加水熬粥，粥成后放入适量冰糖。

4.温补脾肾法 肾为先天之本，内藏先天之精及后天之精，脾为后天之本，为气血生化之源。而小儿脾肾常不足。气血精液薄弱不能滋养温煦五脏，五脏失养而衰其体质，致使脾肾阳气不足，而反复外感，并见面色萎黄或面白少华，形体消瘦，肌肉松软，鸡胸龟背，腰膝酸软，形寒肢冷，四肢不温，发育落后，喘促乏力，气短，动则喘甚，少气懒言，多汗易汗，食少纳呆，大便溏烂，或五更泄泻，夜尿多，舌质淡，苔薄白，脉沉细无力。此类小儿可以常服地黄鸡汤和黑芝麻饼，制法如下。

（1）地黄鸡汤 熟地黄、山茱萸、怀山药、茯苓、太子参各 10g，装入纱布袋中，与嫩鸡 1 只及葱姜蒜适量炖煮，肉熟后放入盐，饮汤吃肉。

（2）黑芝麻饼 黑芝麻、核桃仁、淮山药各 50g，三者炒香研碎，加入适量红糖，用面包裹，烤制小饼。

5.化痰消积法 小儿体质纯阳，六淫邪气入里皆可化火，邪热又可灼液成痰，故肺之痰浊常随邪生；并且脾虚聚湿成痰也常因肺受邪而致。若喂养不合理，食滞内停，郁而化热，熏蒸于外，致使表卫不固，诱发外感，久病又进一步克伐气血，致患儿卫外功能更加不足，故此类患儿饮食稍有不当即外感，常见痰多，舌苔厚腻。可用萝卜粥或山楂粥调理，制法如下。

（1）萝卜粥 白萝卜（切小块）200g，半夏 6g，茯苓、白术、陈皮各 10g，水煎 1 小时，取汁 1000 mL，加粳米 100g 熬粥，白糖适量，每日 1 次。本方具有健脾燥湿，下气化痰，消积宽中之效。

（2）山楂粥 山楂 10g，谷芽、麦芽、神曲各 6g，茯苓 10g，水煎 30 分钟，取汁 1000 mL，加粳米 100g 熬粥，白糖适量，每日 1 次。本方能健脾消食，适合脾虚食滞小儿。

上述食疗方在使用时要注意通过中医四诊合参来辨证应用。同时，本病多伴有营养不良、贫血和佝偻病，人工喂养、偏食、厌食、未适时添加辅食以及膳食结构不合理，容易导致维生素 A 和锌、钙、铁等微量元素缺乏；这些都与本病的发生和发展关系密切，应预防、消除这些诱因，从根本上防治反复呼吸道感染。

第三章 喉炎

第一节 概述

喉炎，是喉部黏膜弥漫性炎症，好发于声门下部，以不同程度发热、突发声嘶、犬吠样咳嗽和吸气性喉鸣伴呼吸困难为主症。本病多发生于1～3岁乳幼儿，好发于冬春寒冷季节，急性传染性热病流行期间发病率更高。体弱小儿更是易患此病。西医一般认为是流感病毒、腺病毒感染后继发溶血性链球菌、葡萄球菌、肺炎双球菌感染所致。其病理初起为喉黏膜充血，有多形核白细胞浸润，组织内渗出液积聚形成水肿。炎症继续发展，渗出液可变成脓性分泌物并可结成伪膜。上皮若有损伤和脱落，也可形成溃疡。炎症消退后上述病理变化可恢复正常。若未得到及时治疗，则有圆细胞浸润，逐渐形成纤维变性，变成永久性病变，且范围不局限于黏膜层，也能侵及喉内肌层。

中医学认为本病属于"喉风"范畴。"喉闭""伤寒喉闭""紧喉""紧喉风""急喉风""锁喉风""干喉风""白色喉风""走马喉风""风火喉"等病证。早在三千多年前的甲骨文中就有"音有疾"（声音的疾病）的记载。古人对急性喉炎主要从风寒、风热、火热、痰等方面进行辨证论治。治疗风寒致喑的方剂中，其药物组成均以辛温解表、发散风寒、宣肺祛痰、利喉开音的药物为主。如《医学心悟·卷二》说："复有风寒客于肺中，声哑不能言者，当用半夏、生姜、荆、防等辛温以散之"。风热致喑则主要以祛风解表与清热解毒药合用。如《圣济总录·一百二十二》的黄芩汤，就是辛凉解表药升麻、柴胡与清热药黄芩、石膏、羚羊角等组成。因火热之邪犯肺而喑者，清火之源，则气道宣畅，咽喉清利，其声自出。《张氏医通·卷四》载："若咽破声嘶而痛，是火邪伤肺，昔人所谓金实不鸣，金破亦不鸣也，古法用清咽宁肺汤。"前人认为，痰有湿痰、寒痰、热痰之分。《张氏医通·卷四》治疗湿痰塞滞气道而喑者，用二陈汤、导痰汤开涤。寒痰的证治，《卫生宝鉴·卷十一》主张以玉粉丸治冬月寒流痰结，咽喉不利，语音不出。《外台秘要·卷九》治疗忽暴咳失声语不出者，用杏仁煎方，其中桑白皮、通草以泻肺，杏仁、贝母止咳化痰、宣肺降逆，用于痰热壅肺之喉喑。

第二节　病因与发病机制

一、西医病因及发病机制

（一）病因

本病由病毒或细菌感染引起，亦可并发于麻疹、百日咳和流感等急性传染病。常见的病毒为副流感病毒、流感病毒和腺病毒，常见的细菌为金黄色葡萄球菌、链球菌和肺炎链球菌。由于小儿喉部解剖特点，炎症时易充血、水肿而出现喉梗阻。

（二）发病机制

1. 小儿急性感染性喉炎　最常见的病因是上呼吸道病毒感染，在病毒感染的基础上常继发细菌感染。小儿的喉部解剖学结构特点也是其易发急性感染性喉炎的重要因素之一。小儿的喉腔较成人狭长，最狭窄的部位在声带处，横断面仅为 $14 \sim 15mm^2$；其喉软骨发育未完善，较软弱，喉和声带黏膜内血管及淋巴结丰富，黏膜下组织松弛，易引起充血、水肿，即便轻度的肿胀也可使气道面积减少 60% 以上，甚至引起窒息、呼吸困难。由于小儿的免疫器官尚未发育成熟，对感染的抵抗力及免疫力较成人低，喉部感染后炎症反应严重。小儿咳嗽功能不强，致分泌物排出困难，易堵塞呼吸道。

2. 慢性喉炎　系指喉黏膜的慢性炎症，多由非特殊性病毒和细菌所致，也叫"慢性非特异性喉炎"，可以与结核、梅毒、麻风等特种病菌感染引起的喉炎相鉴别。慢性喉炎的确定病因未明，但在每一个单独病例中，至少可以发现一种持续的喉部刺激存在。常见病因有：

（1）鼻窦炎、慢性扁桃体炎、慢性咽炎、气管或肺炎等邻近部位炎症直接向喉部蔓延或脓性分泌物的刺激。

（2）鼻腔发生阻塞，呼吸须经口咽，反复刺激咽黏膜，使咽部黏膜发生充血、喉部肌肉紧张疲劳而产生慢性非特异性炎症。

（3）有害气体（如氯气、氨、硫酸、硝酸等）吸入损害。

（4）胃 – 食管 – 咽反流及幽门螺杆菌感染。

（5）用嗓过多或发音不当。

（6）部分全身性慢性疾病（如高血压病，糖尿病，肝、肾、心脏疾病，风湿病等）使血管舒缩功能发生紊乱，喉部长期淤血。

3. 慢性单纯性喉炎　上述病因刺激喉部后，初期黏膜呈弥漫性逐渐充血，血管扩张，炎细胞浸润，淋巴细胞浸润，腺体分泌增多，黏膜肿胀、浸润发展至深部，侵犯喉内肌层，上皮及固有层水肿及以单核细胞为主的炎性渗出，继而黏膜肥厚，腺体肥大，喉内肌亦显慢性炎症，黏液腺受刺激后，分泌物增加，有较稠厚的黏痰。

4. 慢性萎缩性喉炎　病变继续发展，则有喉黏膜及黏膜下层纤维变性，黏膜上皮化生，柱状纤毛上皮向复层麟状上皮渐变，腺体开始萎缩，分泌即减少，喉黏膜逐渐无纤毛活动，分泌物滞留于喉部，再经空气蒸发，可以变为脓痂，去除痂皮后可见黏膜呈深红色，失去固有新鲜光泽。可有浅表的糜烂或溃疡。病变进一步发展至深处，可造成喉内肌萎缩，炎症向下发展甚至可延及气管。

5. 慢性肥厚性喉炎　慢性单纯性喉炎进一步发展，或因感染 EBV、单纯疱疹病毒、肺炎支原体等，黏膜上皮不同程度增生或鳞状化生、角化，黏膜下浆细胞和淋巴细胞开始浸润，喉部黏膜厚度发生变化，纤维组织增生性生长导致非炎性病变，黏膜由暗红色转变为灰蓝色并增厚，腺体分泌减少。其浸润以细胞增生为主。

6. 慢性结节性喉炎　声带水肿后，血管扩张或增生，表面是常规状态下的麟状上皮，后基质纤维化及透明变性，表面上皮有增生及角化，或任克氏间隙产生水肿，多为局限性，血管扩张、增生或出血，表面覆盖正常的鳞状上皮，即形成声带小结。

二、中医病因病机

（一）中医古籍对病因病机的认识

《灵枢·忧患无言》指出了寒邪与喉喑的关系，如："寒气客于厌，则厌不能发，发不能下至，其开阖不致，故无音。"《伤寒论·辨太阳病脉并治》说："风温为病，脉阴阳俱浮，自汗出，身重，多眠睡，鼻息必鼾，语言难出。"这是风热致喑病机的较早记载，后世对此均有阐发。

隋代，《诸病源候论》卷一及卷二始有声嘶等病名，并从两方面论述了病因病机，一是"风寒客于会厌之间，故卒然无音"，提出风与寒邪结合致喑的病机，这在《内经》"寒气客于会厌"的基础上又提高了一步；二是《诸病源候论·卷二》中说："中有声嘶者，风冷伤于肺之所为也。肺主气，五脏同受气于肺，而五脏有声，皆禀气而通之。气为阳，若温暖则阳气和宣，其声通畅。风冷为阴，阴邪搏于阳气，使气道不调流，所以声嘶也。"指出风寒袭肺，肺主气，气为阳，风寒为阴邪，阴邪搏于阳气，使气道壅滞，气机不利而声嘶。"风冷伤于肺"明确指出了风冷之邪犯肺而致喑的病机，对后世喉喑的发展产生了深远的影响。

金元时代，医家们着重于从火热致暴喑论述，如《素问玄机原病式·六气为病》曰："暴喑，猝哑也。肺主金声，……热乘金肺，而神浊气郁，则暴无声而为喑。"说明热邪乘肺，气机不利而为喑。

《景岳全书·卷二十八》对急喉喑的病因病机及辨证治疗都作了较详细全面的论述，认为外感风寒或风热伤肺可致喑，提出从脏腑辨证用药的观点，如上焦热甚用四阴煎、麦门冬汤、心火盛用二阴煎，胃火上炎用竹叶石膏汤，肝胆火盛用柴胡疏肝散等。其理论一直为后世医家所推崇。

历代医家对于慢喉喑病因病机的认识有众多方面，大致分以下几类：

1.邪气搏阴　《素问·宣明五气》曰："五邪所乱，搏阴则为喑。"《素问·脉解》云："所谓入中为喑者，阳盛已衰，故为喑。"认为慢喉喑为邪气搏阴，阴气受伤所致。

2.痰湿阻滞　《金匮要略·脏腑经络先后病脉证第一》云："语声喑喑然，心膈间病。"指出痰湿阻滞心膈可为喑。

3. 肺气亏虚　《备急千金要方·卷十七》曰："补肺汤，治肺气不足，咳逆短气，寒从背起，口中如含霜雪，语无音声而渴，舌本干燥方。"指出肺脏的气虚阳微是语无音声的病机。《圣济总录》卷四十八说："治肺气不足，咳逆短气，寒从背起，口中如含霜雪，语无音而渴，舌本干燥，甚者咳唾脓血，补肺汤方"。沿袭了孙思邈的观点。

4. 用声不当　《医统》中有："因歌唱伤气而声不出，此不内外因也，养息自愈。"指出用声不当可致喉喑。

5. 肺肾阴虚　《类证治裁》卷之二指出："咽干声槁，润肺为主，生脉散加玉竹……其总治气血虚燥，喉音不清者，清音汤"等等，多为养阴润肺，益气生津之品。《罗氏会约医镜·卷七》云："治虚火炎喉搏声瘖，滋阴八味汤"，提出阴虚火炎可致喉痹喉喑。《张氏医通·卷四》云："至若久病失音，必是气虚夹痰之故，宜滋肺肾之化源，非生脉散合都气丸不可"。又云："凡咽干声槁者，润肺为主，生脉散合异功散"，"火邪伤肺，咽痛声哑，生脉散合六味丸。"多为滋水制火清音之剂，认为生脉散合都气丸滋阴益气，肺肾得健，津液调和，痰湿自消。

6. 脾气亏虚　《景岳全书·卷二十八》对"声喑"的病因病机、证候特点及辨证论治有了较全面的论述，"喑哑之病，当知虚实，实者其病在标，因窍闭而喑也，虚者，其病在本，内夺而喑也"，确立了"金实不鸣"、"金破不鸣"的理论基础，对后世研究本病产生了深远的影响。治疗上提倡："凡饥馁疲劳以致中气大损而为瘖者，其病在脾，宜归脾汤、理阴煎、补中益气汤、补阴益气煎、温胃饮之类主之。"

7. 痰热蕴肺　《古今医统》云："内蕴痰热、窒塞肺金而声驰及不出者，及有咳嗽久远伤气而散者。"指出了痰热蕴肺久病后虚实夹杂的病机。

8. 痰涎壅盛　《杂病广要·痰涎》引《治病活法秘方》："痰涎壅盛，随气而生，上犯胸膈，结聚咽喉"，认为痰涎壅盛为病喑之候。

9. 瘀血内结　《证治准绳·杂病》云："胸中积血作痛失音"，率先提出了瘀血致瘖的证治。又谓："血逆则气滞，气滞则生痰，痰与血相聚，名曰瘀血挟痰。"《医林改错》说："无论何皆有气血，气无形不能结块，结块者，必有形之血也……饮水即呛乃会厌有血滞。"并记载了会厌逐瘀汤治疗本病。

（二）现代中医对病因病机的认识

本病的形成，多因起居不慎，肺卫失固，致风热邪毒乘虚侵犯，由口鼻而入直袭咽喉，以致咽部红肿疼痛而发为风热喉痹。若因失治误治，或平素肺胃积热，则邪热传里而出现肺胃热盛的重症。素体虚寒者，风寒之邪犯于皮毛，内应于肺，壅结于咽喉，则可表现为风寒喉痹。

1.外感风邪　外感风、寒、热、暑等因素均可致喉痹。而以风邪夹寒或夹热致病最为常见。咽喉上通口鼻，内连肺胃。肺主皮毛，司呼吸，若风寒袭表，肺气不宣，营卫不和，邪郁不能外达，壅结于咽喉，则为风寒喉痹。若外感风热或寒郁化热，邪热犯肺，肺经风热上壅咽喉，或风热邪毒从口鼻直袭咽喉，则发为风热喉痹。正如《太平圣惠方·卷三十五》所说："若风热邪气，搏于肺脾，则经络痞塞不通利，邪热攻冲，上焦壅滞，故令咽喉疼痛也。"

2.肺胃热盛　外感失治，邪热入里，肺胃热盛，或过食辛辣，肺胃积热，火热之邪循经上蒸咽喉，发为火热喉痹。正如《太平圣惠方·卷三十五》所说："夫咽喉卒肿痛者，由人脏腑充实，脾肺暴热之所致也。或有服食丹石，毒气在脏，熏蒸上焦，充于肺脾，致胸膈壅滞，气道痞塞，热毒之气不得宣通，故令咽喉卒肿痛也。"

3.肺胃阴虚　热病伤津，阴液不足，久咳伤肺，以及长期吸入化学气体、粉尘之物，均可致肺阴受损，或久病失养，肾阴不足，肺肾阴亏，咽喉失去津液润养，或阴虚虚火上炎，熏灼咽喉，发为阴虚喉痹。《景岳全书·咽喉》说："阴虚喉痹……或素禀阴气不足，多倦少力者，皆肾阴亏损，水不制火而然。"临床上常见鼻渊、龋齿等病之余邪犯咽，或急喉痹余邪未清，与虚火互结而发为本病。

4.肺脾气虚　久病失治损伤肺气，或饮食不节，过食生冷，或寒凉攻伐太过，致脾胃虚弱，清阳不升，咽喉失于温阳，发为气虚喉痹。《医学心悟·喉痹》说："喉间肿痛，名曰喉痹，古人通用甘桔汤主之。然有虚火实火之分，紧喉慢喉之别，不可不审。虚火者色淡微肿，溺清，便利，脉虚细，饮食减少，或因深思过度，脾气不能中护，虚火易致上炎，乃内伤之火。"此处虚火实乃肺脾气虚,虚火上乘也。

5. 痰瘀互结　所愿不遂,情志不舒,气机不畅,气滞痰凝,久则经脉瘀滞,互结于咽喉发为喉痹。《杂病源流犀烛·卷二十四》说:"七情气郁,结成痰涎,随气积聚。"

第三节　临床表现

一、症状

患儿于急性上呼吸道感染或急性传染病后出现发热、声音嘶哑、犬吠样咳嗽及吸气性喉鸣。部分患儿突然发病,失音或嘶哑严重。重症会出现阻塞性呼吸困难症状,如鼻翼煽动、吸气性凹陷,即天突、缺盆、肋间等处凹陷,称三凹征,且烦躁不安、出冷汗、唇青面黑,呼吸浅速,甚则四肢厥冷、脉微欲绝、神昏、濒临窒息。由于患儿入睡后喉部肌肉松弛,分泌物易潴留在咽喉部,并刺激喉部发生喉痉挛,故呼吸困难常于夜间加重。少数患儿有呛食现象,哺乳或饮水即呛咳,吃固体食物呛咳相对较轻。

二、体征

患儿常表现烦躁不安,严重者有呼吸困难、鼻翼煽动、吸气三凹征(胸骨上下、锁骨上窝、肋间隙软组织凹陷)、紫绀等。肺部听诊可闻吸气性喉鸣及干啰音,如伴下呼吸道炎症,可以闻及湿啰音,严重喉炎发生喉梗阻时双肺呼吸音减弱甚至消失。直接或间接喉镜下可见喉黏膜急性充血,呈暗红色,声带颜色稍淡声门下黏膜明显红肿,呈半圆形隆起,向中线突出,声门裂隙变窄,并可见黏稠的分泌物。

三、实验室检查及器械检查

外周血白细胞多明显升高,多在 $12 \times 10^9/L \sim 15 \times 10^9/L$,中性粒细胞比例增多,可有核左移。病变早期,因病毒感染,白细胞不升高。Ⅱ度以上的喉梗阻患儿多伴有低氧血症,Ⅲ度以上可有二氧化碳潴留。X

线胸片检查可见不同程度肺气肿或肺不张也可见到支气管周围炎症及肺纹理增粗。对于小儿急性喉炎，喉镜检查不作为常规诊断手段，只在气管插管或切开时应用，因手术操作及局部刺激可加重缺氧或诱发喉痉挛。

第四节　西医诊断与中医辨证

一、西医诊断

（一）急性喉炎诊断要点

1. 病史　患儿发病前多有感冒史，及发声不当或过度史。

2. 临床症状　起病较急，病程较短，声音嘶哑，甚至完全失音，或伴有咽喉干燥、疼痛，或有恶寒、发热、疲倦。其特殊症状如声嘶、喉鸣、犬吠样咳嗽和吸气性呼吸困难，一般诊断无困难。按吸气性呼吸困难的轻重将喉梗阻分为 4 度：

Ⅰ度喉梗阻：患儿在安静时状如常人，只有在活动后才出现吸气性喉鸣和呼吸困难；肺部听诊呼吸音清晰，如合并下呼吸道感染，可闻及啰音和痰鸣音；心率可无改变。

Ⅱ度喉梗阻：患儿于安静时也可出现喉鸣及吸气性呼吸困难；胸部听诊可闻及喉传导音和管状呼吸音，支气管远端呼吸音降低，可听不清啰音；心音无改变，心率较快，约 120 ～ 140 次 / 分。

Ⅲ度喉梗阻：除有Ⅱ度喉梗阻的症状外，患儿因缺氧而出现阵发性烦躁不安，口唇及指、趾发绀，口周发青或发白，恐惧、汗出；胸部听诊呼吸音明显降低或听不见，也听不到啰音；心音较低钝，心率在 140 ～ 160 次 / 分以上。

Ⅳ度喉梗阻：患儿呼吸困难地挣扎后，渐呈衰竭，半昏睡或昏睡状态；由于患儿无力呼吸，表现暂时安静，三凹征也不明显，但面色苍白或发灰；此时呼吸音几乎全消失，仅有气管传导音；心率或快或慢，不规律，心音微弱、极钝，若贻误诊断可致死亡。

3.局部检查　声带及喉部黏膜充血、肿胀，声门闭合不全。

（二）慢性喉炎诊断要点

1.临床症状　反复发作声音嘶哑、讲话费力。伴喉部有微痛、紧缩感、异物感，常清嗓以缓解喉部不适。初为间歇性，逐渐加重成为持续性。

2.局部检查　喉部黏膜淡红或暗红，声带肿胀。声带或有小结、息肉，声门闭合不良，室带增厚等。纤维喉镜或电子喉镜有助于清晰显示喉部病变。

二、中医辨证

（一）辨证要点

1.辨局部症状　咽部灼热、红肿疼痛，吞咽不利为急喉痹；咽干不适，微感疼痛，咽痒或有异物感，吞咽微觉不利为慢喉痹。

2.辨伴见症状　咽痛伴恶寒头痛，鼻塞流清涕，头身痛，为风寒喉痹；咽痛伴发热，恶寒，汗出，咳嗽痰稠厚，鼻塞流脓涕，为风热喉痹；咽痛伴纳食困难，咳嗽，痰黏难咯，大便秘结，溲黄赤，为肺胃积热；咽干伴倦怠乏力，语音低微，大便溏薄，为肺脾气虚。

3.辨病程　发病急骤，病情重，为急喉痹；病程长，病情反复者，为慢喉痹。

（二）辨证分型

1.急喉瘖

（1）风寒犯肺证　声音嘶哑，或有咽喉微痛，吞咽不利，喉痒，咳嗽不爽；声带和喉黏膜色淡红微肿；鼻塞，流清涕，恶寒，发热无汗，头痛，口不渴；舌苔薄白，脉浮紧。

（2）风热犯肺证　声音嘶哑，喉内干痒不适，或有灼热疼痛感；声带和喉黏膜色淡红肿；或伴发热，恶寒，头痛，肢体倦怠；舌边尖红，苔薄白，脉浮数。

（3）痰热壅肺证　声音嘶哑，咽喉痛甚；室带、声带等喉黏膜色红、肿胀，声带上或有黄白色分泌物附着，声门闭合不全；咳嗽痰黄，口渴，大便秘结；舌质红，苔黄，脉滑数。

2. 慢喉瘖

（1）肺肾阴虚证 声音嘶哑，咽喉干涩微痛，干咳，痰少而黏，常需清嗓，午后加重；喉黏膜微红肿，声带肥厚，或喉黏膜干燥、变薄，声门闭合不全；或见颧红唇赤，头晕耳鸣，虚烦少寐，手足心热；舌红少津，脉细数。

（2）肺脾气虚证 声音嘶哑，发音费力，不能持久，劳则加重；喉黏膜色淡，声带松弛无力，声门闭合不全；或见食少，便溏，倦怠乏力；舌淡胖，边有齿印，苔白，脉细弱。

（3）血瘀痰凝证 声音嘶哑，发音费力，喉内异物感或有痰；喉黏膜暗红肥厚，或有声带小结、息肉；胸闷不舒；舌暗红或有瘀点，苔薄白，脉细涩。

第五节 鉴别诊断与类证鉴别

一、西医鉴别诊断

（一）急性喉炎鉴别诊断

本病应与急性喉支气管炎、支气管炎、白喉、急性膜性喉炎、喉水肿、喉痉挛、急性会厌炎、喉或气管异物等婴幼儿喉梗阻相鉴别。

白喉亦有声嘶、喉痛症状，但白喉多有面色苍白、精神萎靡等全身中毒症状，检查见咽部及喉部黏膜表面有灰白色假膜，不易擦去，分泌物涂片、培养可找到白喉杆菌。

（二）慢性喉炎鉴别诊断

1. 喉乳头状瘤 喉乳头状瘤声音嘶哑逐渐加重，检查见喉部有乳头状新生物。病理检查可明确诊断。

2. 喉癌 喉癌声音嘶哑进行性加重，可有痰中带血，癌肿较大时或引起呼吸困难，检查见声带、室带等处有菜花样、结节状新生物，声带活动受限或固定，转移性颈淋巴结肿大等。病理检查可明确诊断。

3.喉结核　喉结核声音嘶哑与本病相似，但喉结核患者多有肺结核等病史，伴有低热、咳嗽、咯痰、午后潮热等症，检查声带等部位可见溃疡，黏膜苍白肿胀等表现，痰培养及局部组织病理检查可帮助诊断。

二、中医类证鉴别

乳蛾　乳蛾为单侧或双侧扁桃体肿大，而喉痹尽管有咽喉肿痛，但无扁桃体肿大。

第六节　治疗

一、西医治疗及前沿研究

小儿急性感染性喉炎的病情发展快，易并发喉梗阻，因此，须及时使用抗菌药物和肾上腺皮质激素治疗，可迅速缓解症状。

（一）一般治疗

密切观察患儿的病情，监测生命体征、是否发绀、呼吸困难及其程度，必要时使用生命体征监护仪进行心电图、呼吸、末梢 SaO_2 等指标的监测；保持呼吸道通畅，保持室内环境温度和湿度，切勿在干燥的环境下治疗。体温较高者，予物理或药物降温。进食流质或半流质易消化食物，多饮水，必要时输液，保证足够的液量和热量供应。有发绀、呼吸困难者给予吸氧。

（二）抗菌药物治疗

喉炎病势进展迅速，抗菌药物治疗是小儿急性感染性喉炎不可忽视的一种对症治疗方法。及早选用适当、足量的广谱抗生素控制感染。常用的经验性用药药物有青霉素、红霉素或头孢类抗生素，一般单用一种药物即可，只有病情严重者才考虑2种抗菌药物联合应用。其后可根据咽拭子培养及药物敏感试验结果选择敏感抗菌药物。

（三）肾上腺皮质激素疗法

激素有抗炎及抑制变态反应的作用，治疗喉炎效果良好，但是用量要足够大，否则不易起效。主要有全身用药和吸入用药两种方法。

1.全身用药　凡有Ⅱ度以上喉梗阻的呼吸困难患儿，均予激素治疗，常用泼尼松、地塞米松或氢化可的松。Ⅱ度呼吸困难患儿，可每次口服泼尼松 1mg/kg，每 4～6 小时口服 1 次。一般服药 6～8 次后，喉鸣及呼吸困难等症状多可缓解或消失，呼吸困难缓解后即可停药。Ⅱ度呼吸困难较重的患儿，可先予肌内注射地塞米松 2～5mg，再口服泼尼松。对深Ⅱ度或Ⅲ度严重呼吸困难者，每次静脉滴注地塞米松 2～5mg（视年龄大小酌情增减）或氢化可的松 5～10mg/kg，于 4～6 小时滴完。

2.吸入治疗　常用布地奈德，其具有收缩微血管、减轻炎症的渗出、减轻水肿和毛细血管扩张、抑制炎症细胞向炎症部位移动、阻止过敏介质释放和降低各种过敏介质的活性等作用，能有效清除呼吸道炎症，其非特异性抗炎及抑制变态反应的强度是地塞米松的 20～30 倍，是氢化可的松的 600 倍，小剂量即可达到显著的疗效。它是当前治疗哮喘较有效的药物，也可用于治疗喉炎，主要是局部治疗，具有局部药物浓度高、作用迅速、避免激素的全身不良反应等优点。已有研究表明吸入布地奈德治疗小儿急性感染性喉炎见效快、疗效佳，可减少气管切开的几率。

（四）镇静药

急性感染性喉炎患儿因呼吸困难、缺氧，多烦躁不安，宜用镇静药。异丙嗪口服或注射，除有镇静作用外，还可减轻喉水肿及喉痉挛，多数患儿用后效果良好。氯丙嗪及吗啡有抑制呼吸的作用，影响观察呼吸困难的程度，故急性感染性喉炎患儿最好不用。缺氧严重时，应及早考虑气管切开术。

（五）直接喉镜吸痰

Ⅲ度呼吸困难患儿，由于咳嗽反射差，喉部或气管内常有分泌物潴留，可在直接喉镜下吸出，解除机械性梗阻，减轻因分泌物刺激所引起的喉痉挛，多可立即缓解呼吸困难。在直接喉镜检查吸痰的同时，还可喷雾吸入 1% 麻黄素，以减轻喉部肿胀，缓解呼吸困难。吸痰后，应严密观察病情变化，必要时行气管切开术。

（六）其他治疗

有报道认为急性感染性喉炎患儿血清钙明显低于健康儿童，是喉软骨软化的主要原因，因此低钙血症的患儿应补充钙剂，必要时予维生素 D 治疗；有酸中毒者应及时纠正酸中毒；病情严重的患儿可予输注鲜血或血浆、丙种球蛋白等加强支持治疗；因为脱水会使患儿的呼吸道分泌物黏稠，痰液更难于排出，从而加重气道梗阻，对于痰液黏稠干燥者可用雾化吸入。若在农村的基层医院，可采用吸入蒸汽的方法代替雾化吸入，同样可缓解症状，需要注意的是温度的控制，要严防烫伤。

（七）前沿研究

爆发型病例病情多严重，必须在病情剧变之前积极抢救，主要是控制感染，保持呼吸道通畅，维持水、电解质平衡以及预防严重并发症的发生，如喉梗阻所致的窒息。

1. 抗生素疗法　抗生素虽然对病毒感染无效，由于较重病例大都合并细菌感染，故应选用合适抗生素。一般选用 1 ~ 2 种广谱抗生素，待细菌培养及药物敏感试验得出结果后，再选择敏感药物治疗。对此症应早期使用肾上腺激素疗法。

2. 气管切开术及吸引术　Ⅳ度呼吸困难者，应立即行气管切开术抢救。Ⅲ度呼吸困难经治疗无效者，也应气管切开。患儿呼吸道壅积分泌物，极易引起肺部的并发症。气管插管常为浓稠痰块所堵塞而发生窒息，故不宜使用。如有喉及气管异物体征，应在作好气管切开准备后行直接喉镜检查。常可见脓块或干痂附着于声门、声门下，吸痰后用喉异物钳取出痂块，喉梗阻则多可明显减轻或缓解。术后应严密观察病情，若喉梗阻及支气管梗阻仍明显存在，应及早做气管切开，以便随时吸出气管及支气管内分泌物。

3. 雾化吸入　因气管内分泌物稠厚结痂，雾化吸入十分重要，可增加湿度，以利分泌物咳出。常见液体为生理盐水、1% 麻黄素溶液、沐舒坦、氢化可的松溶液及各种抗生素溶液等。根据病情交替使用。沐舒坦可使分泌物变稀，麻黄素、激素可减少黏膜水肿，激素除有以上作用外，还有抗炎作用。

4.其他对症疗法 此类患者常需输入适量液体，可预防脱水、酸中毒及毒血症，也可减少下呼吸道分泌物的干结。

二、中医治疗

（一）传统中医辩证论治

1.急喉瘖

（1）风寒犯肺证

治法：疏风散寒。

方药：三拗汤（《太平惠民和剂局方》）加减。本方用麻黄发汗散寒，宣肺平喘，其不去根节，为发中有收，使不过于汗；用杏仁宣降肺气，止咳化痰，以不去皮尖，为散中有涩，使不过于宣；甘草不炙，乃取其清热解毒，协同麻、杏利气祛痰。三药相配，共奏疏风宣肺，止咳平喘之功。

（2）风热犯肺证

治法：疏风清热。

方药：疏风清热汤（《中医喉科学讲义》）加减。本方以黄芩苦寒清泄肺中蕴热；以连翘、薄荷、蝉蜕、菊花、僵蚕疏散风热之邪；白芷、芦根排脓止涕；细辛、川芎辛温发散逐邪外出。全方合疏风清热排脓之效。

（3）痰热壅肺证

治法：清肺化痰。

方药：泻白散（《小儿药证直诀》）加减。本证由肺气失宣，火热郁结于肺所致，治疗以清泄肺热，止咳平喘为主。方中肺气失宣，故见喘咳；肺合皮毛，肺热外蒸于皮毛，故皮肤蒸热（轻按觉热，久按若无，由热伏阴分所致）。方中桑白皮甘寒性降，专入肺经，清泄肺热，止咳平喘，为君药。地骨皮甘寒，清降肺中伏火，为臣药。粳米，炙甘草养胃和中，为佐使药。

2. 慢喉瘖

（1）肺肾阴虚证

治法：养阴利喉。

方药：百合固金汤（《医方集解》）加减。本方证由肺肾阴亏所致。肺乃肾之母，肺虚及肾，病久则肺肾阴虚，阴虚生内热，虚火上炎，肺失肃降，则咳嗽气喘；虚火煎灼津液，则咽喉燥痛、午后潮热，甚者灼伤肺络，以致痰中带血。治宜滋养肺肾之阴血，兼以清热化痰止咳，以图标本兼顾。方中百合甘苦微寒，滋阴清热，润肺止咳；生地、熟地并用，滋肾壮水，其中生地兼能凉血止血。三药相伍，为润肺滋肾，金水并补的常用组合，共为君药。麦冬甘寒，协百合以滋阴清热，润肺止咳；玄参咸寒，助二地滋阴壮水，以清虚火，兼利咽喉，共为臣药。当归治咳逆上气，伍白芍以养血和血；贝母清热润肺，化痰止咳，俱为佐药；桔梗宣肺利咽，化痰散结，并载药上行；生甘草清热泻火，调和诸药，共为佐使药。

（2）肺脾气虚证

治法：益气开音。

方药：补中益气汤（《脾胃论》）加减。本证多由饮食劳倦，损伤脾胃气虚，清阳下陷所致。脾胃为营卫气血生化之源，脾胃气虚，纳运乏力，故见饮食减少，少气懒言，大便稀溏；脾主升清，脾虚则清阳不升，中气下陷，故见脱肛，子宫脱垂等；清阳陷于下焦，郁遏不达则发热；气虚腠理不固，阴液外泄则自汗。方中黄芪味甘微温，入脾肺经，补中益气，升阳固表，故为君药。配伍人参、炙甘草、白术，补气健脾为臣药。当归养血和营，协人参、黄芪补气养血；陈皮理气和胃，使诸药补而不滞，共为佐药。少量升麻、柴胡升阳举陷，协助君药以升提下陷之中气，共为佐使。炙甘草调和诸药，为使药。

（3）血瘀痰凝证

治法：活血化痰。

方药：会厌逐瘀汤（《医林改错》）加减。本方由《伤寒论》四逆散以枳壳易枳实，合桃红四物汤去川芎加玄参、桔梗而成。四逆散能调气血，利升降；桃红四物汤为养血活血方。去川芎者，因其辛温性燥，恐伤阴津；增入玄参，意在助生地以滋养柔润；桔梗乃利咽圣药，能升降肺气，并佐柴胡、枳壳升降气机，引活血祛瘀药上达病所。

（二）现代医家治疗经验

1. 内治法 历代医家对本病的治疗着重于全身辨证论治，根据本病的病因病机，多从肺阴虚、肾阴虚及气虚等方面进行辨证论治。现代学者通过临床实践，从肺肾阴虚、气滞血瘀、肺脾气虚、痰热蕴结等方面进行辨证及治疗。

（1）从肺肾阴虚论治 《素问·宣明五气篇》中提出邪气搏于阴，阴气受伤，则发为音哑，后世医家对此病亦常以阴虚诊治。而现代医家通过临床实践，又对阴虚致喑的辨证论治进一步总结完善。

万爱珍认为本病多属肾阴亏虚，肾水不能上承，治以养阴润燥，清热利咽，用二阴煎加减（加射干、桔梗、花粉等利咽喉之药，减黄连、茯苓、木通、灯心草）治疗慢性喉炎。杨秀齐认为本病应从肺病论治，以阴虚为主，兼行气活血，祛痰开音为辅，惟自拟润肺开音汤（玄参15g，麦冬15g，桔梗9g，生甘草9g，射干10g，金银花15g，金果榄15g，木蝴蝶15g，牡丹皮10g）并随证加减。沈云龙等从肺病论治，认为本病治疗应以滋阴为主，兼行气活血，祛痰开音为辅。以自拟开音汤（诃子15g，玄参15g，射干10g，麦冬20g，金银花15g，木蝴蝶15g，桔梗10g，牡丹皮10g）治疗慢性喉炎。吕氏认为该病为虚证，据伴随症状不同，分别施以养阴润肺、益气补肺等法，选用沙参麦门冬汤、补肺汤等加减治疗。马宪庆等以滋养肺肾、降火利喉开音为法，用孙思邈《千金方》中麦冬汤（麦冬、竹茹、桔梗、桑白皮、生姜各15g，半夏、紫菀、五味子、甘草各10g，麻黄5g，山豆根25g，金银花20g）治疗肺肾阴虚、虚火上炎而致的慢性喉炎。何梅生自拟亮音清润汤（杏仁10g，玄参12g，知母10g，桔梗10g，紫菀6g，黄芩10g，木蝴蝶10g，射干10g，麦冬12g，黄芪15g，甘草6g）以治疗单纯型及肥厚型慢性喉炎。刘浪琪认为本病多因素体虚弱，加之劳累过度，或因久病而致肺肾两亏，肺金清肃不行，肾阴无以上承，阴虚则生内热，虚火上炎于喉咙而发病。根据本病机理拟方，沙参15g，麦冬15g，玉竹12g，瓜蒌12g，川贝6g，太子参20g，天冬15g，沙苑15g，五味子10g，山萸肉12g。本方对慢性单纯性喉炎疗效较好。范翠芬以滋阴清热，利水散结为法，采用化结汤为基本方（川石斛10g，川百合10g，地骨皮10g，南沙参10g，玉蝴蝶4对，玄参10g，麦冬10g，生地12g，射干8g，茯苓10g，泽泻10g，甘草10g）在临床应用中随症加减，治疗慢性喉炎、声带结节。

（2）从血瘀痰阻论治　中医素有"久病必瘀"和"顽痰怪病"之说，而本病多病程缠绵，病因病机复杂，故许多医家主张从痰瘀论治本病，或在原主方基础上加入化痰祛瘀的药物，亦取得较好疗效。如王济生等突破传统滋养肺肾、降火开音治疗喉炎的方法，而以活血化瘀、化痰散结为法，采用四物汤与喉科六味汤化裁而成的活血开音汤（红花5g，赤芍、桔梗、当归尾各6g，落得打、天竺黄、僵蚕各10g，川芎、甘草各3g）治疗慢性肥厚性喉炎。

李云英等总结干祖望老中医治疗耳鼻喉疾病的经验，提出治疗失音证不可滥用养阴生津之药走上极端，特别对于慢性肥厚性喉炎，应以化瘀为主，佐以化痰，"破瘀化痰攻坚"为其治疗之法，常用代表方为《医林改错》中的通窍活血汤或自拟验方丹青三甲散（三棱、莪术、穿山甲、地鳖虫、蝉衣、鳖甲、昆布、海藻、桃仁、红花、落得打）加减。常用的药物有赤芍、牡丹皮、川芎、桃仁、红花、五灵脂、落得打、昆布、海藻、鸟不宿。瘀滞严重者，可加泽兰、王不留行；偏于气滞者，加九香虫、枳壳；有顽痰者，加川贝粉或白芥子、莱菔子；嘶哑严重者，加射干、木蝴蝶；声带充血红艳者，加蒲公英。此外，干老亦强调，因病久瘀，本病疗程较长，病者需有耐心，并常进食佐餐食品，如海带、海蜇、芋芳及小吃荸荠，因这四者能化顽痰而助肿胀吸收，可增疗效。

金建立等认为本病虽常由内伤劳损或外感风邪，致声带黏膜充血、肿胀、增厚、肥厚等，但均为气血运行失调，停滞于咽喉局部而成淤滞，故以血瘀论治。用丹参、川芎、赤芍、山楂、浙贝母为主药以活血化瘀散结，山豆根、射干清热消肿，蝉蜕散风邪疗失音，沙参、麦冬、生地润肺为佐。茯苓、泽泻健脾渗湿，党参补肺气，女贞子、菟丝子补肾。并通过临床实验证明该法对声带黏膜的慢性充血、肿胀、增厚等有较好的治疗作用。

陆兴等以清代医家王清任的会厌逐瘀汤为主方治疗慢性喉炎，并设治疗组及对照组进行前瞻性研究。陈国春认为本病系气滞血瘀痰凝，痰瘀互阻而发病，治以活血化瘀、祛痰化湿、软坚散结、利喉开音为法，自拟消肿散结开音方加减（三棱9g，莪术9g，赤芍15g，紫草20g，山慈菇9g，浙贝母9g，海藻9g，昆布9g，薏苡仁15g，蝉蜕6g，胖大海10g，桔梗9g）。

林蔚达认为本病无论病因如何，最终发病的病机均为气滞血瘀痰凝，而以"瘀血"学说最为突出，治疗以活血化瘀为法，方用黄芪30g，党参20g，白术15g，枳实12g，陈皮12g，川芎12g，丹参12g，桃仁12g，红花12g，三棱6g，莪术6g，炙甘草5g。金慧鸣以活血化瘀、散结开音法为主，结合原发病进行辨证治疗，以会厌逐瘀汤加减治疗。声带肥厚明显、声带结节或息肉者加海藻、昆布、僵蚕、干地龙、夏枯草、炙鳖甲、木蝴蝶等以散结；血瘀甚者加丹参、牡丹皮；挟阴虚者加胖大海、鸡血藤。另外，金氏提出其虽以活血化瘀法治疗该病取得良效，但须是在辨证论治基础上，强调"本法限于久喑气滞血瘀型患者，其它证型不列入在内"。

王敬兰以活血化瘀散结为法，拟会厌逐瘀汤加减：咽喉肿痛加射干、山豆根各9g，干痛加麦冬、石斛各9g，声带肥厚加茯苓、半夏各9g，声带结节加丹参、牛膝各9g，声音嘶哑重者加胖大海、蝉蜕各6g。熊明昭用《医林改错》所载活血化瘀名方血府逐瘀汤治疗声带息肉小结。庄金梅自拟活血化瘀汤（桃仁10g，红花9g，牡丹皮9g，枳壳10g，诃子12g，木蝴蝶9g，桔梗9g，射干9g）治疗肥厚性喉炎。黄飞治疗中以化瘀祛痰药为主（丹参30g，郁金、牛膝、玄参、僵蚕各15g，枳壳、桔梗各10g，金银花20g，甘草10g，木蝴蝶6g）。马玉起临证以活血化瘀药为主（当归10g，生地10g，红花9g，桃仁9g，赤芍10g，川芎10g，丹参12g，桔梗10g，射干10g，玄参10g，甘草6g）。

（3）从肺脾气虚论治 《景岳全书》提出："声由气而发，肺病则夺气"，"败中气而喘促为喑者，脾之病也。"现代中医亦以肺脾气虚为慢性喉炎常见证型之一。近年，许多医家对慢性喉炎从肺脾气虚论治，临床取得良好效果。如姚松苗认为慢性喉炎多属肺脾气虚，无力鼓动声门而发声，治疗以益气滋阴，宣肺利咽为法。以自拟益气清音汤（党参、白术、茯苓、生地、贝母、桔梗、川芎、蝉衣、玉竹、玉蝴蝶、胖大海、甘草）并结合西药常规治疗。曹奕等以自制口服制剂畅声饮（党参、黄芪、熟地黄、苍术等，党参益气生津养血，黄芪补气升阳，二者均归脾肺经，熟地黄补血滋阴、益精填髓，归肝肾经，三者协同以养阴益气生津；苍术燥湿健脾，入脾胃经，以绝生痰之源）治疗慢性单纯性喉炎、慢性肥厚性喉炎和声带小结。刘大新等主张本病辨证不应拘于滋阴清热法，并提出要善于从脾胃治，认为本病常见于脾胃对水谷精微的腐熟及运化功能减弱或失调，以致津液不能上达于咽，咽部脉络失其濡养，气血运行不畅，故发为喉痹。治以健脾调胃，理气生津。方以香砂六君子汤加减（党参、炒白术各10g，茯苓15g，陈皮、半夏各10g，木香、砂仁各6g，香橼、佛手各10g，炙甘草10g），临床治疗慢性喉炎虚证患者取得良好效果。

（4）以虚实并重论治　现代医家对慢性喉炎的临床辨证分型治疗各有特点，但对其病因病机看法基本一致，认为本病多由肺脾肾虚损所致，亦由病久气滞血瘀痰凝，或痰热蕴结致声门开合不利引起，病性常见本虚标实。故近年来许多医家重视以虚实并重、标本兼治的方法治疗本病，收到较好疗效。任光荣认为本病虽是慢性疾患，但并非纯属虚证，用声过度、慢性劳损是其发病因素的一个方面，而虚处受邪即成实，故火郁是本病各种证候中共有的基本病机，而有火郁之证，治法不应以补为主，并根据"火郁发之"，治以疏风解郁、清热利咽，以杨栗山《伤寒瘟疫条辨》之升降散为基本方（全蝉蜕3～10g，白僵蚕6g，赤芍、牡丹皮、藏青果、桔梗各10g，川贝3～9g，生甘草3～6g），并辨证加减，新感外邪兼见风寒表证者，加麻黄、杏仁；兼见风热表证者，加薄荷、桑叶、菊花；肺肾阴虚，虚火上炎者，选加玄参、麦冬、生地、知母、黄柏；气阴两虚者，加辽沙参（或太子参）、百合、川贝、花粉；肺脾气虚者，加党参、黄芪、诃子肉；病程已久，反复不愈，声带表面粗糙不平，或见小结、息肉，黏膜暗红，有瘀血证者，酌加丹参、桃仁、红花、三棱、莪术；热毒壅甚，咽痛明显者，酌加金银花、连翘、山豆根、板蓝根。张跃着眼于本虚标实并治，以清热解毒、滋阴养肺、健脾利湿、调理情志、活血化瘀为法，拟方玄四清音丸，以玄参120g，麦冬

120g，甘草 80g，桔梗 120g，当归 100g，川芎 100g，生地 100g，连翘 100g，黄芩 100g，黄芪 100g，贝母 30g，赤芍 100g，金银花 100g 等，制成内含粉末的丸状物。邱则仁按其本虚标实，以整体辨证分型为据，施以不同古方，综合《伤寒论》之桔梗汤，《和剂局方》之二陈汤、四物汤、逍遥散，《医学正传》之陈夏六君汤及《喉科秘旨》之六味汤等古方加减化裁，治疗慢性喉炎的肝郁脾虚型、肺脾气虚型、气滞血瘀痰凝型、肾阴虚型，获得较好的临床疗效。

江娟娟等认为本病的形成多由脏腑虚损引起，或情志过激，损气伤音，气损则滞，气滞则血瘀，痰瘀互结而导致。治疗上，根据本虚标实的致病特点，重在益气养阴，兼清热化痰，活血散瘀。治疗以清轻上升之花、络、须、叶，如凤凰衣、木蝴蝶、金银花、蝉衣、橘络等，使药物直达病所，以浙贝母、生牡蛎、红花、桃仁等化痰散结、活血化瘀的药物为主，配以木蝴蝶、薄荷等清轻上浮之药组成的方剂。以上述方法治疗慢喉暗患者，临床亦收效显著。

郭洪波等认为本病系本虚标实，应从肺肾论治。本虚为病程日久，母病及子，阴损及阳，声门失之滋养；标实为血瘀痰凝窍道，声门开合不利。治以滋阴温阳、补肾益肺、祛瘀化痰、散结利音为法。选用地黄饮子合消瘰汤加减治疗，地黄、玄参、浙贝母、煅牡蛎、山茱萸、石斛、巴戟天、肉苁蓉、五味子、茯苓、麦冬、石菖蒲各 10g，远志 6g，肉桂（后下）3g，田七粉（兑服）4g，薄荷 2g，治疗慢性喉炎患者 76 例，总有效率 94.74%。刘朝钦认为本病为肺脾肾虚损，久病气滞血瘀痰凝所致，临证需虚实并治，以滋阴益肾、散结利咽为法，拟基本方清咽利嗓汤加减云故纸、枸杞子、牛蒡子、桔梗各 15g，川贝 10g，甘草 6g。其阴虚重者加百合 30g，天冬、麦冬各 15g；气虚重者加黄芪、黄精各 30g，人参（另炖）10g；痰瘀、声带小结、息肉者加桃仁 10g，酒大黄、䗪虫各 6g，浙贝母 15g，海浮石 30g。

统上所见，许多医家对该病的临床辨证分型治疗多以肺肾阴虚、血瘀痰阻、肺脾气虚、虚实兼杂为主。治疗以养阴为主，兼以益气开音，或行气、活血、祛痰、清热等法。然而，慢喉暗见证较复杂，无论内因、外因和不内外因均可致病，寒热虚实均可见之，根据中医"同病异治"的原理，对于疾病的论治应当以全身辨证，而不能拘于某种或某几种辨证分型。比如，临床中本病的证型不囿于常述的肺肾阴虚、气滞血瘀等型，还可遇到肝郁、肝郁脾虚、湿浊内阻等证型。另外，因正常声音与五脏相互协调关系密切，声音异常可反映五脏的病变，五脏病变也可引起声音的改变。所以，该病累及脏腑较多且病机较为复杂，治疗应旨"观其脉证，知犯何逆，随证治之"及"见斯证，用斯药"的原则，方可收到佳效。

2.雾化吸入　胡顺临等运用复方丹参注射液在喉部行超声雾化吸入，治疗声带息肉。秦晓晨等用自拟清热利咽方（锦灯笼 15g，山豆根 15g，桔梗 9g，生甘草 9g，射干 9g，牛蒡子 15g，大黄 12g，金银花 20g）行喉部超声雾化吸入，治疗咽喉炎症。李云英等采用金喉雾化剂治疗慢性喉炎。陈文勇用金喉雾化剂治疗声带小结。邵云临证用中药自拟方（红花 12g，桃仁 15g，丹参 15g，枳实 15g，陈皮 15g，川芎 12g，桔梗 15g，浙贝母 15g，生牡蛎 20g，玄参 12g，柴胡 12g，蝉蜕 15g，木蝴蝶 15g，甘草 6g）加减，同时局部以复方安息香酊蒸气吸入为法。黄飞以化瘀祛痰法拟方（丹参 10g，郁金 10g，牛膝 10g，玄参 10g，僵蚕 10g，枳壳 10g，桔梗 10g，金银花 10g，甘草 3g，木蝴蝶 3g）辨证加减治疗慢喉瘖，并辅以雾化吸入鱼腥草、氟美松注射液。

3.针灸治疗　李静等取任、督脉的天突、廉泉、膻中、哑门、大椎5 个经穴，均施捻转式平补平泻的温针灸法治疗慢性喉炎。曹华等用"经络探测电针治疗器"在耳甲腔内选出刺激点区治疗声音嘶哑。金嫣莉取天鼎、廉泉为主穴，肺肾阴虚配鱼际、太溪、照海，肺气不足加足三里、尺泽，气滞痰凝加太冲、列缺、丰隆，取捻转补泻手法。刘国光取列缺、照海为主穴，配天突穴，按灵龟八法定时取穴法治疗。宁齐放取 5% 当归注射液 2mL，加地塞米松 5mg，注入人迎、天突穴、廉泉穴，治疗慢性咽喉炎。皮健运用针刺人迎、水突穴治疗声带肥厚，并认为喉部是诸经循行和交会之处，通过局部及循经取穴针刺治疗，可使经络疏通，气机宣畅，促使积液吸收，达到消肿化结和增进发声功能的目的。殷云取人迎、扶突为主穴，对病程长，症状顽固者配以合谷、鱼际针刺治疗早期声带小结。

4.其他疗法　强建华等用自拟具有清热生津、润喉开音之效的清喉茶（木蝴蝶，胖大海，藏青果，枫斗）泡饮，治疗慢性喉炎。严道南等采用人迎、水突穴推拿及脉冲电刺激治疗慢性喉炎。吕京虎等针刺推拿并用治疗慢性喉炎。朱春晖等运用人迎、水突穴脉冲电刺激治疗慢性喉炎。彭春华采用喉肌推拿、喉关节推拿、穴位推拿、环甲推拿治疗嗓音病。杨华等采用推拿手法治疗慢性喉炎。屈季宁等采用口服金嗓散结丸及肌注并后部直流电导入透明质酸的方法，治疗声带小结。梁萍运用局部按摩法（按摩面颊两侧、颈前、喉结、胸骨上凹、颈后、鼻两侧、交替对侧虎口），治疗慢性喉炎。张恒峰用旋磁治疗慢性喉炎。

（三）经典方药

1.六味汤加减（《喉科指掌》）

组成：荆芥穗三钱　薄荷三钱　炒僵蚕二钱　桔梗二钱　防风二钱

用法：上为末，煎数滚去滓，温好，连连漱下。

功用：疏风散寒，解表利咽。

主治：急喉痹之风寒外袭。此证主要以出现风寒表证同时伴见咽肿而充血不重为特征。

方解：荆芥、防风祛风散寒解表，僵蚕祛风解痉，桔梗清热利咽，薄荷疏风解表。夹湿见胸闷、纳呆、身重、口淡等，可加陈皮、藿香、焦神曲；咳嗽加杏仁、浙贝母；体虚加黄芪、白术、甘草。

2.清咽利膈汤加减（《喉科紫珍集》）

组成：连翘（5g）　栀子（5g）　鼠粘子（5g）　黄芩（5g）　薄荷（5g）　防风（5g）　荆芥（5g）　玄明粉（冲服6g）　金银花（5g）　玄参（10g）　大黄（6g）　桔梗（5g）　黄连（5g）

用法：水煎服，每日1剂，日服2次。

功用：泄热解毒，利咽消肿。

主治：急喉痹之肺胃实热。此证主要以出现肺胃实热证同时伴见咽肿较重、咳嗽、发热、便干为特征。

方解：方用金银花、薄荷、连翘、荆芥等疏风清热、利咽散结；黄连、栀子以清肺胃积热，牛蒡子、山豆根、桔梗清咽解毒止痛，赤芍、玄参清热凉血养阴，生大黄泄热下行，使火热之邪无以壅塞胸膈而不致熏蒸咽喉；甘草清热解毒，调和诸药。

3. 养阴清肺汤（《重楼玉钥》）

组成：生地（6g）　麦冬（3.6g）　甘草（15g）　玄参（4.5g）　贝母^{去心}（2.5g）牡丹皮（2.5g）　薄荷（1.5g）　炒白芍（2.4g）

用法：水煎服。

功用：养阴清肺利咽。

主治：急喉痹之阴虚肺燥。此证主要以病程较长，咽喉色暗红而干，伴咽痛，口干欲饮为特征。

方解：方中生地、玄参养阴润燥，清肺解毒为主药；辅以麦冬、白芍助生地、玄参养阴清肺润燥，牡丹皮助生地、玄参凉血解毒而消痈肿；佐以贝母润肺止咳，清化热痰，薄荷宣肺利咽，使以甘草泻火解毒，调和诸药。共奏养阴清肺解毒之功。

三、名老中医治疗经验

（一）干祖望

喉炎方　三棱 10g，莪术 10g，穿山甲 10g，地鳖虫 10g，鳖甲 15g，桃仁 10g，红花 6g，昆布 10g，海藻 10g，蝉衣 6g，落得打 10g。

功效：化痰散结，活血化瘀。

方解：本方以三棱、莪术为君药破血逐瘀；穿山甲、地鳖虫活血通经，鳖甲软坚散结共为臣药，桃仁、红花活血化瘀，昆布、海藻软坚化痰，蝉衣利咽开音为佐药；落得打引至病所为使药。

（二）陈小宁

化痰开音方　僵蚕 10g，胆南星 10g，浙贝母 10g，穿山甲 10g，赤芍 10g，夏枯草 10g，玄参 10g，生山楂 10g，薏苡仁 10g，天竺黄 10g，射干 3g，桔梗 6g，甘草 3g。咽喉干燥明显者加天花粉 10g、茅根 10g，咽喉疼痛加金银花 10g、连翘 6g，便溏、胃部不适及嘈杂者加白术 10g、山药 15g 等。

功效：化痰散结，活血化瘀。

方解：以穿山甲活血化痰消肿为此方用药之亮点，配以僵蚕、胆南星、浙贝母、夏枯草化痰散结，薏苡仁健脾消痰，天竺黄清热化痰，射干、桔梗清利咽喉、化痰开音，赤芍活血化瘀，山楂活血消肉积；辅以玄参凉血滋阴，生津润燥；甘草甘缓调和诸药。主治慢喉喑，病程较久，痰凝血瘀所致的声音嘶哑，咽干灼热，咽部有痰。

四、民间单方验方

1. 芒果煎水，代茶频服。用于风热外侵证、肺胃实热证。

2. 雪梨干 50g，罗汉果半个，水煎 20 分钟后，饮汁。用于阴虚肺燥证。

3. 茶榄海蜜饮　绿茶、橄榄各 6g，胖大海 3 枚，蜂蜜 1 匙。先将橄榄放入适当清水煎沸片刻，然后冲泡绿茶、胖大海，焖盖片刻，入蜂蜜调匀，徐徐饮汁，用于阴虚肺燥证。

五、中成药治疗

1. 清咽片　由桔梗、寒水石、薄荷、诃子（去核）、甘草、乌梅（去核）、青黛、硼砂（煅）、冰片组成。清热，利咽。用于声哑失音。

2. 复方瓜子金颗粒　瓜子金 90g，大青叶 210g，野菊花 120g。利咽清热，散结止痛，祛痰止咳。用于风热症的急性咽炎、痰热症的慢性咽炎急性发作及其他上呼吸道感染。

3. 复方金银花颗粒　金银花、连翘、黄芩；辅料为蔗糖。清热解毒、凉血消肿。用于风热感冒、喉痹、乳蛾、目痛、牙痛及痈肿疮疖等症。

4. 十味龙胆花颗粒　清热化痰，止咳平喘。用于痰热壅肺所致的咳嗽、喘鸣、痰黄，或兼发热、流涕、咽痛、口渴、尿黄、便干。

5. 养阴清肺糖浆　地黄、玄参、麦冬、川贝母、牡丹皮、白芍、薄荷、甘草。养阴润肺，清热利咽。用于咽喉干燥疼痛，干咳、少痰或无痰。

6. 藏青果颗粒　以西青果为主药。清热，利咽，生津。用于慢性咽炎，慢性喉炎，慢性扁桃体炎。

7. 银黄颗粒　金银花、黄芩提取物。清热，解毒，消炎。用于急慢性扁桃体炎，急慢性咽喉炎，上呼吸道感染。

8. 蒲地蓝消炎片　黄芩、苦地丁、板蓝根；辅料为硬脂酸镁、滑石粉、蔗糖、明胶、淀粉。清热解毒，抗炎消肿。用于疖肿、咽炎、扁桃腺炎。

9. 咽炎片　玄参、板蓝根、天冬、麦冬、牡丹皮、百部（制）、青果、款冬花（制）、木蝴蝶、地黄、蝉蜕、薄荷油。养阴润肺，清热解毒，清利咽喉，镇咳止痒。用于慢性咽炎引起的咽干，咽痒，刺激性咳嗽。

10. 金银花糖浆　金银花 75g、忍冬藤 175g。清热解毒。用于发热口渴，咽喉肿痛，热疖疮疡。

11. 银黄含化滴丸　清热解毒，消炎。用于急慢性扁桃体炎，咽炎，上呼吸道感染。

12. 蓝芩口服液　清热解毒，利咽消肿。用于急性咽炎、肺胃实热证所致的咽痛、咽干、咽部灼热。

六、外治法

1. 推拿按摩　按摩推拿是中医传统有效的治疗手段，该疗法具有疏通经络，通畅气血，加强人体新陈代谢的作用。咽、喉、口腔等发声器官，为经络循行交会之处，咽喉可借助于这些经脉与全身脏腑、气血、津液发生联系，以维持咽喉的正常生理功能。人迎、水突穴位于体表与经络、脏腑相连通的点，是机体气血流注的地方。人迎穴位于喉结旁开 1～1.5 寸处，水突穴位于人迎穴直下 1.5 寸处，二者皆属足阳明胃经，效能调气血，利咽喉。人迎穴有清利咽喉、通调舌络、理气通脉降逆之功，水突穴有清利咽喉、理气止咳平喘之功，均为治疗咽喉疾病的常用穴。本经有病，可"颈肿喉痹"，"喉痹卒喑"。慢性喉炎、声带小结常因发声不当，用声过度，造成声带黏膜充血、水肿、肥厚，喉肌疲劳。喉肌过度挛缩，牵拉致伤，而出现"郁闭"、"疲结"，结果导致"筋急而转摇不甚便利"。通过按摩推拿，以宣散郁闭之气，奎聚之筋疲，舒展拘急之筋脉，使人体气血、经络运行通畅，经络通，气血和，则气机畅，声道无阻，发声能力增强，喉肌疲劳恢复，喉肌调节精确性提高。

推拿方法：患者取端坐位，术者立于患者身后。术者先行左侧推拿；用右手拇指及食指、中指紧握喉体向左侧移动并固定，将左手拇指轻揉、点压左侧人迎穴、水突穴 30 次，手法要求轻快柔和。同法行右侧推拿。双侧推拿后，用两手大鱼际肌对两穴位作轻手法的向心性揉动按摩 30 次。每日 1 次。

2. 雾化疗法　小儿急性感染性喉炎起病急，病情发展快，极易形成喉部水肿和痉挛并发喉梗阻，治疗应及时。布地奈德混悬液是一种具有高效局部抗炎作用的糖皮质激素，雾化吸入后对局部抗炎具有良好的选择性，与糖皮质受体结合力强，亲脂性高，在呼吸道黏膜沉积后，可从脂质间缓慢补充释放，能长期作用于患部抗炎，无呼吸道阻力影响，快速减轻喉头水肿，缓解喉痉挛，消除喉梗阻，改善喉鸣、呼吸困难等情况并缩短病程。另外，其非特异性抗炎强度是地塞米松的 20 倍左右，是氢化可的松的 600 倍，较小剂量即可达到显著疗效，可替代或减少全身糖皮质激素用量。

传统治疗方法在抗感染的同时，早期及时全身应用糖皮质激素抗炎、抑制变态反应，以减轻喉头水肿，常通过静脉使用地塞米松。但静脉应用糖皮质激素，需先经肝脏转化，再通过血液循环至咽喉起作用，起效时间长，影响局部疗效。另外，地塞米松属于长效激素，对下丘脑 - 垂体 - 肾上腺轴（HPAA）的抑制作用持久，同时能抑制机体免疫功能，造成感染扩散，易产生不良反应。布地奈德混悬液雾化吸入后经口咽部吞入部分的约 90% 经肝首过代谢，即使少量吸收，其代谢产物活性也较低，对 HPAA 无明显抑制作用。另外有研究表明大剂量短期使用布地奈德混悬液对血浆皮质醇浓度无显著量效影响，因此可避免由全身使用皮质激素引起的不良反应。

干扰素是细胞因子中的一个家族，以干扰病毒复制而得名，是机体受多种因素（如微生物）刺激网状内皮系统以及体细胞等多种细胞所诱导产生的一种具有广谱抗病毒作用的低分子糖蛋白，主要通过细胞表面受体作用，使细胞产生抗病毒蛋白，并增强抗体细胞免疫活性的双重作用，而发挥其生物学功能。婴幼儿因其产生干扰素的能力弱，导致内源性干扰素不足，治疗采用重组人干扰素，不仅能使病毒复制受干扰，同时还能提高机体的干扰素水平，增强细胞免疫功能。

第七节　预防和调护

一、预防

预防小儿急性喉炎更为重要，必须要做到以下几点：a. 注意营养，促进儿童健康发育成长。b. 锻炼身体，多参加户外活动，增强体质；经常用冷水洗脸，提高对温度改变的适应能力。c. 讲究卫生，去除发病诱因，居住环境要清洁通风，阳光充足，温度适宜；衣服不宜穿得过多，天气变化时注意增减。d. 在冬季呼吸道传染病易流行期间，禁止带儿童去公共场所，以避免与患者接触和受到有害刺激，一旦外出要戴口罩。e. 平时做好计划免疫，按规定给儿童注射疫苗，以增强其免疫力。

二、调护

急性喉炎患儿开始可出现低热、流涕、咳嗽、声嘶等，炎症由咽部继续向下蔓延而引起喉部弥漫性炎症，典型的症状为夜间突然加重，以喉痉挛为主，除声嘶外，有吸气性呼吸困难，鼻翼煽动。高热、吸气时出现三凹征，即胸骨上窝、肋间隙和锁骨上窝在吸气时凹陷，患儿口鼻周围发绀。因无力呼吸，吸气性喉鸣及三凹征减轻，外貌似平静，实为周身衰竭，而颜面苍白，最后木僵、昏迷、抽搐而死亡。

对于急性喉炎的护理必须做到以下几点：a. 首先要注意四大生命体征，对患儿出现的任何症状给予对症护理。b. 密切观察呼吸困难的程度，如烦躁不安宜用中等量的镇静剂，用量不宜过大，以免掩盖缺氧现象，忌用吗啡和阿托品类药物，凡有重二度或三度呼吸困难的患儿，视病情给予间断或持续吸氧，不仅可增加氧气吸入，也可减轻喉痉挛，减呼吸困难的减轻心脏负担，避免心力衰竭。c. 由于喉痉挛和咳嗽反射差，喉部或器官内常有分泌物潴留，可在直接喉镜下吸出，在吸痰的同时，还可喷雾 1%～3% 麻黄素、1% 肾上腺素和肾上腺皮质激素的混合液，以减轻喉部肿胀缓解呼吸困难。吸痰后，应严密观察病情变化必要时行气管切开术。

第四章 支气管炎

第一节 概述

小儿支气管炎以咳嗽、咯痰为主要临床表现，是儿科常见呼吸系统疾病，尤以 3 岁以内的婴幼儿发病率最高，一般预后良好。如因年龄小，体质差，或因失治、误治，护理不当，饮食调理失宜，均可使病情反复，或兼喘，日久影响患儿的生长发育，增加成年后患肺系疾病的可能性，这是目前摆在广大儿科医师面前亟待解决的问题之一。

现代医学研究认为，急性气管－支气管炎是由感染、物理、化学刺激，或过敏反应引起的气管－支气管黏膜的急性炎症。病理变化主要表现为：气管和支气管黏膜充血、水肿，纤毛细胞损伤脱落，黏液腺体增生肥大，黏膜下层有淋巴细胞和中性粒细胞浸润，分泌物增加。炎症消退后，黏膜的结构和功能恢复正常。呼吸道感染是引起本病的重要因素，感染可诱发多种细胞因子直接或间接参与炎症反应，从而促进炎性细胞的渗出与趋化、活化炎性细胞、致热，并参与炎症病理性损害。治疗方面，目前国内外主张应用抗生素以控制感染为主，同时采取止咳化痰、解痉平喘等对症治疗。而抗生素较易产生耐药性、二重感染及多系统器官损害，镇咳类药物也有一定的副作用，并且停药后容易反复，导致咳嗽迁延难愈。因此，中医药治疗本病越来越受到重视。

根据本病的临床表现，中医学将其归属于"咳嗽"的范畴。历代医家归纳其发生的原因，有外感、内伤之别。小儿肌肤柔嫩，藩篱疏薄，卫外不固，易为外邪所侵，其中又以感受风邪为主。病变部位主要在肺，其次在脾、肾。咳嗽的发生与痰邪阻塞气道关系密切。治疗包括内治法和外治法，突出中医辨证论治特色，运用经方或经方化裁及单验方，临床疗效颇佳。

第二节　病因与发病机制

一、西医病因病机

（一）病因

现代医学认为，人体在受寒、过度疲劳或营养不良时抵抗力下降，气管－支气管生理防御机能亦削弱，易发本病。其病因有以下数种。

1. 感染因素　病原是病毒、细菌或肺炎支原体等，以病毒感染最常见。凡可以引起上呼吸道感染的病毒都可成为支气管炎的病原体。病毒引起的上呼吸道感染，常向下蔓延，引起急性气管炎和支气管炎。常见的病毒有呼吸道合胞病毒、流感病毒、3型副流感病毒、腺病毒。在病毒感染的基础上，黏膜纤毛受损，可继发细菌感染。常见病原菌有肺炎球菌、流感嗜血杆菌、化脓性葡萄球菌、肺炎双球菌和 β－溶血性链球菌 A 组。肺炎支原体感染亦不少见。临床百日咳杆菌、沙门氏菌属或白喉杆菌亦可见。本病细菌或细菌病毒混合感染的概率较上呼吸道感染多。

2. 物理、化学因素　寒冷、气温骤变以及粉尘、烟雾、有害气体等都可以直接刺激支气管黏膜，破坏纤毛上皮，刺激黏液分泌，影响人体或呼吸道局部的正常生理功能，给病毒、细菌感染创造条件。

3. 过敏因素　特应性体质小儿对各种过敏原（如细菌蛋白质或寒冷空气）敏感，也可发病。近年来发现螨及其代谢产物有强烈的致敏性，细菌、病毒的分泌物及代谢产物也可成为抗原。当致敏原进入机体后，机体产生相应的抗体，具有特异性，再次与致敏原接触时，引起抗原抗体反应。寄生虫如钩虫、蛔虫等的幼虫在肺脏移行时，也可引起本病。

4. 其他因素　本病常是某些特殊发热性疾病的早期症状，如麻疹、百日咳等。营养不良、佝偻病、慢性鼻炎、鼻窦炎、慢性咽炎、呼吸道畸形、异物吸入、胃食管反流及免疫缺陷的患儿易患本病。

（二）发病机制

小儿支气管炎是支气管黏膜发生炎症所致，在婴幼儿期发病较多、较重，常继发于上呼吸道感染。在发生支气管炎时，气管大多同时出现炎症，实际上可以说是气管支气管炎。

1. 小儿肺部解剖特点

（1）气管支气管 小儿呼吸道较短，较成人发病几率大。儿童气道位置较成人偏高，新生儿气管上端相当于第 4 颈椎水平，下端分支处相当于第 3 胸椎水平。随着年龄增长逐渐下降，至 12 岁时气管分支处降至第 5、6 胸椎水平。右侧支气管较直，类似气管的直接延续。数据显示小儿气管直径较窄，从一定程度上影响小儿呼吸道分泌物的排出，患呼吸道感染的小儿极易累及毛细支气管，病程长。另外，婴儿支气管壁缺乏弹力，软骨柔弱，细支气管无软骨，呼气时易被压，造成气体滞留，影响气体交换。以上特点导致小儿呼吸效率低，抵抗力差，一旦出现病理征，临床表现较成人严重。

（2）肺 肺泡直径早产儿仅 75μm，新生儿为 100μm，成人为 250μm ～ 350μm。新生儿肺泡数目约 2500 万，而成人肺泡数约 3 亿，足月新生儿仅为成人的 8%。婴儿肺泡面积按公斤体重计算与成人相似，但婴儿代谢能按公斤体重计算，远较成人为高，因此应付额外的代谢需要时，呼吸储备能力较小。肺弹力组织发育较差，血管组织丰富，有利于生长发育。整个肺脏含血量多而含气量相对较少，气体交换面积小，间质发育旺盛。因肺泡数量少而小，免疫反应时，易致黏液阻塞。

（3）呼吸肌与胸廓 呼吸肌是呼吸的动力，类似于心脏在循环系统中发挥泵的作用。婴儿胸部呼吸肌不发达，主要靠膈肌呼吸，易受腹胀等因素影响，而且婴儿的膈呈横位，倾斜度小，收缩时易将下部肋骨拉向内，胸廓内陷，使呼吸效率减低。由于婴儿胸壁柔软，用力吸气时负压增大，在肋间、胸骨上下和肋下缘均可引起内陷，限制了肺的扩张。呼吸肌的肌纤维有不同类型，其中耐疲劳的肌纤维所占比例少，故小儿呼吸肌力弱，容易疲劳，从而在解剖特点上决定了小儿呼吸道疾病的发病率较成人高。

2. 病理改变

（1）急性支气管炎 急性感染所致的支气管炎，病理上早期表现为黏膜充血、肿胀，继而浅层纤毛上皮损伤、脱落，黏液腺肥大，分泌物增加，表面有浆液性、黏液性或化脓性渗出物，黏膜下层有炎性细胞浸润和水肿渗出，病情严重者支气管各层均可受损，发展成支气管周围炎甚至可蔓延至细支气管和肺泡。炎症消退后，气管和支气管黏膜的结构功能一般可恢复正常。

（2）慢性支气管炎　是气管、支气管黏膜及周围组织的慢性非特异性炎症，其早期病变位于小气道。由于该区的纤毛上皮由少到无，管壁无软骨，仅有一层薄的肌层，其总体横断面积大，气流速度在此处减慢，故细菌、病毒及有害物质容易沉着，发生病理改变，造成不同程度的纤维增生或黏膜溃疡，导致气道狭窄和阻塞，以及细支气管周围炎。此后支气管也有相似的炎症改变，黏液腺分泌增多，纤毛上皮遭到不同程度的损伤或破坏，使痰液排出困难，潴留于支气管内，影响通气。病变进一步发展时，支气管壁溃疡破坏，形成肉芽组织并发生机化，用力呼气时，胸腔和支气管周围的肺泡内压力增高，小支气管容易塌陷，造成阻塞性肺气肿等病理生理改变。

二、中医病因病机

（一）中医古籍对病因病机的认识

中医学将本病归属于"咳嗽"的范畴。历代医家对咳嗽的病因病机、治疗原则及辨证论治有着丰富的认识。早在秦汉时期的《内经》中就对其做了系统的论述，《素问·咳论》曰："皮毛者，肺之合也，皮毛先受邪气，邪气以从其合也"，说明了外邪犯肺可致咳，"五气所病……肺为咳"指出了咳嗽的病位在肺，"五脏六腑，皆令人咳，非独肺也"则指出其他脏腑功能失调也可引发咳嗽。《难经》言："嗽，气上而不下，逆而不收，冲壅咽膈，淫淫如痒，习习如梗，是令嗽也"，指出了咳嗽的病机在于肺失宣肃，肺气上逆。

隋唐宋时期，关于小儿咳嗽的理论有了进一步的发展。隋·巢元方《诸病源候论》云："嗽者，由风寒伤于肺也。肺主气，候皮毛，而俞在于背。小儿解脱，风寒伤皮毛，故因从肺俞入伤肺，肺感微寒，即嗽也。"将小儿咳嗽分为伤寒、时气两大类，并倡导"小儿……不可暖衣……宜时见风日……常当节适乳哺"等小儿养育观。唐·孙思邈《千金方》曰："小儿寒热咳逆，膈中有癖，乳若吐不欲食方"，描述了小儿外感咳嗽兼见脾系症状。宋·钱乙《小儿药证直诀》言："夫嗽者，肺感微寒。八九月间，肺气大旺，病嗽者，其病必实，非久病也。其症面赤痰盛身热，法当以葶苈丸下之。若久者，不可下也。十一月十二月嗽者，乃伤风嗽也。风从背脊第三椎肺腧穴入也，当以麻黄汤汗之。有热证，面赤饮水，涎热，咽喉不利者，宜兼甘桔汤治之。此久病也，以阿胶散补之"，指出了咳嗽与时令的关系。

元明清时期，众医家对咳嗽的认识已臻于成熟。《景岳全书·咳嗽》谓："咳嗽之要，止惟二证，何为二证？一曰外感，一曰内伤，而尽之矣"，将咳嗽分为外感、内伤两种。《医宗金鉴·幼科心法要诀》言："肺病咳嗽有痰声，有声无痰咳之名，有痰无声谓之嗽，为病寒热食与风"，将小儿咳嗽分为风寒、食积、肺热、肺寒咳嗽。《幼幼集成·咳嗽证治》论："肺实者，顿咳抱首，面赤反食；肺虚者，气逆虚鸣，面白飧泻；肺热者，痰腥而稠，身热喘满，鼻干面红，手捏眉目；肺寒者，嗽多痰清，面白而喘，恶风多涕"，也描述了肺实、肺虚、肺热、肺寒咳嗽的症候表现。《金匮翼》对暴咳做了描述："热咳有久暴之异，暴者时热伤肺也。"

（二）病因病机

小儿咳嗽发生的原因，主要为感受外邪，其中又以感受风邪为主。《活幼心书·咳嗽》指出："咳嗽者，固有数类，但分寒热虚实，随证疏解，初中时未有不因感冒而伤于肺"，指出了咳嗽的病因多由外感引起。此外肺脾虚弱则是本病的主要内因。

咳嗽的病变部位在肺，常涉及脾，病机为肺失宣肃。肺为娇脏，其性清宣肃降，上连咽喉，开窍于鼻，外合皮毛，主一身之气，司呼吸。外邪从口鼻或皮毛而入，邪侵于肺，肺气不宣，清肃失职而发生咳嗽。小儿脾常不足，脾虚生痰，上贮于肺，或咳嗽日久不愈，耗伤正气，可以转为内伤咳嗽。

1. 感受外邪　主要为感受风邪。风邪致病，首犯肺卫，肺为邪侵，壅阻肺络，气机不宣，清肃失司，肺气上逆，则致咳嗽。风为百病之长，其他外邪又多随风邪而侵袭人体。若风邪夹寒，风寒束肺，肺气失宣，则见咳嗽频作、咽痒声重、痰白清晰；若风邪夹热，风热犯肺，肺失清肃，则致咳嗽不爽，痰黄黏稠。

2.痰热蕴肺　小儿肺脾虚弱，气不化津，痰易滋生。若素有食积内热，或心肝火热，或外感邪热稽留，炼液成痰，痰热相结，阻于气道，肺失清肃，则致咳嗽痰多，痰稠色黄不易咯出。

3.痰湿蕴肺　小儿脾常不足，易为乳食、生冷所伤，则使脾失健运，水湿不能化生津液，水谷不能化生精微，酿为痰浊，上贮于肺。肺为娇脏，不能敷布津液，化液成痰，痰阻气道，肺失宣降，气机不畅，则致咳嗽痰多，痰白而稀。

4.肺气亏虚　小儿禀赋不足，素体虚弱者，或外感咳嗽经久不愈耗伤正气后，致使肺气亏虚，脾气虚弱，运化失司，气不布津，痰液内生，蕴于肺络，则致久咳不止、咳嗽无力，痰白清稀。

5.肺阴亏虚　小儿肺脏嫩弱，若遇外感咳嗽，日久不愈，正虚邪恋，热伤肺津，阴津受损，阴虚生内热，热伤肺络，或阴虚生燥，而致久咳不止，干咳无痰，声音嘶哑。小儿咳嗽病因虽多，但其发病机理则一，皆为肺脏受累，宣肃失司而成，外感咳嗽病起于肺，内伤咳嗽可因肺病迁移，或他脏先病，累及于肺所致。

第三节　临床表现

一、急性支气管炎

发病大多先有上呼吸道感染症状，也可忽然出现频繁而较深的干咳，以后渐有支气管分泌物。在胸部可闻及干、湿啰音，以不固定的中等水泡音为主，偶尔可限于一侧。婴幼儿不会咯痰，多经咽部咽下。症状轻者无明显病容，重者发热38℃～39℃，偶尔达40℃，多2～3天退热。患儿感觉疲劳、影响睡眠食欲，甚至发生呕吐、腹泻、腹痛等消化道症状。年长儿可诉头痛及胸痛。咳嗽一般延续7～10天，有时迁延2～3周，或反复发作。如不经适当治疗可引起肺炎。一般白细胞正常或稍低，升高者可能有继发性细菌感染。身体健壮的小儿少见并发症，但在营养不良、免疫功能低下、先天呼吸道畸形、慢性鼻咽炎、佝偻病等患儿中，易并发肺炎、中耳炎、喉炎、副鼻窦炎等。

二、慢性支气管炎

约有半数患儿生长发育落后于同龄儿，体力较差。多在冬季发病，早晚加重，尤以夜间为甚。常在感冒后产生持久性咳嗽，多日不愈，或伴轻度至中度喘息，痰量或多或少，咳出后才舒服。患儿常感胸痛。如不积极治疗，则频发和加重，病程拖延，体质更弱，甚至夏季亦可发病。最终因支气管炎或肺间质破坏，可并发肺不张、肺气肿、支气管扩张等不可逆损伤。

第四节　西医诊断与中医辨证

一、西医诊断

根据呼吸道症状、体征，结合辅助检查一般可诊断。重症支气管炎与肺炎早期难以鉴别，如呼吸频率明显增快：2 个月以下 ≥ 60 次 / 分，2 个月 ~ 12 个月 ≥ 50 次 / 分，1 岁 ~ 5 岁 ≥ 40 次 / 分，听到较深啰音或捻发音，咳嗽后啰音无明显减少应考虑肺炎。可做胸部 X 线检查以确诊，并应注意与支气管异物、肿物压迫等疾病相鉴别。

慢性支气管炎应与慢性鼻窦炎、腺样体肥大、睡眠呼吸暂停综合征、肺结核、变异性哮喘、支气管扩张、纤毛功能异常症以及胃食管反流等慢性呼吸道疾病相鉴别。

二、中医辨证

（一）辨证要点

1. 辨外感与内伤　外感咳嗽，常起病急，病程较短，伴有表证，多属实证。内伤咳嗽，发病多缓，病程较长，多兼有不同程度的里证，可虚实互见，然虚证居多。

2. 辨寒热　寒咳多见怕冷，痰稀白，舌质淡，脉紧等；热咳多见发热，痰黄，大便秘结，舌质红，苔黄，脉数等。

3. 辨咳声　咳声重浊多属风寒或夹湿；咳声粗亢多属风热；咳声嘶哑多属燥热；咳而喉痒，多兼风邪。

4. 辨痰质　白稀属寒痰；黄稠属热痰；白黏量多，易咯出属湿痰；白黏而少，难咯出属燥痰；痰夹泡沫属风痰；白稀夹泡沫属风寒；黄黏夹泡沫属风热；痰稠结块为老痰；干咳无痰属痰火。

（二）辨证分型

1. 外感咳嗽

（1）风寒袭肺　初起咳嗽频作，咽痒声重，痰白清稀，鼻塞流涕，恶寒少汗，或发热头痛，全身酸痛，舌苔薄白，脉象浮紧，指纹浮红。

（2）风热犯肺　咳嗽不爽，痰黄黏稠，不易咳出，口渴咽痛，鼻流浊涕，或伴有发热头痛，恶风，微汗出，舌质红，舌苔薄黄，脉象浮数，指纹浮露淡紫。

2. 内伤咳嗽

（1）痰热壅肺　咳嗽痰多，色黄黏稠，咯出不爽，或有热腥味，或痰中带血，发热面赤，目赤唇红，烦躁不宁，小便短赤，大便干燥，舌红苔黄，脉象滑数，指纹色紫。

（2）痰湿蕴肺　咳嗽痰壅，色白而稀，胸闷纳呆，身倦乏力，舌质淡红，苔白腻，脉象濡滑。

（3）肺气亏虚　咳而无力，痰白清稀，面色㿠白，气短懒言，语声低微，喜温畏寒，体虚多汗，舌质淡嫩，脉细少力。

（4）肺阴亏虚　干咳无痰，或痰少而黏，不易咳出，口渴咽干，喉痒声嘶，手足心热，或咳嗽带血，午后潮热，舌红少苔，脉象细数。

第五节　鉴别诊断与类证鉴别

一、西医鉴别诊断

1. 支气管异物　好发于幼儿及学龄前期，有异物吸入史，呛咳可有可无，有时胸部 X 线摄片检查无异常，应做吸气及呼气相透视或摄片，可有纵膈摆动，或由于一侧气体滞留而两肺透光度不一致。如 X 线检查阴性，仍不能排除异物，可做支气管镜检查。

2. 环状血管压迫　为先天畸形，多发生于主动脉弓处，有双主动脉弓或有环状血管畸形。由一前一后血管围绕气道和食道，随后两者又合并成降主动脉，某些病例右侧主动脉弓和左侧主动脉韧带形成一个环，前者可压迫气管及食道。

3. 咳嗽变异性哮喘　是指以慢性咳嗽为主要或唯一临床表现的一种特殊类型哮喘。临床表现主要为长期顽固性干咳，常于运动、吸入冷空气、上呼吸道感染后诱发，夜间或凌晨加剧。查体时无哮鸣音，一般的止咳化痰药和抗生素治疗无效，而用组胺药、茶碱类或肾上腺皮质激素可缓解。

4. 支气管淋巴结结核　可由肿大淋巴结压迫支气管，或因结核病腐蚀和侵入支气管壁导致部分或完全阻塞，出现阵发性痉挛性咳嗽伴喘息，常伴有疲乏、低热、盗汗、体重减轻。可做结核菌素试验（PPD）、X 线检查，痰结核菌检查，测定血清抗体。

5. 纤毛功能异常症　可有复发性呼吸短促及喘息，有时流速容量环显示吸入性阻塞，发作时肺功能及血气均在正常范围内，支气管扩张试验阴性。

6. 胃食管反流　是消化道疾病的一种表现。由于胃液酸性物的刺激，可导致食管炎、上呼吸道炎等疾病。当胃液吸入气道可引起咳嗽或哮喘发作。

二、中医类证鉴别

1. 百日咳（顿咳）　以阵发性痉挛性咳嗽为主症，咳后有鸡鸣样回声，日轻夜重，病程较长，有传染性，可引起流行。

2. 支气管肺炎（肺炎喘嗽）　以发热、咳嗽、气促、鼻煽为主症，严重时口唇指甲可见发绀。肺部听诊有细湿啰音，胸部 X 线检查可见斑片状阴影。

3. 原发性肺结核（肺痨）　以低热、咳嗽、盗汗为主症，痰中带血或咯血，午后潮热；多有结核接触史；结核菌素试验 ≥ 20mm，结核杆菌培养阳性，胸部 X 线检查显示活动性原发型肺结核改变，纤维支气管镜检查可见明显的支气管结核病变。

第六节　治疗

一、西医治疗及前沿研究

（一）一般治疗

关于休息、饮食、室内温度和湿度的调整等，可参考"上呼吸道感染"；经常调换体位，多饮水，使呼吸道分泌物易于排出；补充大量维生素 C；防止交叉感染及并发症。

因咳嗽频繁妨碍休息时，可给予祛痰药物。应避免给予咳必清、异丙嗪类或含有阿片、可待因等成分的镇咳药物，以免抑制分泌物的排出。当急性支气管炎发生痉挛时，可给予支气管扩张药物；慢性支气管炎有关病因如鼻窦炎、腺样体炎，应及时根治。

（二）控制感染

1. 抗病毒　病毒感染时多数有自限性，目前不推荐应用抗病毒药，若病毒感染较严重时，可采用抗病毒治疗。

（1）病毒唑　又名利巴韦林、三氮唑核苷、尼斯可等，为合成的核苷类广谱强效抗病毒药。可迅速进入细胞，在细胞内被细胞腺苷激酶磷酸化为三磷酸化合物，抑制病毒 RNA 转录酶，阻断病毒 DNA 合成。病毒唑在体外细胞培养试验中显示，其可选择性地对呼吸道合胞病毒产生抑制作用。适用于幼儿呼吸道合胞病毒或腺病毒、甲型或乙型流感和副流感病毒、单纯疱疹病毒、麻疹病毒、水痘 - 带状疱疹病毒等引起的急性支气管炎。本药目前主要有注射剂、口服液、片剂、气雾剂等常用剂型。本药副作用少，但不可长期大剂量的应用，否则会造成某些实验室指标异常，如白细胞和血小板数下降、血清胆红素和转氨酶升高。

（2）阿昔洛韦 为一种合成的嘌呤核苷类似物，系广谱抗病毒药物，在体外试验中表明，本药对单纯性疱疹病毒、巨细胞病毒、水痘－带状疱疹病毒等均具有较好的抑制作用，对疱疹病毒的抑制作用尤为显著，现已作为抗疱疹病毒的首选药物。

2. 抗细菌

（1）青霉素类 青霉素类抗生素是 β-内酰胺类中一大类抗生素的总称，能破坏细菌的细胞壁，并在细菌细胞的繁殖期起杀菌作用。按来源分类，有天然青霉素及半合成青霉素两大类。在青霉素培养液中首先提取制得了各类青霉素，其中青霉素 G 有应用价值，抗菌谱较窄，主要对革兰阳性菌有效，对不产青霉素酶的葡萄球菌和肺炎链球菌、溶血性链球菌等链球菌属均具有良好的抑菌作用。半合成青霉素是在中间体 6-氨基青霉烷酸侧链上加入不同基因，从而获得具有耐酸、耐酶、广谱、抗铜绿假单胞菌及用于革兰阴性菌等不同特性的抗生素。

（2）头孢菌素类 头孢菌素又称先锋霉素，是一类属于 β-内酰胺类抗生素的广谱半合成抗生素，与青霉素杀菌机制相同，但抗菌谱较广，且耐青霉素酶，疗效高、毒性低，在抗感染治疗中占有重要的地位。随着科技的发展，头孢菌素从一代头孢发展到如今的四代头孢，抗菌活性在不断地增强，抗菌范围也在不断地扩大。

3. 抗肺炎支原体 抗支原体应予以大环内酯类抗生素，常用的有阿奇霉素、红霉素、克拉霉素等。由于支原体无细胞壁，β-内酰胺类抗生素对其无效，而大环内酯类抗生素主要作用于病原体细胞核糖蛋白体 50s 亚单位，阻碍病原体蛋白质合成，抑制病原体的生长。

4. 抗衣原体 主要用药为大环内酯类抗生素，如阿奇霉素、红霉素、罗红霉素等。

（三）对症治疗

在患儿咳嗽不甚、不影响正常生活情况下，一般不使用如可待因等中枢性镇咳药，适当的咳嗽可帮助排痰。由于小儿各方面发育均不成熟，咳嗽反射差，在呼吸系统方面，气道管腔狭窄，纤毛的运痰能力差，气道平滑肌收缩能力弱，使得蓄积在气道内的痰液不易排出，使用镇咳药后，痰液更难以排出，甚则加重病情。患儿有痰黏稠难以咳出、痰阻气管等症状时，应给予祛痰药。

1.10% 氯化氨 可反射性兴奋呼吸道腺体的迷走神经，促使腺体分泌增加，痰液稀释而易于咳出，常用于痰黏稠不易咳出的患者。

2. 氨溴索 氨溴索能促进呼吸道黏膜腺体分泌浆液，而抑制黏液的分泌，从而稀释痰液，并能增强支气管纤毛的运痰能力，使痰液易于排出。

3. 溴己新 溴己新对黏液的分泌具有调节作用，调节气道黏膜腺体的黏液产生细胞分泌小分子黏蛋白，此类黏蛋白黏滞性较低，从而减少黏痰的分泌，使痰液稀释而容易咯出。

4. 乙酰半胱氨酸 可促进呼吸道黏液中黏蛋白的双硫键断裂，降低痰的黏度，使痰易排出。

（四）前沿研究

1. 迁延性细菌性支气管炎 是小儿支气管炎中的特殊类型。迁延性细菌性支气管炎（PBB）是年幼儿慢性咳嗽中较常见的一种病因，主要表现为超过 4 周的持续性湿性咳嗽，并排除其他特殊原因的慢性咳嗽，经适当疗程的敏感抗生素治疗可完全缓解，本病是一种迁延性呼吸道疾病，目前仍未被充分认识，在国外常被误诊为哮喘而久治不愈。

PBB 的病原菌主要为不定型流感嗜血杆菌、肺炎链球菌和卡他莫拉菌。国外的一项研究发现，患儿呼吸道分泌物培养阳性的细菌主要为不定型流感嗜血杆菌、肺炎链球菌和卡他莫拉菌，部分为混合感染流感嗜血杆菌，是一种兼性厌氧的革兰氏阴性球杆菌，人类是其惟一的寄生对象。多年来该菌一直是儿童呼吸道感染的主要致病菌之一。肺炎链球菌是一种常见的革兰氏阳性条件致病菌，在正常情况下寄生于人体的呼吸道，约一半左右的健康人群携带该菌。当机体抵抗力下降时，肺炎链球菌可透过黏膜防御体系，下行至肺或者进入血液从而引发相关疾病。

有人认为婴儿期起病和气管软化有关，已发现在儿童中气管和支气管软化的发病率高于普通成人群体。气管软化不利于气管黏液的清除，造成分泌物潴留，使下呼吸道更可能被持续感染，导致 PBB 发生。

免疫异常可导致气道的保护能力下降，有利于细菌在气道内生长。环境污染也是导致儿童发病的重要因素，其中最主要的是环境性吸烟，室内燃烧煤或柴也是不容忽视的重要危险因素。此外，工业排放的细颗粒可以随呼吸进入下气道，对气道的损害作用较强，与呼吸道症状加重有关联。

PBB多继发于急性呼吸道感染，病程进展较慢，临床症状多不严重，主要表现为持续存在的湿性咳嗽、喘息、运动耐受性降低，影响睡眠、生活和学习。肺内痰鸣音或湿啰音是最常见的体征。如未得到正规治疗，可发展为支气管扩张、慢性化脓性肺病等。

PBB最常见的辅助检查是X线检查，多显示正常，最常见的异常报告是支气管壁增厚。支气管镜检查及支气管肺泡灌洗液检查在慢性咳嗽的鉴别诊断中有较重要的意义。通过支气管镜进行支气管肺泡灌洗，可收集灌洗液进行细菌培养，以明确致病菌，也可对存在分泌物壅塞的支气管进行治疗，可取得较为满意的效果。

慢性湿性咳嗽是儿科医生常常碰到的疾病，虽然患儿不能把痰吐出来，但肺内的痰鸣音很容易就能辨别，故诊断并不困难。

2. 喘息样支气管炎　是一种临床综合征，指一组有喘息表现的婴幼儿急性支气管感染。肺实质很少受累。部分患儿可发展为支气管哮喘。喘息样支气管炎有几种发病因素，多种病毒和细菌感染均可引起，较为常见的有呼吸道合胞病毒、腺病毒、鼻病毒和肺炎支原体等。大多数病例可在病毒感染的基础上并发细菌感染。解剖因素也可导致本病发生，婴幼儿的气管和支气管都比较狭小，其周围弹力纤维发育不完善，故其黏膜易受感染或其他刺激而肿胀充血，引起气道狭窄，分泌物黏稠不易排出，从而产生喘鸣音。另外，过敏体质因素也影响本病发生，婴幼儿患病毒感染者甚多，仅一小部分患儿呈喘息样支气管炎表现，提示同一病毒在不同个体中所产生的病理生理改变和临床表现不同，与机体内在因素密切相关，如近些年发现合胞病毒引起的喘息样支气管炎患儿出现特异性IgE抗体，其鼻咽分泌物中组胺浓度明显高于同样感染而无喘息表现的患儿。其亲属往往有过敏性鼻炎、荨麻疹、哮喘等变态反应性疾病史，约30%左右的患儿曾患湿疹，测血清SIgE含量常见增高。

喘息样支气管炎特点为发病年龄较小，多见于 1 ~ 3 岁小儿，常继发于上呼吸道感染之后，病情大多不重，有低度或中度发热，仅少数患儿出现高热。呼气时间延长，伴喘鸣音和粗湿啰音，喘息无明显发作性。经治疗后，在第 5 ~ 7 天上述症状明显减轻。部分病例复发大多与感染有关。

二、中医治疗

（一）传统中医辨证论治

1. 外感咳嗽

（1）风寒袭肺

治法：疏散风寒，宣通肺气。

方剂：华盖散加减。炙麻黄、荆芥辛温宣肺，杏仁、白前、远志宣肺止咳，陈皮、苏子燥湿化痰，蝉蜕、桔梗、甘草祛风利咽。咳嗽重，加紫菀、款冬花润肺止咳，痰多加法半夏、生姜祛痰降逆，恶寒头痛加白芷、川芎祛风止痛。若风寒夹热证，方用杏苏散加大青叶、黄芩清肺炎。

（2）风热犯肺

治法：疏风散热，宣肺止咳。

方剂：桑菊饮加减。桑叶、菊花疏散风热，薄荷、连翘辛凉解表，杏仁、桔梗宣肺止咳，黛蛤散、浙贝母清化痰热，大青叶、牛蒡子清肺利咽，芦根清热生津，甘草调和诸药。肺热重加金银花、黄芩清宣肺热，咽红肿痛加射干、土茯苓、蒲公英利咽消肿；咳嗽重加前胡、枇杷叶清肺止咳；痰多加瓜蒌皮、天竺黄化痰止咳，风热加燥证加北沙参、麦冬、百合润肺止咳，咯痰带血加藕节炭、白茅根清肺凉血。

2. 内伤咳嗽

（1）痰热咳嗽

治法：清肺化痰止咳。

方剂：清金化痰汤加减。桑白皮、前胡、款冬花肃肺止咳，黄芩、栀子、鱼腥草清泄肺热，桔梗、浙贝母、橘红化痰止咳，麦冬、甘草润肺止咳。痰多色黄、黏稠难咯加瓜蒌皮、胆南星、葶苈子清肺化痰，咳重、胸胁疼痛加郁金、青皮理气通络，心烦、口渴加石膏、竹叶清心除烦，大便秘结加瓜蒌仁、制大黄润肠通便。

（2）痰湿咳嗽

治法：燥湿化痰止咳。

方剂：三拗汤合二陈汤加减。炙麻黄、杏仁、白前宣肺止咳，陈皮、半夏、茯苓燥湿化痰，甘草和中。痰涎壅盛加苏子、莱菔子、白芥子理气化痰，湿盛加苍术、厚朴燥湿健脾，宽胸行气，咳嗽重加款冬花、百部、枇杷叶宣肺化痰，纳呆加焦神曲、焦麦芽、焦山楂醒脾消食。

（3）气虚咳嗽

治法：健脾补肺，益气化痰。

方剂：六君子汤加减。党参健脾益气，白术、茯苓健脾化痰，陈皮、半夏燥湿化痰，百部、紫菀宣肺止咳，甘草调和诸药。气虚重加黄芪、黄精益气补虚；咳重痰多加杏仁、川贝母、枇杷叶化痰止咳，食少纳呆加焦山楂、焦神曲和胃消食。

（4）阴虚咳嗽

治法：养阴润肺，兼清余热。

方剂：沙参麦冬汤加减。南沙参清肺火，养肺阴，麦冬、生地、玉竹清热润燥，天花粉、甘草生津保肺，桑白皮、款冬花、枇杷叶宣肺肃气。阴虚重加地骨皮、石斛、阿胶养阴清热，咳嗽重加紫菀、川贝母、枇杷叶润肺止咳，咳重痰中带血加仙鹤草、白茅根、藕节炭清肺止血。

（二）现代医家治疗经验

1.宣肺散邪　外邪侵袭肺系，致肺气失于清肃，故治疗宜采用"宣通肺气，疏散外邪"的方法，因势利导，使邪祛正安。不宜过早使用苦寒、滋润、收涩、镇咳之品，以免关门留寇，致使咳嗽缠绵难愈。当应辨清邪之盛实、寒热之属性，而取辛温或辛凉之剂，以宣肺止咳之法治之。肺为娇脏，清虚而处高位，故选方用药宜清轻不宜重浊，这就是"上焦如羽，非轻不举"的道理。因此不宜过用苦寒、寒凉之品，否则外邪不易透散。如寒包火所致咳嗽，治疗时也应注意宣肺和清肺之品结合，不可用一派苦寒直折之药，使邪入里而咳不止。

2. 痰邪蕴肺　应当针对导致痰蕴的不同原因而辨证施治。治疗食痰作祟者，以消食导滞治其本，宣肺化痰治其标。临床应根据急性期与慢性期区别对待，急性期当以宣肺化痰为主，少用消食导滞之品，当务之急是缓解其症状。待咳嗽治愈之后，再将重点转移至健运脾胃，消食导滞之品应占主导地位。

3. 扶助正气　现阶段医源性损害，包括治疗、护理不当、院内感染等，有增多的趋势，小儿肺为娇脏，畏寒畏热，性喜柔润，不耐邪气久留，若治不得法，或迁延日久，非但邪气不除，导致正虚邪恋，因此在治疗上应当注意扶正祛邪，扶正使正气加强，以抗御和驱逐病邪，正胜邪自去，在遣方用药上切忌早用敛涩留邪之品，以免留邪，致病程缠绵。

（三）经典方药

1. 健脾燥湿，化痰止咳

代表方：二陈汤（《太平惠民和剂局方》）

组成：半夏汤洗七次（150g）　橘红（150g）　白茯苓（90g）　甘草炙（45g）

用法：每服 12g，用水 150mL，生姜 7 片，乌梅 1 个，同煎至 90mL，去滓热服，不拘时候。

功用：燥湿化痰，理气和中。

主治：本方是治疗湿痰的要方。湿痰之成，多因饮食生冷，脾胃不和，运化失健，以致湿聚成痰。

方解：方中半夏燥湿化痰，和胃止呕；橘红理气化痰，使气顺则痰降。气行则痰化；痰由湿生，故以茯苓健脾渗湿；甘草和中益脾。兼加生姜，既制半夏之毒，又协同半夏、橘红和胃祛痰止呕；少用乌梅，味酸收敛，配半夏散中有收，使其不致辛散太过。凡是痰湿为患，均可用本方增损治之。

2. 滋阴润肺

代表方：沙参麦冬汤（《温病条辨》）

组成：沙参（9g）　玉竹（6g）　生甘草（3g）　冬桑叶（4.5g）　麦冬（9g）　生扁豆（4.5g）　天花粉（4.5g）

用法：用水 1L，煮取 150mL。

功用：清养肺胃，生津润燥。

主治：治燥伤肺胃阴分，津液亏损，咽干口渴，干咳痰少而黏，或发热，脉细数，舌红少苔者。

方解：方中沙参、麦冬清养胃阴；玉竹、天花粉生津解渴；生扁豆、生甘草益气培中，甘缓和胃。配以冬桑叶，轻宣燥热。七药合而成方，具有清养肺胃、生精润燥之功。

三、名老中医治疗经验

（一）李燕宁运用温胆汤治疗小儿支气管炎经验

温胆汤出自《三因极一病证方论》，由半夏、竹茹、枳实、陈皮、茯苓、甘草组成，功在理气化痰、和胃利胆，主要治疗痰热内扰、脾胃不和之证。李燕宁教授在此方基础上加减，治疗小儿支气管炎及其伴随症状，收到了较好的临床疗效。

1. 支气管炎伴咳嗽

王某，男，7 岁，2012 年 2 月 13 日初诊，咳嗽 3 天。患儿 3 天前发热后出现咳嗽，以阵咳为主，咯吐黄痰，自服头孢类抗生素和镇咳宁滴丸后症状无明显改善，遂来诊。刻下症见：发热暂退，阵咳，咯吐黄痰，流黄涕，微喘，无腹痛、腹泻，纳寐可，大便偏干，小便调。舌红苔薄黄，脉滑数。处方：竹茹 12g，黄连 9g，枳实、枳壳各 9g，陈皮 9g，半夏 9g，天竺黄 15g，浙贝母 12g，甘草 6g。4 剂，1 剂 / 天，100mL/ 次，早、晚温服。2 剂后，患儿咳嗽症状明显减轻，4 剂后症状基本消失。

分析：小儿脏腑娇嫩，形气未充，外邪易入里化热，致热邪炽盛，灼津炼液成痰，痰热交结导致咳嗽不止，咯吐黄痰，治以清热涤痰，开肺止喘，运用温胆汤加瓜蒌、浙贝母药对治疗。浙贝母长于清热化痰、降泄肺气；瓜蒌甘寒而润，善清肺热、润肺燥而化热痰，二者相合以增强清热化痰之用。现代药理研究表明，浙贝母、瓜蒌中所含天门冬氨酸能促进骨髓 T 淋巴细胞前体转化为成熟的 T 淋巴细胞，促进细胞免疫，有利于减轻炎症，减少分泌物；所含半胱氨酸能裂解痰液黏蛋白，使痰液黏度下降而易于咯出。

2. 支气管炎伴纳差

刘某，女，3岁，2012年3月7日初诊，咳嗽5天。患儿5天前受凉后出现咳嗽，入睡前明显，有痰难咯，于当地门诊服用阿奇霉素和中药后，呕吐1次，呕吐物为胃内容物，后出现腹胀，纳差，遂来诊。刻下症见：阵咳，有痰难咯，流黄浊涕，腹胀，无腹痛，纳差，眠可，大便2日未行，小便调。舌红苔黄厚，指纹淡紫，显于气关。处方：竹茹9g，黄连9g，枳实、枳壳各9g，陈皮9g，半夏9g，茯苓9g，焦三仙各12g，炒莱菔子9g，甘草6g。4剂，1剂/天，100mL/次，早、晚温服。2剂后，咳嗽、纳差症状明显减轻，4剂后症状基本消失。

分析：小儿外感寒邪，寒邪入里化热，煎津成痰，郁而化热，痰热互结，致肺气不宣，子病及母，脾不能运化水谷，导致饮食水谷积滞于中焦，出现腹胀，纳食减少，咳甚欲吐等症状。佐以焦山楂、焦麦芽及焦神曲健脾消食和胃，炒莱菔子消食除胀、降气化痰，焦麦芽具有消化淀粉酶类食物作用，焦山楂善于治疗肉类或油腻过多所致的食滞，焦神曲则利于消化米面类食物。现代药理学研究证明，莱菔子具有镇咳、促进胃肠蠕动等作用，四药合用，能明显助消化，消食积。

3. 支气管炎伴喉痒

丁某，女，4岁，2012年4月3号初诊，咳嗽1月余。患儿1月前受凉后出现流清涕，咳嗽，有痰难咯，自服小儿止咳糖浆、小儿感冒颗粒，流涕减少，转为干咳，时轻时重，遇风受凉及活动后明显，遂来诊。刻下症见：干咳，伴有咽痒，无咽喉疼痛，纳眠可，二便调。舌红苔黄厚，指纹淡紫，显于气关。处方：竹茹9g，黄连9g，枳实、枳壳各9g，陈皮9g，半夏9g，茯苓9g，僵蚕9g，蝉蜕9g，甘草6g。7剂，1剂/天，100 mL/次，早、晚温服。7剂后，咳嗽、纳差症状明显减轻，后予沙参麦冬汤养阴清肺，4剂后痊愈。

分析：干咳伴随咽喉不适，多由外感风邪未解，风性上行出现咽干、喉痒、频频作咳。蝉蜕、僵蚕不仅入肝经，且入肺经，因此可以解除肺系所属气管、支气管之痉挛，达到镇咳的目的。二药合用不仅能疏散外感之邪，解痉止咳，其体轻浮，善于开宣肺气，且能平息内风，以除木火刑金之弊。

中医古代医籍无支气管炎的名称，归"咳嗽"范畴。小儿形气未充，脏腑娇嫩，气血相对不足，加之小儿"肾常虚"，肾气虚弱可致肺脾气虚，肺气虚，肺卫不固，易受风邪侵扰，不论风寒或风热侵入，均可耗伤肺脏津液，致黏痰壅阻气道，邪气伤及正气后肺气失其肃降功能而致咳嗽。婴幼儿肾气虚弱而温养肺气无力，故造成肺气更虚，病邪乘肺肾虚弱而侵入，加重肺失宣降功能而咳嗽气喘。因此，小儿支气管炎的中医治疗以宣肺平喘止咳为主，"急则治标"，发病时治肺。咳嗽过程中可以出现多种兼证，临床上常见的就是食欲不振、喉痒干咳等。小儿的生理特点是肺脾不足，肺主气，司呼吸，上连气道、喉，开窍于鼻，与皮毛相表里，肺气不足则藩篱不固，外邪入里化热；脾主运化水谷精微，小儿脾气常虚，因外感、饮食不节等因素导致脾失健运，水谷不化成痰，甚或外感邪热炼液成痰，导致痰热互结，肺气失宣，肺气上逆作声，发为咳嗽。痰热互结，则出现咳黄痰、流黄涕，胸闷、微喘等症。痰热阻于中焦，则出现食欲不振、恶心、咳甚欲吐、大便偏干等。方中半夏燥湿化痰，竹茹清热化痰，枳实行气化滞，使痰气随下，茯苓、陈皮健脾，以绝生痰之源，甘草调和诸药。

（二）高树迎治疗小儿慢性支气管炎经验

高树迎教授从事儿科临床工作30余年，主攻小儿呼吸系统疾病的中西医治疗，积累了丰富的临床经验，尤其对久治不愈的慢性支气管炎患儿，临床每收良效。

1.肺气虚为本，与心、肝、脾、肾关系密切　慢性支气管炎易反复发作，病程缠绵，久治难愈，日久可引起肺气肿、支气管扩张、肺不张等不可逆性损伤，其病机不仅与肺、脾有关，而且与肝、心、肾均有关系。因此，治疗该病不但要宣肺止咳化痰，还要健脾益气、柔肝养阴、养血补心、益肾纳气，即宣肺止咳化痰与调整全身脏腑气血相结合。其理论依据在于：

（1）肺朝百脉，肺与五脏六腑均有联系，因此，肺之疾病可影响到五脏。

（2）肺主气，是宗气的组成部分，宗气贯心脉，而流行全身，肺与全身五脏气血相关；从五行讲，脾土生肺金，肝木旺可侮肺金，心火旺可乘肺金，肺金肾水为母子。《素问·咳论》说："五脏六腑皆令人咳，非独肺也。"《景岳全书·咳嗽》指出："外感咳嗽，其来在肺，故必由肺以及他脏……内伤咳嗽，先伤他脏，故必由他脏以传肺。"

（3）从小儿病理特点讲，钱乙《小儿病证直诀》提出了"肝常有余，脾常不足，心常有余，肺常不足，肾常虚"的小儿生理病理特点，充分说明了肺之咳嗽与五脏的关系。临床实践中，慢性支气管炎多见食欲低下，或有腹泻，易出汗，反复患呼吸道感染，这些症状为肺脾气虚症状；轻度贫血、睡眠不安是其常伴有的症状，此为心血虚，心气不足所致；烦躁、多动、挤眉弄眼、上课注意力不集中，此为肝阳亢盛所致，这也符合小儿肝常有余的特点；患儿多有骨骼、身高发育迟缓，甚则骨骼变形，此为肾虚所致。小儿慢性支气管炎往往与上述症状伴随，也验证了该病与五脏的联系。

现代医学研究也从各方面证实肺脏疾患与全身多系统有密切的联系。如慢性支气管炎日久导致心血瘀阻，最后形成肺源性心脏病、慢性阻塞性肺病、缺氧性肺动脉高压，导致体液各种成分的变化，如儿茶酚胺、组胺、血管紧张素Ⅱ。咳嗽还可引起舌细胞学及唾液淀粉酶的变化。

2. 标本兼顾，调理全身脏腑　慢性支气管炎的病机，其本为五脏及气血虚损，其标为肺气上逆。治疗小儿慢性支气管炎要标本兼顾，既要宣肺止咳治其标，又要调理全身脏腑气血以治其本。

（1）若属新感引动伏痰致慢性支气管炎急性发作者，祛除外邪、涤痰宣肺首当其冲，但同时勿忘补虚。视其何脏虚，稍稍补益，不大补峻补，可以起到扶正祛邪的目的，而不会恋邪。

（2）若不属急性发作，然又始终缠绵不愈者，此为正虚邪恋之证，既可见痰浊壅肺的标实证，同时又有肺脾肾不足的本虚证，正如《内经》云："肺不伤不咳，脾不伤不久咳，肾不伤不喘。"此时标本并治，攻补兼施，既去痰邪，又补脾肺肾，勿需迟疑。

（3）若处缓解期，标证不显著，而本虚明显者，则以补虚为主，祛邪为次。此期重点是扶正固本，促进机体虚损，脏腑功能逐渐恢复，以提高自身抵御外邪的能力。

总而言之，治疗慢性支气管炎当标本兼顾，首要分清邪正孰强孰弱，次辨攻补之法何轻何重，或重攻轻补，或攻补并重，或重补轻攻，必须斟酌。正如朱丹溪所云："久喘之证，未发以扶正为主，已发以攻邪为主。"

四、民间单方验方

1. 葱白粥　糯米60g，生姜（捣烂）5片，连须葱白5段，加米醋5mL，煮粥，趁热饮用。适用于风寒袭肺证。

2. 冰糖炖梨　鸭梨（去核）1个，杏仁10g，冰糖15g，水煎服。适用于风热犯肺证。

3. 薏苡仁山药粥　薏苡仁50g，山药、粳米各100g，同煮粥食。适用于痰湿蕴肺证。

4. 杏仁萝卜猪肺汤　猪肺、白萝卜（切块）各1个，杏仁10g，共炖烂熟食。适用于肺气亏虚证。

5. 川贝母6g，雪梨1个，冰糖15g，蒸服。适用于肺阴亏虚证。

五、中成药治疗

1. 清宣止咳颗粒　由桑叶、薄荷、苦杏仁、桔梗、白芍、枳壳、陈皮、紫菀、甘草组成。疏风清热，宣肺止咳。用于小儿外感风热咳嗽，症见：咳嗽，咯痰，发热或鼻塞，流涕，微恶风寒，咽红或痛。每袋装10g，开水冲服。1～3岁，每次1/2包；4～6岁，每次3/4包；7～14岁，每次1包。一日3次。

2. 急支糖浆　由鱼腥草、金荞麦、四季青、麻黄、紫菀、前胡、枳壳、甘草组成。清热化痰，宣肺止咳。用于外感风热所致的咳嗽，证见发热、恶寒、胸膈满闷、咳嗽咽痛者；急性支气管炎、慢性支气管炎急性发作见上述证候者。瓶装100mL。1岁以内，每次5mL；1～3岁，每次7mL；4～6岁，每次10mL；7岁以上，每次15mL。一日3次。

3.蛇胆川贝液　祛风止咳，祛痰散结。用于肺热咳嗽，痰多，气喘，胸闷，咳痰不爽或久咳不止。每支 10mL。1 岁以内，每次 3mL；1～3 岁，每次 5mL；4～6 岁，每次 7mL；7 岁以上，每次 10mL。一日 2 次。

4.羚羊清肺散　由羚羊角粉、赤芍、板蓝根、连翘、金银花、知母、天花粉、琥珀、甘草、朱砂、石膏、冰片、栀子、芦根、水牛角浓缩粉、川贝母、桔梗、僵蚕组成。清热泻火，凉血解毒，化痰息风。用于温热病，高热神昏，烦躁口渴，痉厥抽搐及小儿肺热咳嗽。每袋 1g，冲服。1～3 岁，每次 1/2 包；4～6 岁，每次 3/4 包；7～14 岁，每次 1 包。一日 2 次。

5.半夏露　由半夏、枇杷叶、远志、款冬花、桔梗、麻黄、甘草等组成。止咳化痰。用于咳嗽痰多，支气管炎。每瓶 200mL。1 岁以内，每次 5mL；1～3 岁，每次 7mL；4～6 岁，每次 10mL；7 岁以上，每次 15mL。一日 4 次。

6.橘红痰咳液　由化橘红、百部、苦杏仁、茯苓、半夏、五味子、白前、甘草组成。理气化痰、润肺止咳。用于痰浊阻肺所致的咳嗽，气喘，痰多。每支 10mL。1 岁以内，每次 5mL；1～3 岁，每次 7mL；4～6 岁，每次 10mL；7 岁以上，每次 15mL。一日 3 次。

7.复方鲜竹沥液　由鲜竹沥、鱼腥草、半夏、生姜、枇杷叶、桔梗组成。清热化痰，止咳。用于痰热咳嗽，痰黄黏稠。每支 20mL。1 岁以内，每次 5mL；1～3 岁，每次 7mL；4～6 岁，每次 10mL；7 岁以上，每次 15mL。一日 3 次。

8.金振口服液　由羚羊角、平贝母、大黄、黄芩、青礞石、生石膏、人工牛黄、甘草组成。清热解毒，祛痰止咳。用于小儿急性支气管炎符合痰热咳嗽者，表现为发热、咳嗽、咯吐黄痰、咳吐不爽、舌质红、苔黄腻等。每支 10mL。1 岁以内，每次 3mL；1～3 岁，每次 5mL；4～6 岁，每次 7mL；7 岁以上，每次 10mL。一日 3 次。

9.肺力咳合剂　由黄芩、前胡、百部、红花龙胆、梧桐根、白花蛇舌草、红管药组成。清热解毒，镇咳祛痰。用于痰热犯肺所引起的咳嗽痰黄。每瓶 100mL。1～3 岁，每次 7mL；4～6 岁，每次 10mL；7 岁以上，每次 15mL。一日 3 次。

10. 返魂草颗粒　由单味药返魂草组成。清热祛痰。用于慢性支气管炎，喘息性支气管炎等。每袋 10g，冲服。1 ~ 3 岁，每次 1/2 包；4 ~ 6 岁，每次 2/3 包；7 ~ 14 岁，每次 1 包。一日 3 次。

11. 养阴清肺丸　由地黄、麦冬、玄参、川贝母、白芍、牡丹皮、薄荷、甘草组成。养阴润燥，清肺利咽。用于阴虚肺燥，咽喉干痛，干咳少痰。每丸重 9g。1 ~ 3 岁，每次 1/2 丸；4 ~ 6 岁，每次 2/3 丸；7 ~ 14 岁，每次 1 丸。一日 3 次。

六、外治法

1. 穴位贴敷　药物组成为麻黄、黄芩、生姜、杏仁、牛黄、冰片、甘草。将带有药膏的自粘性消毒敷料贴于肺俞、天突、膻中穴，每次敷 2 ~ 4 小时，每天 1 次，连续治疗 5 天。

2. 耳穴贴压　穴位选取支气管、肺、肾上腺、大肠。痰多者加脾，喘重者加平喘。先贴左耳，3 天后换右耳，每天按压 4 ~ 6 次，每次 2 ~ 5 分钟，6 天为 1 疗程。

3. 针刺配合拔罐　取穴膻中、风门、肺俞；针后取双侧风门、肺俞，闪罐、留罐 5 ~ 10 分钟，每日 1 次，共治疗 6 次。

4. 推拿配合刺络放血　操作：揉一窝风、清肺、平肝、天突推向膻中，伴有发热者配清天河水、双侧少商刺络放血，伴有腹胀者配推小横纹，伴有呕吐者配清胃经。

第七节　预防与调护

一、预防

1. 重视预防，积极治疗和清除感染灶，避免各种诱发因素，如吸烟、油漆味、冰冷饮料、气候突变等。

2. 注意气候影响，做好防寒保暖工作，冬季外出防止受寒。尤其是气候转变或换季时，要预防外感诱发哮喘。

3.发病季节避免活动过度和情绪激动，以防诱发哮喘。

4.加强自我管理教育，将防治知识教给患儿及家属，调动他们的抗病积极性，鼓励患儿参加日常活动和体育锻炼以增强体质。

二、调护

1.居室宜空气流通，阳光充足。冬季要保暖，夏季要凉爽通风。避免接触特殊气味。

2.饮食宜清淡而富有营养，忌进食生冷油腻、辛辣酸甜以及海鲜鱼虾等可能引起过敏的食物。

3.注意心率、脉象变化，防止哮喘大发作发生。

第五章 肺炎

第一节 概述

肺炎是小儿时期常见的呼吸系统疾病之一，是指感染细菌、病毒或其他病原微生物后，发生在终末气道、肺泡腔及肺间质在内的肺实质炎症，可由细菌、病毒、真菌、寄生虫等致病微生物，以及放射线，吸入性异物等理化因素引起。多数肺炎起病急骤，以高热、寒战、咳嗽、胸痛、呼吸困难为主要表现。

本病是全球最主要的死因和首位传染病死因，也是全球 5 岁以下儿童首位独立死因，每年死亡人数在 200 万左右，占 5 岁以下小儿死亡总数的 1/3 ~ 1/4。不同国家或地区，儿童肺炎的发病率有所差异，非洲等相对落后国家的儿童肺炎发病率可高达 0.5 次 / 人 / 年，平均每两个儿童即有一个发生肺炎。我国也属于儿童肺炎高负担国家，5 岁以下儿童肺炎发病率 0.22 次 / 人 / 年。按照我国现有的 8700 万 5 岁以下儿童数据估计，每年我国儿童肺炎发病数约为 1900 万。

本病属于祖国医学"肺炎喘嗽"范畴，其命名首见于清代谢玉琼《麻科活人全书·气促发喘鼻煽胸高第五十一》，原意是指在麻疹过程中，由于热邪不清，肺气郁闭而出现胸高、气促、鼻煽的一种证候类型。《说文解字》曰："炎者，炽也，火光上也。"中医认为肺炎喘嗽之"炎"是指"肺热炽盛"之病机，与西医学的"炎症"之"炎"不同。西医学的小儿肺炎以发热、咳嗽、气促、鼻煽为主要临床表现者可参考本病的论治。

本病一年四季均可发生，但多见于冬春季节；任何年龄均可患病，年龄越小，发病率越高。肺炎喘嗽的预后一般与年龄的大小、体质的强弱、受邪的轻重及护理适当与否有密切的关系。若能早期、及时治疗，预后良好；年龄幼小，体质虚弱者常反复发作，迁延难愈；病情较重者，容易合并心阳虚衰及邪陷心肝等严重变证。

第二节 病因与发病机制

一、西医病因及发病机制

肺炎全年均可发病，以冬、春寒冷季节较多，营养不良、先天性心脏病、低出生体重儿、免疫缺陷者更易发生。

（一）病因

肺炎的病原微生物为细菌和病毒。病原体常由呼吸道侵入，少数经血行入肺。不同的年龄阶段儿童肺炎常见的病原体不同，具体见表 5-1。

表 5-1 不同年龄阶段儿童的社区获得性肺炎的微生物病因

年龄组和病因	显著的临床特征
出生～生后 20 天	
B 族链球菌	肺炎是早发脓毒血症的一部分；病情通常很严重，病变涉及双肺并呈弥漫性感染灶
革兰阴性肠道细菌	通常为院内感染，所以经常在出生 1 周后才发现
巨细胞病毒	肺炎为全身巨细胞病毒感染的一部分；通常存在其他先天性感染体征
3 周～3 个月	
沙眼衣原体	由母亲的生殖器感染所引起。导致不发热、进行性的亚急性间质性肺炎
呼吸道合胞病毒	发病的高峰年龄为出生后 2～7 个月；临床特点为：喘鸣（很难区别细支气管炎与肺炎）、大量的流涕，在隆冬或早春发病
副流感病毒 3	与呼吸道合胞病毒感染非常相似，但它主要影响稍大些的婴儿，在冬季并不流行
肺炎链球菌	可能为细菌性肺炎的最常见原因，即便在低年龄组也如此
百日咳博德特氏菌属	主要引起支气管炎，在重症病例也可引起肺炎

续表

年龄组和病因	显著的临床特征
金黄色葡萄球菌	较前几年相比，现在已成为较少见的致病原因。引起严重疾病，并经常伴有渗出性改变
4个月~4岁	
呼吸道合胞病毒	在本年龄组中，该病毒是较低年龄患儿的最常见致病因素
副流感病毒、流感病毒、腺病毒和鼻病毒	全年发病，可引起小儿轻重不同的呼吸道感染，预后较好
肺炎链球菌	常引起肺叶性或/和节段性肺炎，但也可能存在其他形式
流感嗜血杆菌	在广泛应用疫苗的地区，b型感染几近消失；但在发展中国家，b型、其他型及未分型的感染也很常见
肺炎支原体	在本年龄组中，主要为较大年龄儿童的感染
结核分枝杆菌	在此种微生物的高患病地区，该微生物为肺炎的重要致病原因
5~15岁	
肺炎支原体	本年龄组肺炎的主要致病原因，放射影像学表现变化多样
肺炎衣原体	尽管对该微生物还存在争议，但可能是本年龄组较大年龄患儿的重要病因
肺炎链球菌	最有可能引起肺叶性肺炎，但也可能引起其他形式的病变

（二）发病机制

肺炎的病理变化以肺组织充血、水肿、炎性浸润为主。肺泡内充满渗出物，经肺泡壁通道（Kohn孔）向周围肺组织蔓延，形成点片状炎症病灶。若病变融合成片，可累及多个肺小叶或更广泛。当小支气管、毛细支气管发生炎症时，可致管腔部分或完全阻塞，引起肺不张或肺气肿。

不同病原体引起的肺炎病理改变亦有不同：细菌性肺炎以肺实质受累为主；而病毒性肺炎则以间质受累为主，亦可累及肺泡。临床上支气管肺炎与间质性肺炎常同时存在。

当炎症蔓延到支气管、细支气管和肺泡时；支气管因黏膜炎症水肿使管腔变窄；肺泡壁因充血水肿而增厚；肺泡腔内充满炎症渗出物，均影响通气与气体交换。当炎症进一步加重时，由于小儿呼吸系统的特点，可使支气管管腔更窄，甚至堵塞，导致通气与换气功能障碍。通气不足引起 PaO_2 降低（低血氧症）及 $PaCO_2$ 增高（高碳酸血症）；换气功能障碍则主要引起低氧血症，PaO_2 和 SaO_2 降低，严重时出现发绀。为代偿缺氧，患儿呼吸和心率加快，以增加每分钟通气量。为增加呼吸深度，辅助呼吸肌亦参与活动，出现鼻煽和三凹征，进而发展为呼吸衰竭。缺氧、二氧化碳潴留和毒血症等可导致机体代谢及器官功能障碍。

1. 循环系统　常见心肌炎、心力衰竭及微循环障碍。病原体和毒素侵袭心肌，引起心肌炎；缺氧使肺小动脉反射性收缩，肺循环压力增高，形成肺动脉高压，增加右心负担。肺动脉高压和中毒性心肌炎是诱发心衰的主要原因。重症患儿常出现微循环障碍、休克甚至弥散性血管内凝血。

2. 中枢神经系统　缺氧和 CO_2 潴留使 $PaCO_2$ 和 H^+ 浓度增加、血与脑脊液 pH 值降低，CO_2 向细胞内和中枢神经系统弥散；同时无氧酵解增加致使乳酸堆积。高碳酸血症使脑血管扩张、血流减慢、脑血管淤血、毛细血管通透性增加；严重缺氧和脑供氧不足使 ATP 生成减少，影响 Na-K 离子泵运转，引起脑细胞内钠、水潴留，均可形成脑水肿，导致颅内压增高。病原体毒素作用亦可引起脑水肿。

3. 消化系统　低氧血症和毒血症使胃肠黏膜受损，可发生黏膜糜烂、出血、上皮细胞坏死脱落等应激反应，导致黏膜屏障功能破坏，胃肠功能紊乱，出现厌食、呕吐及腹泻，严重者可致中毒性肠麻痹和消化道出血。

4. 水、电解质和酸碱平衡失调　重症肺炎常有混合性酸中毒，因为严重缺氧时体内无氧酵解增加，酸性代谢产物增多，加以高热、饥饿、吐泻等原因，常引起代谢性酸中毒；而 CO_2 潴留、HCO_3^- 增加又可导致呼吸性酸中毒。缺氧和 CO_2 潴留将使肾小动脉痉挛；重症肺炎缺氧常有 ADH 分泌增加，均可导致水钠潴留。此外，缺氧使细胞膜通透性改变、钠泵功能失调，Na^+ 进入细胞内，可造成稀释性低钠血症。若消化功能紊乱、吐泻严重，则钠摄入不足、排钠增多，可致脱水和缺钠性低血钠症。因酸中毒、H^+ 进入细胞内和 K^+ 向细胞外转移，血钾通常增高（或正常）。但若伴吐泻及营养不良，则血钾常偏低。血氯由于代偿性酸中毒，可能偏低。

总之，重症肺炎可出现呼吸功能衰竭、心力衰竭、中毒性脑病、中毒性肠麻痹、DIC、水电酸碱平衡紊乱。

二、中医病因及病机

（一）中医古籍对病因病机的认识

肺炎喘嗽以痰、热、咳、喘、煽为主要表现，根据肺炎喘嗽整个病程中的主症，祖国医学典籍记载中与其临床病因病机症状相似的主要病名包括"肺风""肺痹""上气""喘鸣""肺胀""肺家炎""马脾风""咳嗽""肺风痰喘""火热喘急""风温肺热"等。

文献记载，最早可追溯至《黄帝内经》所述的"肺风""肺痹""上气"等病，实际包括了肺炎喘嗽在内，如《素问·通评虚实论》中"乳子中风热，喘鸣息肩"，《素问·咳论》中"肺咳之状，咳而喘息音"，《素问·至真要大论》之"诸气愤郁，皆属于肺"，"寒热咳喘……膨膨而喘咳，病本于肺"，《灵枢经·五阅五使篇》言"故肺病者，喘息鼻张"等。汉·张仲景《金匮要略·肺痿肺痈咳嗽上气篇》亦有"上气，喘而躁者肺胀"。

在唐宋以前对小儿肺炎喘嗽的描述，大多以"喘鸣""肺胀"而定名。如隋代巢元方在《诸病源候论·伤寒论后咳嗽候》提出："其人壮热、频发汗不止或未及发汗，而鼻燥喘急"；《诸病源候论·气病诸候》云："肺主于气，邪乘于肺则肺胀，胀则肺管不利，不利则气道涩，故气上喘逆，鸣息不通。"其阐述的肺闭喘咳的临床表现及发病机理与肺炎喘嗽的发病很近似。

宋代对小儿肺炎喘嗽临床表现有详细的描述，并记载了肺炎喘嗽重症的表现。《小儿药证直诀·肺盛复有风冷》曰："胸满短气，气急咳嗽上气。"《小儿卫生总微论方》言："肺主喘，肺病实则身温闷乱，气促喘急，……肺气盛而热，又复有风冷者，则胸满短气、闷乱、喘嗽上气"，"小儿身热面赤，时久不退，睡觉气急发渴，胸高涎壅"，均是对肺炎喘嗽临床症状的具体描述，尤其指出"鼻青孔燥烈"和"鼻干无涕"是肺绝的表现，也是小儿重症肺炎的表现之一。

在金元时期出现了"肺家炎"的名称。如元代曾世荣《活幼心书》中载有"胸高气促肺家炎"的记载，首次提出"肺家炎"之谓。稍后的著名医家朱丹溪在其著作《幼科全书》中，将麻疹合并肺炎的症状病机形容为"胸高气促肺家炎"。至清初周震的《幼科指南》有"鼻孔焦黑肺热，胸高气促肺家炎"的记载。这些著作，虽没有明确地使用"肺炎喘嗽"的名称，但其论述病机症状已与现在的肺炎喘嗽相似。

清代之前关于小儿肺炎喘嗽的症状描写多散在于肺胀、马脾风中。金元时代朱丹溪在《幼科全书》提出"马脾风"的病名，云："小儿肺胀喘满，胸膈气急，两胁煽动，陷下成坑，两鼻窍胀，闷乱咳嗽……此为脾风也。若不急治，或不识症，死在旦夕，宜先用牛黄夺命散治之，后用白虎汤调之。"万全《幼科发挥·急惊风类证》认为："心火乘肺，脾之痰生，故肺胀而喘，谓之马脾风"，"马脾风者，肺胀也。上气喘急，两胁扇动，鼻张闷乱，喘喝声嘎，痰涎壅塞，其证危恶。"《万氏家藏育婴秘诀·喘》载："有小儿胸膈积热大喘者，此肺胀也，名马脾风，用牛黄夺命散主之。"明代王肯堂《证治准绳·幼科》云："无价散治风热喘促闷乱不安，俗谓之马脾风。"到清代《医宗金鉴·幼科心法》云："暴喘传名马脾风，胸高胀满胁作坑，鼻窍煽动神闷乱，五虎一捻服最灵。"对"火热喘急""马脾风"作了专门的阐述。以上对"马脾风"症状的描述，与现代医学所说的小儿肺炎的症状相符。

明清以后对肺炎喘嗽病因病机证治的论述更趋全面，也更为明确。明代秦景明在《幼科金针·肺风疾喘》曰："小儿感冒风寒，入于肺经遂发痰喘，喉间飂鼻合，咳嗽不得舒畅，喘急不止，面青潮热，啼哭惊乱……即肺风疾喘。"并将"肺风痰喘"作为一个独立的疾病，并列于"伤风咳嗽"之后。清代吴谦在《医宗金鉴·幼科心法要决》对"火热喘急"作了专门的阐述，在有关章节中也较详细地描述了肺炎喘嗽不同阶段的症状和治疗。

至清代谢玉琼著的《麻科活人全书·气促发喘鼻煽胸高第五十一》中明确指出："气促之症，多缘肺热不清所致……如肺炎喘嗽，以加味泻白散去人参、甘草主之。"叙述麻疹"热邪壅遏肺窍，气道阻塞，出现"喘而无涕，兼之鼻煽"称为"肺炎喘嗽"，并指出其病机"多缘肺热不清所致"，始有肺炎喘嗽这一病名。它虽然是针对麻疹期出现肺闭喘嗽症状所立的一个证疾名称，但"肺炎喘嗽"这一中医病名，一直沿用至今。

（二）病因病机

小儿肺炎喘嗽的病因，有外因和内因两大类。外因责之于感受风邪，或由其他疾病传变而来；内因责之于小儿形气未充，脏腑娇嫩，卫外不固。肺为娇脏，性喜清肃，外合皮毛，开窍于鼻。外邪由口鼻或皮毛而入，侵犯肺卫，致肺气郁闭，宣降失司，清肃之令不行，闭郁不宣，化热灼津，炼液成痰，阻于气道，肃降无权，从而出现咳嗽、气促、痰壅、鼻煽、发热等肺气闭郁的证候，发为肺炎喘嗽。

本病的病位主要在肺，肺气郁闭为主要病机，痰热是主要的病理产物。若是邪气壅盛或正气虚弱，病情进一步发展，常由肺累及脾、心、肝诸脏。

脾与肺之间是母子之脏，《素问·经脉别论》云："脾气散精，上归于肺。"肺与脾在水谷精微运化输布、气机升降出入方面有密切联系。脾失健运，湿聚为痰，可上贮于肺，从而影响肺的宣降功能，使咳喘痰多症状加重；如肺失肃降，亦可影响脾胃气机之升降，以致浊气停聚，大肠之气不得下行，而出现喘促、腹胀、便秘等腑实证候。

肺主气而朝百脉，心主血而运行营阴，气为血帅，气行则血行，气滞则血瘀。邪气闭肺，肺气闭阻，则百脉运行不畅，血脉瘀阻，累及于心；又因热邪炽盛，壮火食气，致宗气生成不足，《灵枢·客邪》曰："宗气集于胸中，出于喉咙，以冠心脉，而行呼吸焉。"《灵枢·刺节真邪》曰："宗气不下，肺中之血，凝而留止。"宗气不足，血行无力，血脉瘀滞，亦可累及于心。故轻者致心气不足，重者则心阳虚衰。

肺与肝经脉相连，从五行而言，肺属金，肝属木，两者是相克关系；从气机升降而言，肺居上焦，为华盖，其气清肃；肝居下焦，喜升发，二者一升一降，共同维持气机升降。一旦肺失清肃，喘促气逆，便可直接影响肝气，而出现咳喘、痰黏、胸胁胀满等肝气郁滞的证候。

小儿感受风温之邪，易化火化热，若热邪内陷心包，则致壮热、烦躁、神识不清；邪入肝经，化火动风，则致两目窜视、口噤项强；邪热伤阴，则舌质红绛，此为邪陷厥阴之变证。按其病因病机，临床常分为如下证型。

1. 风邪闭肺　肺主气，外合皮毛，开窍于鼻。无论风邪从肌表而入，或从口鼻吸入，首先犯肺，导致肺失宣肃，水液输化失职，留阻肺络而酿为痰液。或因温热之邪，炎灼肺胃，耗津伤液，炼液成痰，交阻于肺之气道。痰阻气道，肺气郁闭，出现喘咳、痰鸣、气急、鼻煽等症。此即《素问·痹论》所谓"淫气喘息，痹聚在肺。"因风寒有夹寒、夹热之不同，而有风寒闭肺和风热闭肺之分。由于小儿感受外邪以风热较多，感受风寒者也易于化热，故临床以风热闭肺证多见。

2. 痰热闭肺　外邪闭肺初期失治，或邪热炽盛，或素体虚弱，均可致热邪不解而内传，郁闭于肺，肺气失于宣发肃降，肺津因之熏灼凝聚，炼液成痰。痰热互结，壅阻于肺，则致发热咳嗽、气促鼻煽、喉间痰鸣等症。

若是感受邪气炽盛，毒热化火入里，燔灼肺金，则肺气郁闭，宣肃失职，致高热持续，咳嗽剧烈，气促喘憋，烦躁口渴，面赤唇红，小便短黄，大便干结；毒热耗灼阴津，津不上承，清窍不利，则见涕泪俱无，鼻孔干燥如煤烟。

3. 肺炎喘嗽后期，邪热渐衰，正气亏虚，表现为正虚邪恋的病机，又分别为阴虚肺热和肺脾气虚的不同演变。

（1）阴虚肺热　因壮热久灼，耗伤肺阴，余邪留恋不去。虽然高热渐退、喘嗽渐平，但低热盗汗、干咳少痰，显示肺阴不足、肺热不清之象。

（2）肺脾气虚　常见于体质虚弱或伴有其他慢性疾病者。感受外邪后不仅耗损肺气，且伤及脾气，后期肺脾气虚，而见咳声无力，动则汗出，纳呆便溏等症。

第三节　临床表现

一、分类

肺炎有许多分类方法，可根据病理、病因、病程、病情、临床表现、感染地点等的不同进行分类，临床上若病原体明确，则按病因分类，以利于指导治疗，否则按病理分类。具体分类见表5-2。

表5-2　肺炎的分类

肺炎分类	具体内容
病理	小叶肺炎（支气管肺炎）、大叶肺炎、间质性肺炎
病因	感染性肺炎 （1）病毒性肺炎　最常见者为呼吸道合胞病毒，其次为腺病毒3、7、11、21型，甲型流感病毒及副流感病毒1、2、3型，其他还有麻疹病毒、肠病毒、巨细胞病毒等；（2）细菌性肺炎　常见细菌为肺炎链球菌、链球菌、葡萄球菌、革兰阴性菌、军团菌及厌氧菌等；（3）其他感染性肺炎支原体、衣原体、真菌、原虫（以卡氏肺囊虫为主） 非感染性肺炎　吸入性肺炎、坠积性肺炎、嗜酸细胞性肺炎等
病程	病情<1个月者为急性；1~3个月者为迁延性；>3个月者为慢性
病情	轻症以呼吸系统症状为主，无全身中毒症状；重症除呼吸系统症状外，其他系统亦受累，且全身中毒症状明显
临床表现	分为典型、非典型两类。典型肺炎系由肺炎球菌、嗜血流感杆菌、金黄色葡萄球菌及革兰阴性杆菌及厌氧菌引起。非典型肺炎的常见病原体为肺炎支原体、衣原体、军团菌
感染地点	分为社区获得性肺炎（CAP）和院内获得性肺炎（HAP）两大类。CAP是指无明显免疫抑制的患儿在医院外或住院48小时内发生的肺炎，而HAP则指住院48小时后发生的肺炎，又称医院内肺炎（NP）

二、肺炎的临床表现

（一）一般症状

发病前常有轻度上呼吸道感染数日。体温可达38℃~40℃，大多数为弛张型或不规则发热。弱小婴儿多起病迟缓，发热不高，咳嗽和肺部体征均不明显，其他表现可有拒食、吐奶、呛奶。

1.呼吸系统　大多起病较急，主要症状为发热、咳嗽、气促。a.热型不定，多为不规则发热，亦可为弛张热、稽留热，新生儿、重度营养不良患儿可不发热或体温不升；b.咳嗽较频繁，早期为刺激性干咳，以后有痰，新生儿、早产儿表现为口吐白沫；c.气促多发生于发热、咳嗽之后，呼吸加快，可达40~80次/分，呼吸和脉搏的比例由1:4上升至1:2左右，并有鼻翼煽动，重者呈点头状呼吸、三凹征明显、唇周发绀。肺部体征早期不明显或仅呼吸音粗糙，以后可闻及固定的中细湿啰音，叩诊多正常。若病灶融合扩大累及部分或整个肺叶，则出现相应的肺实变体征，如语颤增强、叩诊浊音，听诊呼吸音减弱或出现支气管呼吸音。重症除呼吸系统外，还可累及循环、神经、消化系统，出现相应临床表现。

2.循环系统　轻度缺氧可致心率增快，重症肺炎可合并心肌炎和心力衰竭。前者表现面色苍白、心动过速、心音低钝、心律不齐，心电图示ST段下移和T波低平、倒置。心力衰竭表现为：a.呼吸突然加快>60次/分；b.心率突然>180次/分；c.骤发极度烦躁不安，明显发绀，面色发灰，指（趾）甲微血管充盈时间延长；d.心音低钝、奔马率，颈静脉怒张；e.肝脏迅速扩大；f.尿少或无尿，颜面、眼睑或双下肢水肿。具备前5项即可诊断为心力衰竭。重症革兰阴性杆菌肺炎还可发生微循环障碍。

3.神经系统　轻度缺氧表现烦躁，嗜睡，或两者交替出现；婴幼儿易发生惊厥，多由高热引起；脑水肿时出现意识障碍、惊厥、呼吸不规则、前囟隆起；有时有脑膜刺激征；瞳孔对光反应迟钝或消失。

4.消化系统　轻症常有胃纳差、吐泻、腹胀等；呕吐常发生在剧烈咳嗽后，重症可引起中毒性肠麻痹，肠鸣音消失，腹胀严重时膈肌上升，压迫胸部呼吸困难加重。消化道出血可呕吐咖啡样物，大便隐血阳性或排柏油样便。

（二）并发症

早期合理治疗并发症少见。若延误诊断或病原体致病力强可引起并发症。在治疗过程中，中毒症状或呼吸困难突然加重，体温持续不退，或退而复升，均应考虑有并发症的可能。

1.脓胸　常由葡萄球菌引起，革兰阴性杆菌次之。常累及一侧胸膜。患儿呼吸困难加重，患侧呼吸运动受限，语颤减弱，叩诊浊音，听诊呼吸音减弱或消失。当积液较多时，纵膈、气管移向对侧。

2.脓气胸　肺脏边缘脓肿破裂，与肺泡或小支气管相通即造成脓气胸。患儿病情突然加重，咳嗽剧烈，烦躁不安，呼吸困难，面色青紫。胸部叩诊在积液上方为鼓音，下方为浊音，呼吸音明显减弱或消失。若支气管胸膜瘘的裂口处形成活瓣，空气只进不出，即形成张力性气胸。

3.肺大泡　系大泡性肺气肿，是一种局限性肺气肿。多系金黄色葡萄球菌感染。细支气管管腔因炎性肿胀狭窄，渗出物黏稠，形成活瓣阻塞，空气能吸入而不宜呼出，导致肺泡扩大、破裂而形成肺大泡。其大小取决于肺泡内压力和破裂肺泡的多少。体积小者，可无症状；体积大者可引起急性呼吸困难。此外还可引起肺脓肿、化脓性心包炎、败血症等。

（三）辅助检查

1.外周血检查

（1）白细胞检查　细菌性肺炎白细胞总数和中性粒细胞多增高，甚至可见核左移，胞浆中可有中毒颗粒。病毒性肺炎白细胞总数正常或降低，有时可见异形淋巴细胞。而在重症金黄色葡萄球菌或革兰氏阴性杆菌肺炎，白细胞可不高或降低。

（2）C-反应蛋白（CRP）　细菌感染时，血清CRP浓度上升；病毒感染时，CRP大多偏低，但有时随着感染的加重也会升高。所以单纯CRP升高，不能准确区分细菌或病毒感染。

2.病原学检查

（1）细菌培养　采集血、痰、气管吸出物、胸腔穿刺液、肺穿刺液、肺活检组织等进行细菌培养，可明确病原菌。但常规培养需时较长，且在应用抗生素后阳性率也较低。

（2）病毒分离和鉴定　应于发病7日内取鼻咽或气管分泌物标本做病毒分离，阳性率高，但需时亦长，不能用作早期诊断。

（3）其他病原体的分离培养　肺炎支原体、沙眼衣原体、真菌等均可通过特殊分离培养方法检查。

（4）病原特异性抗原检测　检测到某种病原体的特异性抗原即可作为相应病原体感染的证据，诊断价值很大。

（5）病原特异性抗体检测　急性期和恢复期双份血清特异性 IgG 有 4 倍升高，对诊断有重要意义。急性期特异性 IgM 测定有早期诊断价值。

（6）聚合酶链反应（PCR）或特异性基因探针检测病原体 DNA　此法特异、敏感，但试剂和仪器昂贵。

（7）其他　冷聚集实验可用于肺炎支原体感染的过筛实验。

3.X 线检查　早期肺纹理增粗，以后出现小斑片状阴影，以双肺下野、中内带及心膈区居多，并可伴肺不张或肺气肿。斑片状阴影亦可融合成大片，甚至波及节段。若并发脓胸，早期示患侧肋膈角变钝，积液较多时，患侧呈一片致密阴影，肋间隙增大，纵膈、心脏向健侧移位。并发脓气胸时，患侧胸膜腔可见液平面。肺大泡时则见完整薄壁、多无液平面的大泡。支原体肺炎肺门阴影增重较突出。

第四节　西医诊断与中医辨证

一、西医诊断

（一）一般诊断标准

1.临床表现

（1）有发热、咳嗽、喘憋、呼吸增快、肺部细湿啰音和管状呼吸音等呼吸道征象，重者可有发绀、呼吸困难、三凹征、鼻翼煽动。

（2）X 线胸片见双肺下野、中内带斑片状阴影或单侧大片状阴影。

2.病原学检查　取血液、痰液、气管吸出物、胸腔穿刺液等进行细菌培养、病毒分离阳性，或应用分子生物学方法检测出病原体 DNA，或检测血液病原特异性抗原或 IgM 抗体阳性。

具有上述临床表现，排除吸入性、过敏性等非感染性肺炎，可临床诊断为感染性肺炎；同时具备病原学检查发现，可做病原学诊断。

（二）分类诊断

1. 社区获得性肺炎（CAP）　指原本健康的儿童在医院外获得的感染性肺炎，包括感染了具有明确潜伏期的病原体而在入院后潜伏期内发病的肺炎。

2. 院内获得性肺炎（HAP）　指入院不存在、也不处于潜伏期，而在入院 ≥ 48 小时发生的感染性肺炎，包括在医院内感染而于出院 ≤ 48 小时发生的肺炎。广义的 HAP 还包括呼吸机相关肺炎。

HAP 的临床诊断标准为：入院 ≥ 48 小时患儿，X 线胸片显示新发或加重的肺部浸润影（无法用其他原因解释），咯脓痰或气管内有脓性分泌物，并具有下列任何一项：①支气管肺泡灌洗液或防污染毛刷采样定量培养阳性；②入院 ≥ 48 小时，下呼吸道分泌物培养和血培养均阳性，且为同一病原体；③胸水和下呼吸道分泌物培养出同一病原体。

（三）严重程度分级（见表 5-3）

表 5-3　院内获得性肺炎（HAP）严重程度分级

年龄期	轻度 CAP	重度 CAP
婴幼儿	腋温 < 38℃ 呼吸增快，但 < 70 次 / 分	腋温 ≥ 38℃ 呼吸增快，但 ≥ 70 次 / 分（除外发热、哭吵等因素影响），胸壁吸气性凹陷、鼻翼煽动、发绀、间歇性呼吸暂停、呼吸呻吟
年长儿	正常进食 腋温 < 38℃ 呼吸增快，但 < 50 次 / 分 无脱水征象	拒食 腋温 ≥ 38℃ 呼吸 ≥ 70 次 / 分（除外发热、哭吵等因素影响），鼻翼煽动、发绀、呼吸呻吟 有脱水征象

（四）病程分类诊断

急性肺炎病程 < 1 个月。迁延性肺炎病程 1 ~ 3 个月。慢性肺炎病程 > 3 个月。

（五）各型肺炎诊断标准

1.腺病毒肺炎诊断标准

（1）好发于冬春季，多见于6个月至2岁婴幼儿。

（2）急起稽留高热，喘憋、咳嗽、气促，重症者有呼吸困难、发绀、鼻翼煽动、三凹征、呼气性呻吟、嗜睡、萎靡；易出现心力衰竭；发热4～5天后肺部出现细湿啰音。

（3）X线胸片可见肺纹理增多，大小不等的肺部阴影或融合成大病灶，肺气肿多见；病灶吸收缓慢，需数周至数月。

（4）血中腺病毒–IgM抗体阳性，或鼻咽分泌物中腺病毒抗原或核酸阳性。

2.呼吸道合胞病毒（RSV）肺炎诊断标准

（1）多见于2岁以内，尤其是2～6个月的婴幼儿。

（2）干咳、喘憋，轻微发热或不发热；呼吸急促、鼻翼煽动、发绀、三凹征明显；肺部叩诊呈过清音，听诊有哮鸣音及细湿啰音；易并发心力衰竭、呼吸衰竭及胃肠道出血等。

（3）X线胸片可见支气管周围炎或斑片状阴影、肺气肿。

（4）血中RSV-IgM抗体阳性，或鼻咽分泌物中检出RSV抗原或核酸。

3.巨细胞病毒（CMV）肺炎诊断标准

（1）多见于<4个月婴儿。

（2）咳嗽、气促、严重者发绀，三凹征；肺部听诊多无异常；常伴有肝脾大、黄疸、肝功能损害。

（3）X线胸片可见支气管周围炎或斑片状阴影。

（4）血CMV–IgM阳性，或鼻咽分泌物、血、尿中检出CMV抗原或核酸。

4.肺炎链球菌肺炎诊断标准

（1）年长儿多见，也可见于婴幼儿，冬、春季节发病较多。

（2）突然畏寒、高热，伴乏力、气促、咳嗽、胸痛、咯痰，年长儿痰中带血丝或咯铁锈色痰，婴幼儿有鼻翼煽动、发绀、呕吐、腹泻，肺部可闻及细湿啰音，年长儿可有实变体征。

（3）X线胸片，在婴幼儿为支气管肺炎表现，在年长儿为大叶性肺炎或节段性肺炎表现。

（4）外周血白细胞数、中性粒细胞数增高；从咽喉分泌物、气管吸出物、血液、胸水、咽喉分泌物等检出或培养出肺炎链球菌——或肺炎链球菌多糖荚膜抗原阳性。

5. 金黄色葡萄球菌肺炎诊断标准

（1）多见于新生儿及婴幼儿，冬、春季发病较多。

（2）高热、咳嗽、呼吸困难，肺部可闻及中细湿啰音；全身中毒症状重，面色苍白、呻吟，可有中毒性休克、猩红热样皮疹或荨麻疹样皮疹；肺部以外可有化脓性迁徙病灶。

（3）X线胸片病灶易变，易出现肺大泡、肺脓肿或脓胸、脓气胸。

（4）外周血白细胞数、中性粒细胞数增高，从咽喉分泌物、气管吸出物、血液、化脓性病灶、胸水等检出或培养出葡萄球菌，或血清葡萄球菌磷壁酸抗体阳性。

6. 流感嗜血杆菌肺炎诊断标准

（1）多见于4个月至4岁婴幼儿，冬春季多见。

（2）起病较缓，有发热、面色苍白、痉挛性咳嗽、喘鸣、呼吸困难、发绀、鼻翼煽动、三凹征，肺部体检有湿啰音或实变体征；易并发脓胸、脑膜炎、败血症、心包炎、化脓性关节炎等。

（3）X线胸片可呈支气管肺炎、大叶性或节段性肺炎表现，常伴胸腔积液。

（4）外周血白细胞与淋巴细胞增多。从咽喉分泌物、血液、胸水、心包液等培养出流感嗜血杆菌，或其抗原阳性，或外膜蛋白 –IgM 阳性，或外膜蛋白 –IgG、多糖荚膜抗体在恢复期较病前升高4倍以上。

7. 肺炎支原体（MP）肺炎诊断标准

（1）多见于学龄前儿童。

（2）起病较缓，无热或发热，持续剧烈咳嗽。婴幼儿起病急，可喘憋、呼吸困难。

（3）肺部体征多不明显，婴幼儿双肺可闻及哮鸣音及湿啰音，部分患儿有肺外表现。

（4）白细胞正常或稍高，血沉多增快。

（5）X线胸片呈肺间质浸润性、小叶性、大叶性肺实变和肺门淋巴结肿大。

（6）血中 MP-IgM 阳性，或 MP 抗体滴度＞1:160，或恢复期血清 MP 抗体4倍以上升高，或咽喉分泌物、气管吸出物、血液 MP-DNA 阳性或 MP 快速培养阳性。

8. 沙眼衣原体（Ct）肺炎诊断标准

（1）多见于＜6个月的婴儿。

（2）起病缓慢，初有鼻塞、流涕，不发热；气促、频咳，可似百日咳样阵咳，半数可伴有结膜炎；肺部可闻及湿啰音。

（3）X线胸片呈弥漫性间质性和过度充气改变，或有片状阴影。

（4）鼻咽标本 Ct 抗原阳性或血清 Ct-IgM 阳性或 Ct 的 DNA 阳性。

9. 肺炎衣原体肺炎（Cp）诊断标准

（1）多见于＞5岁儿童，多为轻型。

（2）上感样症状起病，无热或低热，1～2周上感症状消退，咳嗽逐渐加重，可持续1～2个月；肺部可闻及干湿啰音；可有肺外表现。

（3）X线胸片表现为单侧肺下叶片状阴影，少数为单侧广泛或双侧斑片状阴影。

（4）鼻咽标本 Cp 抗原阳性或血清 Cp-IgM 阳性或 Cp 的 DNA 阳性。

（六）临床诊断经验

1. 根据症状体征判断病原体　典型的急性肺炎诊断比较容易，患儿多以发热、咳嗽就诊，肺部闻及细湿啰音即可诊断。许多患儿咳嗽、持续发热4天以上，肺部未闻及湿啰音，应及时拍片检查，常报告为肺炎。这是由于肺炎的病灶较深，故不易听到湿啰音。患儿以持续1周以上的痉挛性咳嗽就诊，酷似百日咳样的阵发性痉挛性咳嗽，如为6个月以下婴儿，不发热，肺部有细湿啰音，多为沙眼衣原体肺炎；如为4岁以下幼儿，发热，肺部有细湿啰音，白细胞高但中性粒细胞不高，多为流感嗜血杆菌肺炎；如为年长儿、不发热或发热，肺部体征不明显，白细胞正常，X线胸片示肺炎，多为肺炎支原体肺炎。以严重喘憋就诊的婴儿，如为6个月以下，不发热或低热，精神反应尚好，两肺可闻及哮鸣音和湿啰音，多为呼吸道合胞病毒引起的肺炎；如为6个月以上，高热，两肺哮鸣音和湿啰音，精神反应极差，多为腺病毒肺炎，可进行相应的病原学检查。

2. 特应性体质 以咳嗽、气喘而就诊的患儿，应仔细询问有无特应性体质的表现，如湿疹、过敏性鼻炎，家族中有无特应性体质的患儿；并应检查肺炎支原体、呼吸道合胞病毒、巨细胞病毒的抗体，因为这几种病原体引起的肺部感染均可表现有喘息症状。

3. 异物吸入 吸入异物可引起支气管部分或完全阻塞而导致肺气肿或肺不张，易继发感染引起肺炎。固体异物如瓜子、花生呛入后，患儿突然呛咳，家长能清楚回忆病史；但有的小儿呛入稀饭、面条后无突然呛咳，以后反复发生肺炎，病史回忆困难。如呛入鱼肝油、牛奶则引起脂性肺炎，多见于早产儿，诊断较困难。应仔细询问咳嗽的起因与时间，可根据 X 线胸片进行鉴别，必要时可行支气管镜检查。

4. 听不到肺部啰音的发绀、呼吸困难 长期应用糖皮质激素或免疫抑制剂治疗的患儿，如出现发热、咳嗽，呼吸困难，未闻及肺部啰音，进行性发绀，且吸入高浓度氧也难以纠正，此时应考虑卡氏肺孢子虫肺炎。如进行血气分析，氧分压低但二氧化碳分压不高，显著的特点是肺泡动脉氧分压差升高。这与呼吸窘迫综合征相似。如无实验室条件检查卡氏肺孢子虫，试用复方新诺明治疗，有效可拟诊。另一个进行性发绀、呼吸困难却听不到肺部啰音的疾病是弥漫性肺间质纤维化，这种发绀吸高浓度氧也难以纠正，血气分析结果与卡氏肺孢子虫肺炎相同，可见右心衰竭，X 线胸片多为间质性肺炎。用大剂量糖皮质激素治疗有效。

5. 反复呼吸道感染 有些患儿以反复呼吸道感染就诊，可在 1 年内患 3 ~ 5 次肺炎。反复呼吸道感染原因众多，主要包括：营养不良，维生素 A、B 或 C 缺乏症，锌缺乏症，佝偻病，缺铁性贫血，吸入异物后，被动吸烟，家庭空气污浊，胃食管反流，腺样体肥大，左向右反流的先天性心脏病，慢性铅中毒，先天性或继发性免疫缺陷病，支气管肺先天性畸形如支气管肺发育不全、隔离肺、肺囊肿等，囊性纤维化，慢性鼻窦炎，慢性咽炎，鼻后滴流综合征，单纯性肥胖等。鼻后滴流综合征的患儿，睡眠时鼻腔分泌物向后流入气管，将病原体带入气管，引起长期夜间咳嗽或反复支气管炎、肺炎。对于反复呼吸道感染患儿，应一一排查原因，去除病因才能根治。

二、中医辨证

（一）辨证要点

1.常证　肺炎喘嗽的早期诊断以风邪犯肺证兼见气急喘促为依据，风寒闭肺证有外感风寒证候，风热闭肺证有外感风热证候，若寒热难辨时，以是否有咽红为区别。表证解除后则邪热闭肺，痰热闭肺证痰热并重，出现热、咳、痰、喘的典型证候；毒热闭肺证痰相不著，热毒炽盛，壮热、剧咳、喘憋、烦躁哭闹，以及伤阴证象显著。后期阴虚、气虚不难鉴别，余邪多少则需同时注意。

2.变证　除同见肺炎常证外，心阳虚衰证见呼吸浅促、面白唇绀、脉疾无力等；邪陷厥阴证见壮热烦躁、神昏谵语、肢体抽搐等。

（二）辨证分型

1.常证

（1）风寒闭肺证　恶寒发热，头身痛，无汗，鼻塞流清涕，喷嚏，咳嗽，气喘鼻煽，痰稀白易咯，可见泡沫样痰，或闻喉间痰嘶，咽不红，口不渴，面色淡白，纳呆，小便清，舌淡红，苔薄白，脉浮紧，指纹浮红。

（2）风热闭肺证　发热恶风，头痛有汗，鼻塞流清涕或黄涕，咳嗽，气喘，咯黄痰，或闻喉间痰嘶，鼻翼煽动，声高息涌，胸膈满闷，咽红肿，口渴欲饮，纳呆，便秘，小便黄少，面色红赤，烦躁不安，舌质红，苔薄黄，脉浮数，指纹浮紫。

（3）痰热闭肺证　发热，有汗，咳嗽，痰黄稠，或喉间痰鸣，气急喘促，鼻翼煽动，声高息涌，呼吸困难，胸高胁满，张口抬肩，口唇紫绀，咽红肿，面色红，口渴欲饮，纳呆，便秘，小便黄少，烦躁不安，舌质红，苔黄腻，脉滑数，指纹紫滞。

（4）毒热闭肺证　壮热不退，咳嗽剧烈，痰黄稠难咯或痰中带血，气急喘促，喘憋，呼吸困难，鼻翼煽动，胸高胁满，胸膈满闷，张口抬肩，鼻孔干燥，面色红赤，口唇紫绀，涕泪俱无，烦躁不宁或嗜睡，甚至神昏谵语，恶心呕吐，口渴引饮，便秘，小便黄少，舌红少津，苔黄腻或黄燥，脉洪数，指纹紫滞。

（5）阴虚肺热证　咳嗽减轻而未平，时有低热，手足心热，干咳，痰量少或无痰，咯痰带血，面色潮红，口干、口渴欲饮，神疲倦怠，夜卧不安，形体消瘦，盗汗，便秘，小便黄少，病程迁延，舌红少津，苔少或花剥，脉细数，指纹淡红。

（6）肺脾气虚证　久咳、咳痰无力，痰稀色清易咯，气短，喘促乏力、动则喘甚，低热起伏，面白少华，神疲乏力，形体消瘦，自汗，纳差，口不渴，便溏，病程迁延，反复感冒。舌质淡红，舌体胖嫩，苔薄白，脉无力或细弱，指纹淡。

2.变证

（1）心阳虚衰证　面色苍白，唇指紫绀，呼吸浅促、困难，四肢不温，多汗，胁下痞块，心悸动数，虚烦不安，神萎淡漠，小便减少，舌质淡紫，脉疾数无力，指纹紫滞。

（2）邪陷厥阴证　壮热不退，口唇紫绀，气促，喉间痰鸣，烦躁不安，谵语狂躁，神识昏迷，口噤项强，角弓反张，四肢抽搐，舌质红绛，脉细数，指纹紫。

（三）分证新说

1.按病期分证　按照肺炎初期、中期、恢复期不同的证候特点分证。

（1）邪犯肺卫证　见于肺炎初期。以肺卫表证为主要证候，又分别为风寒束表、风热犯表的不同证候。

（2）痰热闭肺证　见于肺炎中期。以热、咳、痰、喘的典型证候为特征，又分别为痰偏重、热偏重的不同证候。

（3）正虚邪恋证　见于肺炎恢复期。以正气亏虚、邪热留恋为特征，又分别为偏气虚、偏阴虚的不同证候。

2.按脏腑辨证　以脏腑为主，结合虚实分证。

（1）肺热盛邪实证　证候表现在肺，未涉及其他脏腑的邪热炽盛的实证证候。

（2）正气虚迁延证　病程迁延未愈，以正气亏虚（气虚、阴虚）为特征的虚证证候。

（3）心阳虚衰竭证　重症患儿急性期心阳虚衰的证候。

（4）肝热盛抽搐证　重症患儿急性肝热动风的证候。

第五节　鉴别诊断与类证鉴别

一、西医鉴别诊断

1. 急性支气管炎　以咳嗽为主，一般无发热或仅有低热，肺部呼吸音粗糙或有不固定的干湿啰音。婴幼儿全身症状较重，且因气道相对狭窄，易致呼吸困难，重症支气管炎有时与肺炎不易区分，应按肺炎处理。

2. 肺结核　婴幼儿活动性肺结核的症状及 X 线影像改变与支气管肺炎颇相似，但肺部啰音常不明显。应根据结核接触史、结核菌素试验、血清结核抗体检测和 X 线胸片随访观察等加以鉴别。

3. 支气管异物　吸入异物可致支气管部分或完全阻塞而致肺气肿或肺不张，且易继发感染引起肺部炎症。但多有异物吸入、突然出现呛咳病史，胸部 X 线检查，特别是透视可助鉴别，必要时行支气管镜检查。

二、中医类证鉴别

表 5-4　肺炎喘嗽与哮喘鉴别表

鉴别点	肺炎喘嗽	哮喘
病因	内因肺脏娇嫩，外因感受风邪	素有宿根，复遇诱因，引动伏痰而发
发病特点	常继发于感冒之后	多为突发突止，也常因感冒诱发
典型证候	发热、咳嗽、气急、鼻煽，甚至发绀	呼多吸少、呼吸困难、哮鸣喘息
发热	有	常无
咳喘	以咳为主，可伴喘	以喘为主，常有喉中哮鸣音，咳嗽少
肺部体征	中细湿啰音	哮鸣音为主，可伴大湿啰音
X 线检查	肺纹理增多、紊乱，可见小片状、斑片状阴影，或见不均匀的大片状阴影	可有肺气肿表现，或 X 线正常，或有肺纹理增多
反复发作性	无	有

表 5-5 肺炎喘嗽与咳嗽鉴别表

鉴别点	肺炎喘嗽	咳嗽
主要病机	肺气郁闭	肺气失宣
典型症状	发热、咳嗽、气急、鼻煽，甚至发绀	以咳嗽为主
发热	有	常无
气喘	常有	无
缺氧发绀	常有	一般无
肺部体征	有固定的中细湿性啰音	干啰音或多变的粗大湿性啰音
X线检查	肺部可见小片状、斑片状阴影，或见不均匀的大片状阴影	以肺纹理增粗、紊乱为主

第六节 治疗

一、西医治疗及前沿研究

（一）一般治疗

环境保持安静、整洁，保证患儿休息，室内经常通风换气，保持一定温度湿度。维持足够入量，给以流食如人乳、牛乳、米汤、菜水等，并补充维生素 C、A、D，以及复合维生素 B 等。

（二）抗生素治疗

怀疑细菌性肺炎的住院患儿，应尽量在获得标本进行细菌培养后经验性给予抗生素治疗。一般先用青霉素类或头孢菌素，直至体温正常后 5～7 天。对危重患儿还可以根据药物说明书增加剂量。通常在使用 3 天不见效时，根据细菌培养和耐药结果改用其他抗生素。怀疑非典型病原感染的患儿，应给予大环内酯类抗生素。对原因不明、病情较重的病例，可先联合应用两种抗生素，一般选用 β-内酰胺类联合大环内酯类。在明确病原后，则给予针对性治疗。

（三）抗病毒治疗

比起抗生素而言，抗病毒药物少之又少，新开发的品种也不很多，使得抗病毒治疗受到很大制约。如临床考虑病毒性肺炎，可试用利巴韦林，为广谱抗病毒药物，能竞争性抑制病毒合成酶，从而抑制病毒复制，可用于治疗流感、副流感病毒、腺病毒以及 RSV，给药途径为雾化吸入或静脉点滴。更昔洛韦是治疗 CMV 感染的首选药物。

（四）免疫治疗

注射免疫球蛋白是一种被动免疫疗法。大剂量免疫球蛋白静脉注射对严重感染有良好治疗作用，除了对病毒抗原直接起免疫封闭的作用外，同时可通过 IgGFc 段激活巨噬细胞而清除病毒。

（五）对症治疗

1. 退热与镇静　一般先用物理降温，如头部冷敷、冰枕、温水擦浴，或者口服对乙酰氨基酚或布洛芬等退热，对高热严重的病例可用氯丙嗪与异丙嗪肌注。

2. 止咳平喘　应清除鼻内分泌物，有痰时用祛痰剂，痰多时可吸痰。咳喘重时可雾化吸入布地奈德或丙酸氟替卡松。

3. 氧疗　病情较重者需要氧疗。一般幼儿可用鼻导管，婴幼儿每分钟氧气流量约 0.5 ~ 1L。重症可用面罩给氧，氧流量约 2 ~ 4L/ 分钟。

4. 液体疗法　一般肺炎患儿可口服保持液体入量，不需输液。对不能进食者，可进行静脉输液。总液量以 60 ~ 80mL/（kg·d）为宜，婴幼儿用量可偏大，较大儿童则应相对偏小。对高热及喘重或微循环功能障碍的患儿，由于不显性失水过多，总液体量可偏高。

5. 激素治疗　一般肺炎不需要用肾上腺皮质激素。严重的细菌性肺炎，用有效抗生素控制感染的同时，在下列情况下可加用激素，如中毒症状严重，支气管痉挛明显，早期胸腔积液。

6. 物理治疗　对啰音经久不消的患儿，宜用光疗、电疗；对迁延性患儿，还可以用芥末泥或芥末湿布敷胸背，或拔火罐。

（六）前沿研究

美国儿科感染病学会在《3 个月以上婴儿和儿童 CAP 管理临床实践指南》中指出，对学龄前轻度 CAP、无全身中毒症状者，无常规使用抗生素的指征。这是由于美国已为小于 6 个月婴儿广泛接种肺炎链球菌和流感嗜血杆菌疫苗多年，使儿童细菌性肺炎大大减少，而以病毒性肺炎为主所致。我国未在婴幼儿接种这些疫苗，肺炎以细菌性为主，因此仍然需要应用抗生素。目前儿科门诊普遍存在每天一次静脉滴注 β - 内酰胺类抗生素的情况，用法不很恰当。该类药物为时间依赖性抗生素，半衰期多为 1～2 小时（除头孢曲松半衰期 8 小时），血药浓度超过最低抑菌浓度（MIC）持续时间要达到用药间隔时间的 40% 以上才能充分起效，这就必须每 6～8 小时静脉滴注 1 次（除头孢曲松钠可每天 1 次）。

糖皮质激素不应作为退热剂使用，因其可降低机体的免疫力，应用当时退热、症状改善，但会延长肺炎的病程。糖皮质激素仅用于重度肺炎全身症状明显、严重喘憋、中毒性脑病及大量胸水时，并应根据不同的病情选择不同的药物，喘息明显者在于抗炎平喘，首选琥珀酸氢化可的松或甲泼尼龙；中毒症状明显、中毒性脑病、大量胸水者在于改善中毒症状、减轻脑水肿及减少炎症渗出，应选用地塞米松，疗程 3～5 天。

重度 CAP 需联合使用抗生素时，原则上同类的抗生素不宜联合应用。应尽量避免 2 种 β - 内酰胺类抗生素的联用，否则可能诱导细菌产生 β - 内酰胺酶。重度 CAP 联合应用大环内酯类抗生素与 β - 内酰胺类抗生素的疗效较好，有协同作用。由于我国的肺炎链球菌对大环内酯类抗生素高度耐药，如果患儿为大叶性肺炎，肺炎链球菌感染的可能性大，不宜单独应用大环内酯类抗生素。

肺炎支原体肺炎的治疗，可选用红霉素或阿奇霉素。轻度 CAP 可口服或静脉滴注阿奇霉素，用 3 天停 4 天为一疗程，一般用 1～2 疗程，不宜超过 14 天。重度 CAP 可静脉滴注阿奇霉素，用 5 天停 3 天为一疗程，可重复 2～3 疗程，共 14～21 天。红霉素与阿奇霉素在治疗肺炎支原体的疗效尤其是发热的病程方面，不存在差异。治疗有效者，肺炎支原体 -IgM 的滴度在 3～4 个月内逐渐下降，半年内消失。近年来，由于大环内酯类药物的交叉耐药性，对阿奇霉素耐药者必然对红霉素、螺旋霉素、克拉霉素、罗红霉素耐药。可选择利福平，8 岁以上可用多西环素（强力霉素）、米诺环素（美满霉素）。但根据各地报道，利福平、多西环素疗效不一，用米诺环素疗效好。首次口服米诺环素 4mg/kg，以后每次 2mg/kg，每 12 小时一次，用 10～14 天。

近年来，重症与难治性肺炎支原体肺炎逐渐增多。前者病情严重、热程长、X 线胸片为大片阴影，或伴有肺不张、胸腔积液或肺脓肿，也可累及多个肺外系统。后者一般是指肺炎支原体肺炎经过大环内酯类抗生素治疗 1 周以上病情未见好转，或病情迁延不愈者，多为重症肺炎支原体肺炎。治疗重症与难治性肺炎支原体肺炎，第一，改用利福平或利福定或利福霉素，8 岁以上可用多西环素或米诺环素，也可选新药如太力霉素或老虎素；第二，应用泼尼松口服或雾化吸入布地奈德 3～7 天，然后减量，严重者应用甲泼尼龙冲击治疗 3 天；第三，对于肺炎支原体的肺外损害，尤其是神经系统受累者，应用免疫球蛋白 400mg/kg，静脉滴注 3～5 天有较好疗效；第四，对于年龄小、病程长、免疫功能低下者可应用免疫增强剂，如匹多莫德口服液等；第五，对于阻塞性肺炎、闭塞性支气管炎、肺不张，应用支气管镜进行灌洗治疗。

对反复呼吸道感染者，除查明原因进行针对性处理外，可应用免疫促进剂，如匹多莫德口服液、卡介苗多糖核酸注射液（斯奇康）、乌体林斯、羧甲淀粉钠溶液（卡曼舒）、泛福舒、乌本美司、左旋咪唑、核酪口服液、分泌型 IgA 制剂如牛初乳，也可应用维生素 A、D，增强气道上皮细胞完整性。

二、中医治疗

（一）传统中医辨证论治

本病治疗以开肺化痰，止咳平喘为基本法则。开肺以恢复肺气宣发肃降功能为要务，宣肃如常则咳喘自平。若痰多壅盛者，须加降气涤痰；喘憋严重者，治以平喘利气；气滞血瘀者，佐以活血化瘀；肺热壅盛者，应当清肺解毒，肺与大肠相表里，壮热壅盛时可加用攻下药通腑泄热。出现变证者，或温补心阳，或平肝熄风，随证施治。病久阴虚肺燥，余邪留恋，用药宜甘寒养阴、润肺化痰，兼清余热；肺脾气虚者，宜健脾益气、补肺固表，以扶正气。

常证如风寒闭肺证辛温宣肺，止咳平喘；风热闭肺证辛凉宣肺，清热化痰；痰热闭肺证清热涤痰，开肺定喘；毒热闭肺证清热解毒，泻肺开闭；阴虚肺热证养阴清肺，润肺止咳；肺脾气虚证补肺益气，健脾化痰。变证如心阳虚衰证温补心阳，救逆固脱；邪陷厥阴证清心开窍，平肝熄风。

具体应用还应考虑到不同病程的治法特点。初期风邪束肺，应侧重宣肺，解表驱邪，但也要注意小儿肺脏娇嫩，邪易内传，痰热易结。若肺气已郁，则当清热化痰解郁。若热、咳、痰、喘四证俱现，便是肺炎喘嗽的典型证候痰热闭肺证，当采用本病开肺、涤痰、解毒、活血的治疗主法，开肺解郁为所必用，涤痰、解毒、活血治法之轻重，则视证候特点灵活施用。此期须密切观察病情变化，变证端倪始现，则当早用扶阳救逆、清心平肝之品。后期扶正祛邪，虽然要廓清余邪，但勿忘匡扶正气为主，气阴恢复，自然患儿安康。

本病应根据疾病的不同情况，以多种治法配合应用：急性期宜以注射液与汤剂或口服中成药合用，以增强疗效。恢复期湿性啰音持续不消者，可加用敷贴疗法或拔罐疗法，有助于加快病灶 / 炎症吸收。若患儿变证危象显露，便需中西药合用协力抢救。

（二）现代医家治疗经验

1. 泻肺通腑法　肺炎喘嗽以喘为主证，其产生的主要机理为肺失肃降而上逆，因此，应当泻其逆气，才能有效平喘。泻肺治法，主要采用沉降下气之品。如肃肺平喘法，肃降肺气便能平其喘促；涤痰降气法，引痰下驱兼有平喘之功。肺与大肠相表里，通腑可以泄其肺热、通腑能够有效泻浊，所以，吴又可有"逐邪勿拘结粪"之说，用于肺炎喘嗽痰热壅盛者，不论是否有便秘，只要无泄泻，便可考虑使用通腑法，使腑气通达，邪热下泄，痰浊外驱，能有效清泄肺热，降逆平喘。

2. 活血化瘀法　肺炎喘嗽血瘀证的形成常因外邪侵袭，在表不解，入里化热，熏蒸煎熬阴血，致使血液黏稠，运行迟缓，瘀滞于脉络，即由热致瘀。又有肺朝百脉，肺心气血相关，肺气郁闭导致心血瘀阻；外邪犯肺，肺失宣肃，津液凝聚成痰，肺闭痰阻，进而络阻血瘀；或者病久肺气虚损，气虚瘀滞。肺炎之血瘀证从血液流变学的微观辨证指标也可以得到证实。因此，在肺炎治疗中常运用活血化瘀法，具有改善微循环、减轻肺部炎性病变、促进肺功能恢复、改善机体供氧、提高免疫功能等作用。

3.扶正祛邪法　本病外因在于温毒侵袭，内因则在于正气虚弱。肺炎喘嗽不仅在恢复期存在正气虚弱，在急性期也存在正气虚弱不足以敌邪的一面，故用扶正祛邪法治疗。在具体应用时，急性期应侧重祛邪，注意维护正气，解毒勿伤其正；恢复期则扶正为主，祛邪为次。肺炎的扶正治法以益气养阴为主，益气有补肺固表、健脾益气之别，养阴有清养肺阴、润养胃阴之分，或单用或与祛邪治法联合应用，当随证治之。

（三）经典方药

1.常证

（1）风寒闭肺证　常用华盖散加减。方用麻黄宣肺散寒平喘；杏仁降气化痰；荆芥、防风解表散寒；桔梗、白前宣肺止咳；苏子、陈皮化痰平喘。寒散则表解，肺开则喘平。方中麻黄可用生麻黄，兼有发汗解表和宣肺定喘之功。若恶寒身痛重者加桂枝、白芷温散表寒；痰多，苔白腻者加半夏、莱菔子止咳化痰。若寒邪外束，内有郁热，证见发热口渴、面赤心烦、苔白脉数者，则宜用大青龙汤表里双解。

（2）风热闭肺证　常用银翘散合麻杏石甘汤加减。表热为主者选银翘散为主方。方中金银花、连翘清热解毒；薄荷、荆芥、豆豉透表发汗；桔梗、牛蒡子、甘草、清热宣肺，止咳利咽；芦根、竹叶清除里热。里热为主者选用麻杏石甘汤加味。方用麻黄开泄肌腠，宣肺解郁；杏仁降气化痰止咳；生石膏清解肺卫之热以生津；甘草和中解毒。根据证情，也可酌情两方配合加减使用。咳剧痰多者加浙贝母、瓜蒌皮、天竺黄清热化痰；发热，咽痛，加蝉蜕、板蓝根清热利咽；热重者加黄芩、栀子、鱼腥草清肺泄热；夹有积滞者，加莱菔子、全瓜蒌化痰通腑。须注意：本证易于发展为痰热闭肺证，治疗须抓住时机，选方用药常以清、宣为主，不必过于苦寒。

（3）痰热闭肺证　常用五虎汤合葶苈大枣泻肺汤加减。方用炙麻黄、杏仁、前胡宣肺止咳；生石膏、黄芩、鱼腥草、甘草清肺泄热；桑白皮、葶苈子、苏子泻肺涤痰；细茶肃肺化痰。热甚者加栀子、虎杖清泄肺热；痰盛者加浙贝母、天竺黄、鲜竹沥清化痰热；热盛便秘，痰壅喘急加生大黄、清礞石，或用牛黄夺命散涤痰泻火；喘促而面唇青紫者，加紫丹参、赤芍活血化瘀。

（4）毒热闭肺证　常用黄连解毒汤合麻杏石甘汤加减。方用炙麻黄、桑白皮、杏仁宣肃开闭；黄连、黄芩、栀子清热解毒；生石膏、生甘草清解肺热。热重者加虎杖、蒲公英、败酱草清热解毒；腹胀大便秘结者加生大黄、玄明粉通腑泄热；口干鼻燥，涕泪俱无者加生地黄、玄参、麦冬润肺生津；咳嗽重者加前胡、款冬花宣肺止咳；烦躁不宁加白芍、钩藤清心宁神。

（5）阴虚肺热证　常用沙参麦冬汤加减。方用北沙参、麦冬、玉竹、天花粉养阴清肺；桑白皮、炙冬花肃肺止咳；扁豆、甘草益气和胃。余邪留恋，低热反复者，选加地骨皮、知母、黄芩、鳖甲滋阴退热；久咳者，加百部、百合、枇杷叶、诃子敛肺止咳；口干作渴者加石斛、乌梅生津止渴；汗多加煅龙骨、煅牡蛎、酸枣仁、五味子敛阴止汗。

（6）肺脾气虚证　常用人参五味子汤加减。方用党参、茯苓、白术、炙甘草益气健脾，培土生津；五味子敛阴止咳；百部、橘红止咳化痰。咳嗽多痰去五味子，加半夏、陈皮、杏仁化痰止咳；咳嗽重者加紫菀、款冬花宣肺止咳；虚汗多，动则汗出，加黄芪、煅龙骨、煅牡蛎固表止汗；若多汗出而不温，如桂枝、白芍温卫和营；大便不实加怀山药、炒扁豆健脾益气；纳差加焦山楂、焦神曲和胃消食。

2. 变证

（1）心阳虚衰证　常用参附龙牡救逆汤加减。方用人参大补元气；附子回阳救逆；煅龙骨、煅牡蛎潜阳敛阴；白芍、甘草和营护阴。一般用法，人参用量宜重，若肢厥、冷汗、脉微之证明显者，附子亦当重用。气阳虚衰者亦可用独参汤，或参附汤少量频服以救急；若神疲乏力，唇红，舌红少苔，为气阴两虚，加生脉散益气养阴；口唇发绀，右胁下痞块等血瘀较著者，酌加红花、丹参活血化瘀。

（2）邪陷厥阴证　常用羚角钩藤汤合牛黄清心丸加减。方用羚羊角粉（冲服）、钩藤平肝熄风；茯神安神定志；白芍、生地黄、甘草滋阴而缓急解痉；黄连、黄芩、栀子清热泻火解毒；郁金、石菖蒲清心开窍。另服牛黄清心丸。昏迷痰多者加胆南星、竹沥、猴枣散等豁痰开窍；高热神昏抽搐者，可选加紫雪丹、安宫牛黄丸等成药。

三、名老中医治疗经验

（一）董廷瑶

董老认为小儿肺炎喘嗽乃肺脾同病，治疗多采用培土生金法。肺脾同病，对咳嗽、咳痰久延不愈者，培土生金运脾为要。包括支气管炎、迁延性肺炎、肺炎支原体肺炎等应用抗生素治疗，炎症却未能及时吸收，肺部啰音不消，以及肺脓疡空洞久久不能愈合等重症，董老认为虽属肺系疾病，乃因患儿脾胃本弱，热病后期正气大耗，脾胃一虚，肺气先绝，土虚不能生金，属肺脾同病，痰浊内生，久久不愈，多采用培土生金法以杜绝生痰之源。擅用星附六君子汤加味培土生金，健脾土荣肺金，复其清肃之令，使咳痰均和，啰音消失，肺痈空洞自愈。哮喘缠绵复发之因肺脾阳虚，寒饮内伏者，辄选苓桂术甘汤通阳健脾化饮，此为崇土利饮法。尚可合二陈、三子，为预防复发的根治之剂。

（二）刘弼臣

刘老认为小儿肺炎喘嗽临证应强调"调肺论治"理论，宜使用"角药"。治疗肺系疾病如小儿肺炎、小儿过敏性鼻炎、支气管炎、哮喘等，临证强调清肺利窍，突出"调肺论治"的理论。调肺利窍主要有两个方面，一是通利鼻窍，二是清利咽喉。通利鼻窍常用辛夷、苍耳子；清利咽喉常用玄参、板蓝根、山豆根。此五味药即为刘弼臣教授"调肺论治"的基本方。刘老不但使用"调肺论治"的基本方治疗肺系本身的疾病，而且强调"调肺论治"的基本方具有截断邪气内传之通路，达到治疗肺外其他疾病的作用。此即刘弼臣教授"调肺论治"用药的核心内容。刘老善于使用"角药"治疗肺系疾病，疗效显著，比如南沙参、桑白皮、地骨皮。南沙参甘润而微寒，能补肺阴、润肺燥、清肺热，兼补脾肺之气，清肺生津，补气化痰；桑白皮性味甘寒，专入肺经，清泻肺热，平喘止咳；地骨皮甘寒入肺，直入阴分，清泻肺中伏火，兼退虚热。三药相配，清中有润，泻中寓补，临证中可奏标本兼顾之效。

（三）何世英

何老认为在热性病中，注意大肠燥实证。小儿肺炎重症即小儿肺炎喘嗽毒热证型，属表里实热，或热毒内迫于心营。表里实热可出现气分证，也可出现营分证或气血两燔证。根据具体证情，或宜表里双解，或宜清热解毒，或宜清气凉营佐以清心开窍。常用方是黄连解毒汤、清营汤、清瘟败毒饮等。如肺炎月余，证势未减，病情发展已影响大肠，治以通腑泻下，肺热可泄，证势益减。对于急性呼吸系统疾患的表热证，使用小儿解热丸，其名虽为解热丸，一方面清热化痰，一方面宣肺解表，其解热作用往往超越一般抗生素。对于小儿急性喘嗽证使用经验方肺闭宁，系有麻杏石甘汤、葶苈大枣泻肺汤、生脉饮、五味子汤等加减组成，能泻中寓补，补中寓泻，既能扶正，又能祛邪，可以防治肺炎患儿心衰或心肌炎的并发症，对体质较弱且有咳喘症状的患儿尤为适宜。

（四）江育仁

江老告诫：慎勿见热治热，勿投清热寒凉之剂，以免导致外邪入里，使病程延长。对于肺炎喘嗽初期，邪在卫表，虽有发热或高热稽留，仍应使用清解外邪的治法，慎勿见热治热，勿投清热寒凉之剂，以免导致外邪入里，使病程延长。因此有一分表证，必须及时宣散。西医诊断肺炎后勿套用麻杏石甘汤，发热38℃用金银花、连翘，发热39℃用黄芩、黄连，40℃以上用白虎汤、清瘟败毒饮。痰热闭肺证，在肺气郁闭的同时易产生气滞血瘀的兼证，应及时使用理气活血之品。对于痰浊壅盛，正盛邪实者，可通腑涤痰，涤痰比化痰要重，使用上病下取法，兼顾通腑泻下。对于重症肺炎的患儿，一是上盛下虚证，可能出现高热气喘，鼻煽明显，腹胀便溏，四肢逆冷等喘脱之兆，治拟开闭救逆，用麻杏石甘汤合参附龙牡救逆汤；二是肺闭不得宣泄，热邪耗气伤阴，临床出现呼吸浅促，身热而不灼手，精神萎靡，面唇青紫等坏证，很快会出现阴阳离决之险，治以育阴潜阳救逆，用生脉饮合附子龙牡救逆汤。对于迁延性肺炎啰音经久不消者，江老强调使用外治法，如局部用红藤、血竭、乳香、没药、白芥子等份研末，酌用大蒜调糊状，敷贴于啰音密集处，连贴一星期，加速啰音吸收，提高疗效。

（五）祁振华

祁老认为肺炎有实证、热证转化为虚证、寒证，是一个由渐变到突变、由量变到质变的过程。肺炎早期，病邪多在表位，正气尚未损耗，故多为实证，表现为表邪未解，里热郁闭，以致肺失宣降。治法多用汗法，疏表宣肺清热，宣畅肺气。祁老常用荆芥穗为主药，以其芳香辛散，开毛窍，和营卫，效力迅速。表闭者常配薄荷、麻黄，以协助宣肺散热；肺热重而有汗、表不闭者，配青蒿、麻黄协清肺热药以宣肺清热，同时借发汗可散肺热，有分解表里之意；肺热重者，首选麻黄，配生石膏、射干、板蓝根、大青叶、栀子，清热化痰以泻肺热；若见咽部红肿，加用山豆根，清热泻肺；肺移热大肠而泻下者，加黄连。重症肺炎，可分为虚实两种情况：正气未衰者，治宜宣肺清热，表里双解，药用苦寒降逆之射干、栀子、大青叶、黄连等；如正气已衰而肺热仍重者，则采用扶正祛邪和解法，益阴清热，药选青蒿、鳖甲、天花粉之类；若正气虚极，佐以黄芪、党参益气扶正防脱。用药无过寒过燥之弊，而有清补兼备之功。

（六）王静安

王老认为，咳嗽以外感为主，内伤者少；以热证为主，寒证兼见。可分为风邪束表、痰热壅肺、湿热蕴肺、肺阴不足四大类较为切合临证。

风邪束表证多有发热、恶寒等表证，邪从外来，当从表散，治法以宣肺解表为主，以自拟消宣宁嗽汤为主方加减治疗。痰热壅肺证病程稍长，多系外感风邪未从表解，化热敛痰，或病后余热未尽，痰热蕴肺，治以清肺化痰为主，用自拟清肺化痰汤治之。湿热蕴肺证，小儿体质湿热素盛，或因外邪侵入，肺气失宣，水湿不化，蕴而化热，治宜清化湿热，祛痰止咳，用自拟宣肺化湿汤治疗。肺阴不足证，多由素体阴虚，久咳伤肺，或病后肺阴受损，或痰热蕴肺日久，或过食辛热之品，久积成热，积热熏蒸，灼伤肺津，治法以滋阴润肺为主，自拟滋阴润肺饮治疗。

（七）王伯岳

王老认为肺炎喘咳不宜过早使用辛燥和收敛的药物。主要由于热邪蕴毒，毒盛则热盛，热盛则伤阴，不同于一般的寒喘，治宜清凉，而不宜过早使用辛燥和收敛的药物，才能养阴降火，保存津液。至于其他变证，如火热闭肺，发热持续不退，则应着重泄热；如出现昏迷、抽风，则应着重熄风、开窍；如出现气阴两虚，则应育阴潜阳。而小儿肺炎多为上盛下虚之证，如高热、喘憋、鼻翼煽动等热象不解，又同时出现四肢厥冷、小便清长、大便溏泄、腹胀等症，则应考虑既要开闭泄热，又要存阴救逆。对心阳衰竭者，则应回阳救逆。

（八）赵心波

赵老认为小儿肺炎辨证施治既要掌握温热病的规律，又要结合脏腑辨证特点，不可拘泥一格，但要抓住重点。"热毒"和"气阴"是肺炎正邪交争的两个方面，所以要紧紧把握"热毒"的传遍规律和"气阴"存亡进行辨证施治。在热盛气阴不衰的情况下，治疗重用清热解毒法；在热盛气阴已受损的情况下，治疗应清热解毒、益气养阴并用；在热盛气阴将竭的情况下，首先补气、回阳救逆，病情稳定后，还必须清热解毒，有一分热邪就要清解一分，不留后患；如果热退正虚，则主要以扶正养阴为主。这些是肺炎辨证施治的基本原则。

（九）金厚如

金老认为肺炎喘嗽初期，不可冒用辛温发散之品。肺炎初期，虽因感受风寒，亦不可冒用辛温发散。因小儿所患热病最多，所以初病投剂，宜用辛凉宣透。若春季发病，当注意有无伏邪。若热邪深伏，随春令升阳而外发者，一病即现发热重，口干渴，小便色黄，脉濡数，舌红苔白。若由新感引动伏邪而发病者，必当辛凉以解新邪，继进苦寒以清里热；唯伏邪为病，缠绵难解，非比新感，治疗得当，一药而愈。若冬初气暖多风，感而发病者，应时时注意清热保津。因冬应寒而反温，阳不潜藏，真气外泄，阴虚津枯之人，最易感受温邪。小儿阴常不足，阳常有余，所患最多，清心凉膈散加葱、豉，治内有伏热，复感新邪，最为合拍。芩连苦寒，寒虽能清热，苦则易伤津。若伏热深重一时难解，可用甘寒和辛寒法，大便无燥结者，硝黄须慎用。若热邪深入营血，须防伤血动血，可仿犀角地黄汤法。芩连泻心汤亦可与清热凉血之剂合用，须谨守古法，以百沸汤浸渍，取其气而不用其味。若逆传心包，谵语神昏者，则当于辛凉清解中，加入芳香开窍之品。

（十）孙谨臣

孙老从多年的临床实践中，认为肺气宣降二者功能失常，虽可同病相连，但非等量齐观，如寒邪束肺而见恶寒发热，汗闭肤干，咳嗽痰鸣，呼吸喘促等症。病机表现则以肺气失宣为主，治当宣肺透邪。若痰阻气道，邪热闭肺而见咳嗽气喘者，则以肺气失降为主，治当肃肺泄热。宣发肺气法一般有清宣法和温宣法两种，前者适用于风热闭肺，后者用于风寒束肺。通降肺气法常用的有降气肃肺法和通腑肃肺法两种，前者有降逆平喘之功，后者有祛痰泻热之效。在运用宣通二法时，要紧紧把握小儿"易寒易热"的病理特点，时刻注意"宣肺应温清有度，肃肺须通降毋过"。尤其考虑到风温之邪传变最速，要及早投入清气药，以防入气传营，实为上工之治。

四、民间单方验方及食疗方法

（一）单方验方

1. 防风 10 ~ 15g，葱白 2 茎，粳米 50 ~ 100g。取防风、葱白煎取药汁，去渣。先用粳米煮粥，待粥将熟时加入药汁，煮成稀粥服食。本方适用于风寒闭肺之肺炎患者。

2. 淡豆豉 15g，葱须 30g，黄酒 20mL。将豆豉加水 1 小碗，煎煮 10 分钟，再加洗净的葱须继续煎煮 5 分钟，最后加黄酒，出锅，趁热顿服。本方适用于小儿肺炎属于风寒闭肺者。

3. 麻黄 2g，生石膏 15g，甜葶苈 5g，瓜蒌 12g，杏仁 10g，苏子 6g，苏叶 5g，浙贝母 9g，莱菔子 10g，半夏、生姜各 6g，焦鸡内金 10g，六一散 12g。水煎服，每日 1 剂，日服 2 次。本方为瞿文楼方，适用于小儿肺炎之痰热闭肺者。

4. 生麻黄 1.5g，生石膏先煎（15g），金银花、连翘、杏仁各 9g，生甘草 3g，炒葶苈子、天竺黄、瓜蒌皮、玄参各 6g。水煎服，每日 1 剂，日服 3 次。本方为马莲湘方，适用于内蕴痰浊所致小儿肺炎。

5. 黄连 1g，黄芩 10g，干姜 1g，半夏、枳壳、川郁金各 5g，莱菔子 3g。水煎服，每日 1 剂，日服 3 次。本方为北京中医药大学"小儿王"刘弼臣方，适用于小儿肺炎。

6. 葱白 3 条，大米 30g，生姜 2 片。共煮粥，趁热食用。本方适用于小儿肺炎之属于风寒闭肺证者。

7. 杏仁 10g，大米 30g。将杏仁去皮尖，水研滤汁与大米加水共煮粥服用。本方适用于小儿肺炎之属于风寒闭肺证者。

8. 大青叶、板蓝根各 15g，草河车、僵蚕各 9g。水煎服，取汁 200mL，分 3 次服。用于病毒性肺炎。

9. 射干 10g，麻黄 3g，五味子 10g，细辛 3g，桂枝 10g，半夏 10g，生石膏 30g。将上药浸泡半小时，水煎沸后 20 分钟，取汁 250mL，分 3 ~ 4 次服。治疗肺炎喘促明显者。

（二）食疗方法

1. 风寒闭肺型 恶寒，发热，无汗，不渴，咳嗽，气促，痰白且稀，舌苔薄白，脉浮而数。

治法：散寒宣肺化痰。

（1）葱白粥 葱白 3 条，大米 30g，生姜 2 片，共煮粥。趁热食用。

（2）杏仁粥 杏仁 10g，去皮尖（皮尖有大毒），水研滤汁，大米 30g，加水共煮粥服用。

2. 风热闭肺型 发热有汗，口渴，咳嗽痰稠，气促鼻煽，面赤唇红，舌质红，苔黄，小便黄，脉浮数。

治法：清热宣肺化痰。

（1）桑白天葵饮 桑白皮 15g，青天葵 12g，水煎去渣加适量冰糖，代茶饮。

（2）鱼腥草苇茎汤 鱼腥草 30g，苇茎 15g，蜜枣 3 枚，加水共煎，去渣分 2 次饮用。

（3）杏梨饮 杏仁（去皮尖打碎）10g，鸭梨 1 ~ 2 个，冰糖适量。先将鸭梨切块去核，与杏仁同煮，梨熟加入冰糖，代茶饮用。

（4）石膏杏仁粥　生石膏 30 ~ 60g，杏仁（去皮尖）10g，加水先煎 20 分钟，去药渣加入大米 30g 煮粥，用盐调味食之。

3. 恢复期

（1）脾气虚型　面色黄，食欲不好，消化不良，大便不调，舌淡。

①参枣粥　取党参 12g，红枣 15g，粳米 50g。以上加水煮粥食用，有益气健脾作用。

②鸭肫山药粥　取鸭肫 1 个，山药 15g，芡实 15g，粳米 50g。将鸭肫洗净，切碎，再将山药、芡实，粳米加水煮粥食用，有健脾收敛作用。

③麻黄根鱼粥　取麻黄根 15g，鲫鱼 1 条，粳米 50g。将麻黄根加水煮 20 分钟，去渣留汁。把鱼去鳞及内脏，洗净，同粳米一起放入汁中煮粥食用，有健脾止汗作用。

（2）肺阴虚型　干咳无痰，口渴欲饮，午后低热，舌红苔少。

①银耳冰糖梨　取银耳 12g，梨 1 个，冰糖 12g。将梨去皮及核，切成块。银耳用清水洗净，与梨同放入锅中，小火煮 30 分钟，加入冰糖溶化后食用，有润肺止咳作用。

②罗汉果猪肺汤　取罗汉果 1 个，杏仁 10g，猪肺 250g。用清水将猪肺洗净，切成块状并挤出泡沫，杏仁用水浸洗去皮。将以上与罗汉果加水煲汤，加盐后食用，有补肺止咳化痰的作用。

（3）肾虚型　久咳，肢体欠暖，发育不良，舌淡胖。

①核桃粥　取核桃肉 15g，大枣 12g，桂圆肉 10g，粳米 50g。将核桃肉打碎，大枣去核，以上加水煮粥食用，有补肾健脾作用。

②杞子黄精粥　取杞子 15g，黄精 20g，粳米 50g，糖少许。将以上加水煮粥食用，有益气补肾作用。

五、中成药治疗

1. 双黄连口服液　用于风热闭肺证。每次 3 ~ 10mL，1 日 2 ~ 3 次。

2. 清开灵注射液　用于风热闭肺证、痰热闭肺证。按年龄大小，每次 10 ~ 30mL，以 5% 葡萄糖注射液 100 ~ 250mL 稀释，静脉滴注，1 日 1 次。

3. 穿琥宁注射液　用于痰热闭肺证。每次 20mL，用 5% 葡萄糖注射液 100 ~ 250mL 稀释，静脉滴注，1 日 1 次。

4. 养阴清肺口服液　用于阴虚肺热证。1岁以下，每次 2.5mL ；1 ~ 3岁，每次 5mL ；4 ~ 12岁，每次 10mL，1日2次。

5. 参附注射液　用于心阳虚衰证。1 ~ 2mL/kg，用 5% 葡萄糖注射液 100 ~ 200mL 稀释，静脉滴注，1日1次。

6. 参麦注射液　用于气阴虚脱证。每次 5 ~ 10mL，用 5% 葡萄糖注射液 100 ~ 250mL 稀释，静脉滴注，1日1次。

六、外治法

中医外治法是根据中医藏象学说、气血津液学说、经络学说等对疾病进行治疗的一种方法，是对中医内治不足的补充，达到内病外治的目的。《理瀹骈文》指出："外治之理即内治之理，外治之药即内治之药，所异者法耳；医理药性无二，而法则神奇变幻。"

（一）敷贴治疗

1. 天花粉、黄柏、乳香、没药、樟脑、大黄、生天南星、白芷各等分，共研细末。用温食醋调和成膏状，置于纱布上，贴在胸部两侧中府、屋翳穴，1日1 ~ 2次。用于帮助肺部湿啰音吸收。肉桂 12g，丁香 16g，制川乌 15g，制草乌 15g，乳香 15g，没药 15g，当归 30g，红花 30g，赤芍 30g，川芎 30g，透骨草 30g，制成 10% 油膏。敷背部湿啰音显著处。1日1次，5 ~ 7日为1疗程。用于帮助肺部湿啰音吸收。

2. 白芥子、白附子、白胡椒、延胡索、细辛研成细末，用姜汁醋调成药团，敷于肺俞穴或啰音密集处，用活血止痛膏固定。小婴儿 3 ~ 5小时，幼儿 6 ~ 8 小时，1日1次。

3. 大黄、芒硝、白芥子、炒莱菔子、紫苏子，将药物研末用麻油调成膏状，敷在天突、膻中、双侧肺俞穴，外用胶布固定，每日换药1次，7天为疗程。

4. 黄芪、白芍、白术等 6 味中药加工制成膏状的中药贴片，将中药贴片贴敷于患儿肺俞穴或者肺部啰音较密集固定的部位后，将电极板连接好，根据患儿具体情况设定治疗参数。治疗结束后取下电极板，将中药贴片在穴位上保留 8 小时后取下。将贴药处皮肤清洁后，进行局部轻柔按摩 2 ~ 3 分钟。

（二）拔罐疗法

1.背俞穴走罐留罐法 患儿取俯卧位，充分暴露背部皮肤，用液状石蜡油或白凡士林涂于患儿背部，使用闪火法拔玻璃罐于左侧肺俞穴处，再沿足太阳膀胱经循行线路向下推至脾俞穴处，再向上回推至肺俞穴处，反复 3 ~ 5 遍，至皮肤充血或出现瘀斑。双侧走罐后，在双侧肺俞穴及脾俞穴处留罐取下。大约 2 ~ 3 天后，患儿走罐部位充血大体消退后再拔罐 1 次。走罐膀胱经能使经气通、阳气和，拔罐于肺俞穴可以宣肺止咳，拔罐于脾俞穴可以运脾利湿化痰，培土生金。

2.膀胱经走罐留罐法 患儿充分暴露背部皮肤，涂石蜡油或凡士林后，用玻璃火罐使用闪火法拔于左侧肺俞穴处，沿着足太阳膀胱经循行线路向下推至脾俞穴处，再回推至肺俞穴，来回 3 ~ 5 次，待走罐部位皮肤充血甚至出现瘀斑时取下玻璃火罐。右侧操作相同。最后用玻璃罐拔在水泡音密集区，留罐 3 ~ 5 分钟取下。采用拔罐走罐治疗能活血行气，可以鼓舞身体阳气，激发脏腑经络调节，促进肺部炎症吸收。

3.穴位留罐法 穴位选取大杼、风门、定喘、大椎、肺俞、肺底部阿是穴、脾俞及肾俞。其中大杼、风门、定喘、肺俞、肺底部阿是穴为主穴，根据左右配对法配穴，有风热者加大椎穴，痰多者加脾俞穴，咳嗽无力者加肾俞穴。无高热及呼吸困难的患儿治疗第 1 天即可拔罐，有高热、呼吸困难的患儿待体温< 38.5℃，呼吸困难已经改善，患儿一般情况好转，无发绀时开始拔罐治疗。每次留罐 10 ~ 15 分钟，以局部不起水泡为度，1 日 1 次，每次更换不同位置，行 3 ~ 5 次。拔罐有利于改善患儿临床症状，促进肺部啰音消失，帮助炎症吸收，提高患儿机体免疫力。

（三）推拿疗法

取患儿左手穴位推拿，中医辨证主要分以下 4 种类型治疗，其中如有兼证可联用不同穴位配方或其他配方。

1.外感化热型 症见发烧或不烧，咳嗽，喘或不喘，舌红苔黄，便干溲赤，进食热性食物如肥甘厚腻、动风之品症状加重。推拿取穴，外感化热方：揉小天心 300 次，揉乙窝风 300 次，推补肾水 500 次，推清天河水 100 次，推清板门 500 次，逆运内八卦 200 次，推四横纹各 100 次，揉小横纹 500 次，推清肺金 500 次，推退下六腑 500 次，揉二人上马 300 次。

2. 痰饮喘型　症见呼吸促迫，喉中有痰，其音如潮，大便黏稠，苔黄垢腻。推拿取穴，痰饮喘方：推补脾土 700 次，揉乙窝风 400 次，揉外劳宫 400 次，推补肾水 700 次，揉二人上马 500 次，推清肺金 500 次，逆运内八卦 200 次，推四横纹各 100 次，揉合谷 100 次，揉小天心 300 次，揉小横纹 500 次，推清天河水 100 次。

3. 脾肺两虚型　症见面白乏力，好静少动，平时大便多正常，进食寒凉咳嗽加重或便次增多，不好口渴，尿多不黄，舌淡苔白。推拿取穴，脾肺两虚方：揉小天心 500 次，推补脾土 500 次，揉乙窝风 400 次，逆运内八卦 200 次，推四横纹各 100 次，揉合谷 100 次，推补肾水 700 次，揉二人上马 300 次，揉小横纹 500 次，揉外劳宫 300 次。

4. 食积型　咳嗽多发生于某次伤食呕吐后，症见食少恶心，口臭较重，晨起明显，大便酸臭，夜睡不安或啮齿，舌苔白腻而厚，可伴有发烧。推拿取穴，食积方：揉小天心 300 次，推清板门 500 次，逆运内八卦 200 次，推四横纹各 100 次，揉合谷 100 次，推清肺金 500 次，揉二人上马 300 次，推清天河水 100 次。

第七节　预防与调护

一、预防护理

（一）预防

小儿对疾病的抵抗力低下，对环境的适应能力也比较差，患肺炎之后较严重，因此必须认真做好预防。

婴儿要尽量少与外界接触，避免交叉感染，家人患感冒或其他呼吸道感染性疾病，要尽量和婴儿隔离。喂奶时要细心，避免呛奶、溢奶和呕吐，要防止奶、食物及呕吐物误吸入肺。要根据小儿的年龄、身体的发育情况，给予必要和足够的营养，及时且合理地添加辅食，如蔬菜、豆制品、肉类、蛋类等。积极预防和治疗佝偻病，因为佝偻病与肺炎的发生和程度以及治疗的效果均有较密切的关系。多到户外活动，增强对寒冷气候的适应能力，多晒太阳，保持室内空气新鲜，预防感冒及流感发生。做好各种预防接种，提高呼吸系统对病原的免疫能力。患肺炎后，及时治疗至关重要。

肺炎虽然对小儿的健康和生命造成威胁，但只要积极预防，可以避免发病。发病后，早期及时发现，在医生指导下或到医院诊治，迅速恢复和痊愈是完全可能的。

（二）护理

肺炎是小儿呼吸系统的常见病，除了药物治疗外，家庭护理对疾病的预后也起着至关重要的作用。那么患儿家长应该如何配合医生治疗，做好护理工作呢？

1. 保持安静、整洁的环境，保证患儿休息。工作中常见到在患儿的身边总是围着许多亲朋长辈，这样一方面由于人多吵闹，不利于患儿休息；同时由于人多，呼出的二氧化碳聚集，污浊的空气不利于肺炎的康复。因此，室内人员不要太多，探视者逗留时间不要太长，室内要经常通风换气，使空气流通，但亦应避免穿堂风。

2. 注意合理的营养及补充足够的水分。肺炎患儿常有高热、胃口较差、不愿进食，所以饮食宜清淡、易消化，同时保证一定的优质蛋白。伴有发热者，给予流质饮食（如母乳、牛乳、米汤、蛋花汤、牛肉汤、菜汤、果汁等），退热后可加半流质饮食（如稀饭、面条、蛋糕之类的食品），因为肺炎患儿呼吸次数较多且发热，水分的蒸发比平时多，故必须补充适量的盐糖水。

3. 加强皮肤及口腔护理，尤其是汗多的患者要及时更换潮湿的衣服，并用热毛巾把汗液擦干，这对皮肤散热及抵抗病菌有好处。对痰多的患儿，应尽量让患儿咳出痰液，防止痰液排出不畅而影响肺炎恢复。在病情允许的情况下，家长应经常将患儿抱起，轻轻拍打背部，卧床不起的患儿应勤翻身，这样既可防止肺部淤血，也可使痰液容易咳出，有助于康复。

4.体内有不同程度的缺氧。如果鼻腔阻塞或气管、支气管内有大量痰液，会影响空气的吸入，加重缺氧。因此，家长要及时为患儿清除鼻分泌物并吸痰以保持呼吸道通畅，且要防止黏稠痰堵塞，及奶汁、药物呛入引起窒息。室内要保持一定的湿度，避免空气干燥，有利于痰液咳出。

5.按时服药，遵医嘱用药，以免影响疗效。由于小儿抗病能力较差，尤其是小婴儿病情容易反复，当家长发现小儿呼吸快，呼吸困难，口唇四周发青，面色苍白或发绀时，说明患儿已缺氧，必须及早送医抢救。

二、饮食调护

（一）肺炎儿童的饮食禁忌

1.忌高蛋白饮食　瘦肉、鱼和鸡蛋的主要成分为蛋白质。1g蛋白质在体内吸收18mL水分，蛋白质代谢的最终产物是尿素。小孩进食蛋白质多，排出尿素相对也会增高，而每排出300mg尿素，最少要带走20mL水分。因此对高热失水的患儿应忌高蛋白饮食，当疾病后期可适当补充，以提高体质。

2.忌食多糖之物　糖分是一种热量补充物质，功能单纯，基本上不含其他营养素。若小儿肺炎患者多吃糖后，体内白细胞的杀菌作用会受到抑制，食入越多，抑制就会越明显，而加重病情。

3.忌辛辣食物　辛辣之品刺激大，而且容易化热伤津，故肺炎患儿在膳食中不宜加入辣油、胡椒及辛辣调味品。

4.忌油腻厚味　肺炎患儿消化功能多低下，若食油腻厚味，更影响消化功能，必要的营养得不到及时补充，以致抗病力降低。因此，不宜吃鱼肝油、松花蛋黄、蟹黄、黄尾鱼、鲫鱼子，以及动物内脏等厚味食品。若喝牛奶应将上层油膜除去，乳母也应少吃油腻，以免加重病情。

5.忌生冷食物　若过食西瓜、冰淇淋、冰冻果汁、冰糕、冰棒、冷饮、香蕉、生梨等生冷食物，容易损伤体内阳气，而阳气受损则无力抗邪，病情难愈，故应忌食，特别对有消化道症状的患儿更应禁忌。

6. 忌喝茶　肺炎患儿多有发热，应忌喝茶水。因茶叶中茶碱有兴奋中枢神经的作用，可使大脑保持兴奋状态，还可使脉搏加快，血压升高。发热时，机体处于正邪相争的兴奋阶段，脉搏较快，饮茶后会刺激心肌，加重消耗，如此非但不能退热，相反还会使体温升高，诱发其他疾病。另外，茶中的鞣酸具有收敛作用，中医认为不利于肌表的邪气外散，对发热的小儿也是不相宜的。

7. 忌乱服用清热药　金银花、青果、板蓝根冲剂等清热药，对肺炎患儿有益。但不能较长时间服用，特别对体质较弱者，勿轻易服用清热药。否则，会伤及人体正气，使原来的症状加剧。

8. 忌用酸性药物和食品　五味子、乌梅、维生素 C、酸果、橘子、食醋等味酸，能敛、能涩、有碍汗出解表。

9. 忌滥用退热药　刚发热就用过多的退热药，不仅对机体不利，而且还可能掩盖病情，延误治疗。因此，对发热患儿应慎用退热药，且忌用药过多，以防体温骤降，大汗淋漓，发生虚脱。

（二）肺炎儿童的饮食营养

根据患儿的年龄特点给予营养丰富、易于消化的食物。哺乳期患儿应以乳类为主，可适当喝点水。牛奶可适当加水稀释，少量多次哺喂。若发生呛奶要及时清除鼻孔内的乳汁。年龄大一点能吃饭的患儿，可吃营养丰富、容易消化、清淡的食物，多吃水果、蔬菜，多饮水。

第六章　支气管哮喘

第一节　概述

儿童支气管哮喘（bronchial asthma，哮喘）是儿科临床最常见的肺系疾病之一，是一种在儿童期间反复发作的哮鸣气喘类疾病。患儿在急性发作时表现为气急喘促、喉间痰吼哮鸣、呼气延长，严重者以呼吸困难、不能平卧、张口抬肩、摇身撷肚、口唇青紫为临床特征。据统计，我国 0 ～ 14 岁儿童支气管哮喘的患病率有逐渐增加的趋势，严重威胁儿童的身体健康，虽然多数支气管哮喘患儿可经治疗缓解或自行缓解，但也有部分患儿因治疗不及时或治疗不当，反复发作，影响肺脏功能，甚至造成不可逆性气道损伤而发展为成人哮喘。

支气管哮喘是在多种细胞（嗜酸性粒细胞、肥大细胞、中性粒细胞、淋巴细胞及气道上皮细胞等）及细胞组分参与下引起的一种气道慢性炎症，该慢性炎症可引起气道高反应性，广泛多变的可逆性气流受限的出现，进而导致患儿气急、喘息、咳嗽、胸闷等症状的反复发作，该病多在夜间和（或）晨起发作或加重，多数患儿可经治疗缓解或自行缓解。

目前，儿童哮喘缓解期的治疗是以吸入糖皮质激素为主，必要时配合受体激动剂类药物和白三烯受体阻滞剂等。但这些药物有治疗周期长、单一服用时疗效差、影响身体生长发育等缺点。而中医药则具有治疗全面、毒副作用小、价格低廉等优点，且相关临床研究证实了中医药在有效缩短病程、改善症状、预防感染及再次发作等方面有着明显的优势，因此，越来越多的人主张中西医结合治疗儿童支气管哮喘。

第二节　病因与发病机制

一、西医病因及发病机制

（一）病因

1. **体质和免疫状态**　支气管哮喘患儿的体质往往是过敏体质，即特异特应性体质。具有这种体质的患儿免疫球蛋白 E 较高，而人体免疫机制中辅助性 Th1 和辅助性 Th2 的协调能保证自身机体免疫系统的正常工作；当 Th1 和 Th2 失衡，而 Th2 占优势时，会分泌白细胞介素 4，使血清 IgE 水平升高。这种过敏体质或特应质对哮喘的形成、发展关系很大，多数患儿既往可能有婴儿湿疹、长期腹泻、过敏性鼻炎和（或）食物（药物）过敏史。

2. **遗传因素**　调查及研究表明支气管哮喘是有明显家族遗传聚集倾向的遗传疾病。家族中有（曾）患哮喘或过敏性疾病成员的儿童，其哮喘的患病率要高于家族中无患哮喘或过敏性疾病成员的儿童，且患病率与哮喘患者人数及患病程度成正比。哮喘患者的特应性体质、气道炎性介质释放及气道高反应性、血清总 IgE 水平等，均与遗传因素相关，越来越多的研究涉及不同基因与哮喘的关系，如 β - 肾上腺素受体基因、肥大细胞糜蛋白酶。

3. **呼吸道感染**　呼吸道感染与儿童哮喘的发病关系密切，越来越受到临床关注。其中病毒感染为最主要因素，尤以鼻病毒、呼吸道合胞病毒、腺病毒最为多见。此外，肺炎支原体、肺炎衣原体也较为多见。研究表明，病毒感染后不但抑制免疫功能，而且可以在感染细胞中进行复制，甚至攻击自身免疫细胞从而抑制机体正常免疫功能。

4. **环境因素**　室内外空气污染及环境气温、气压、空气湿度变化均可刺激而诱发哮喘。室内空气污染来自建筑、装饰材料、吸烟造成的烟雾、油漆味等；室外空气污染主要来自灰尘、工业生产或污染形成的废气；而气温突然变化可能作为一种刺激因素，使原已处于高反应性状态的气道发生痉挛，从而发生哮喘。

5. 接触变应原　室内变应原，如屋尘螨，家庭饲养动物的分泌物、排泄物和皮毛等，以及蟑螂变应原和霉菌等；室外变应原，如花粉和真菌等。春秋季是螨最适宜的生存季节，因此屋尘螨性哮喘好发于春秋季。

6. 精神心理状态　儿童哮喘中精神心理因素引起哮喘发作不如成人明显，但也可受其影响。大哭、大笑、暴怒或惊恐等极度情绪的表达，都可导致过度通气，并引起低碳酸血症，引起气道收缩，气道功能异常而致哮喘发作。而哮喘也可造成情绪心理的异常变化，进而加重哮喘。

7. 运动因素　剧烈运动可引起哮喘患儿气流受限而诱发哮喘，可称为运动型哮喘。多见于较大年龄儿童。运动后引起气道阻力增加，支气管平滑肌痉挛而致哮喘。

8. 饮食习惯　儿童食入其过敏的某些食物后可引起哮喘发作。常见的过敏食物主要是异体蛋白，如鸡蛋、牛奶、鱼虾蟹、花生或香料、热带水果、食物添加剂，以及刺激性食物，如辣椒、胡椒、蒜、葱、韭菜等。除此以外，近些年发现某些药物如阿司匹林类、作用于心脏的药物可引起哮喘发作。另外，有些食物添加剂可诱导哮喘发作。

（二）发病机制

哮喘的发病机制尚不十分明确，但普遍认为与气道炎症、免疫、神经、遗传等因素有关。

1. 气道炎症机制　气道慢性炎症被认为是哮喘的本质。参与其中的炎性细胞有淋巴细胞、肥大细胞、气道上皮细胞等，它们在气道炎症的发生、发展进而引起气道高反应性以及哮喘缓解期中，均发挥了重要作用。在气道浸润和聚集的炎性细胞分泌多种炎症因子和炎性介质，它们相互作用，使气道平滑肌痉挛，黏膜血管的通透性增加，黏膜水肿充血，渗出物增多，继而诱发气道高反应性。

2. 免疫及变态反应机制　当患儿接触变应原时，机体内的 T 细胞被激活，能够释放 IL-4 等细胞因子，它们刺激 B 细胞产生特异性 IgE，IgE 的 Fc 端选择性地吸附在气道肥大细胞和血液中嗜碱性粒细胞的表面，甚至是嗜酸性粒细胞、巨噬细胞表面，形成了机体的致敏状态，一旦再次接触该变应原，便可与结合在受体上的交联，合成并释放多种活性介质，进而引起气道平滑肌痉挛等一系列反应。

3. 神经受体机制　影响哮喘的神经系统主要包括 α - 肾上腺能神经系统、β - 肾上腺能神经系统、胆碱能神经系统和非肾上腺素能非胆碱能（NANC）神经系统。NANC 神经系统又分为抑制性神经和兴奋性神经两部分。抑制性神经可使之释放血管活性肠肽（VIP）、一氧化氮（NO）等神经递质，使支气管平滑肌舒张；兴奋性神经可使感觉神经末梢释放 P 物质、神经激肽 A、降钙素基因相关肽等神经递质，从而发生神经源性炎症并引起支气管平滑肌收缩。两种神经系统平衡失调可引起支气管平滑肌收缩而发生哮喘。

4. 基因遗传机制　支气管哮喘有明显的遗传倾向。目前普遍认为，支气管哮喘是一种多基因遗传疾病，是遗传因素和环境因素共同作用的结果。遗传因素可以影响、调节机体的炎症介质、IgE 水平等。

二、中医病因及病机

（一）中医古籍对病名的探讨

支气管哮喘，临床以反复发作性喘促气急、喉间哮鸣，呼气延长，严重者不能平卧，张口抬肩，摇身撷肚，唇口青紫为特征。属于中医学"哮喘"范畴，哮指声响言，喘指气息言，哮必兼喘，故统称为哮喘。

中医对哮喘的研究，历史悠久，早在两千多年前《黄帝内经》中，虽无哮证的病名，但已有类似哮喘特征的散在记载。如《素问·阴阳别论》曰："阴争于内，阳扰于外，魄汗未藏，四逆而起，起则熏肺，使人喘鸣。"《素问·水热穴论》言："水病下为胕肿大腹，上为喘呼不得卧者，标本俱病。故肺为喘呼，肾为水肿，肺为逆不得卧。"隋·巢元方在《诸病源候论》中将哮喘称之为"呷嗽""鸡鸣"。"哮喘"这一病名，多认为首见于金元时期朱丹溪的《丹溪心法》一书，而早在宋代王执中的《针灸资生经》就已提到此病名，如在《针灸资生经·卷四·喘》载："因此，与人治哮喘点缪肺俞不缪他穴，惟按肺腧不疼者，然后点其他穴。"《丹溪心法》一书中始以哮喘作为独立的病名成篇，并提出"未发宜扶正气为主，已发用攻邪为主"的观点。

（二）中医古籍对病因病机的认识

中医认为哮病的发生，责之于肺、脾、肾三脏功能不足，导致痰饮留伏于肺窍，复因感受外邪，接触异物、异味以及嗜食咸酸，引动伏痰，痰气交阻于气道，痰随气升，气因痰阻，相互搏结，气机升降不利所致。病理因素以"宿痰伏肺"为主，肺不能布散津液，脾不能运输精微，肾不能蒸化水液，以致津液凝聚生痰，伏藏于肺，成为哮喘之"夙根"。关于哮喘的病因病机大致归纳如下。

1. 外感致病学说　感受外邪以六淫为主，而六淫之邪以风寒、风热最为常见。《素问·太阴阳明论》云："故犯贼风虚邪者阳受之，……阳受之则入六腑，阴受之则入五脏。入六腑则身热不时卧，上为喘呼。"《素问·生气通天论》言："因于暑，汗，烦则喘喝。"《素问·举痛论》谓："寒气客于冲脉……喘动应手矣。"《景岳全书·喘促》载："实喘之证，以邪实在肺也。肺之实邪，非风寒即火邪耳。盖风寒之邪，必受之皮毛，所以入肺而为喘。火之炽盛，金必受伤，故亦以病肺而为喘。"曾世荣《活幼口议·病证疑难·风痰隐久》论："所有风痰相袭，或作喘，或作喘息……临于肺则咳嗽。"

2. 体质学说　中医认为"正气存内，邪不可干；邪之所凑，其气必虚。"哮喘患儿本为肺脾肾三脏不足之体质，嗜食咸酸厚味、鱼腥发物，或接触花粉、绒毛、油漆等异常气味，亦能刺激机体诱发哮喘。南宋张杲《医说·治齁喘》指出饮食因素与喘的关系，其书曰："因食盐虾过多，遂得齁喘之疾。"《婴童百问·第五十六问》云："小儿因暴惊触心，肺气虚发喘者，有伤寒肺气壅盛发喘者，有感风咳嗽肺虚发喘者，有因食咸酸伤肺气发虚痰作喘者，有食热物毒物冒触三焦，肺肝气逆作喘者。"清代何梦瑶的《医碥·哮喘》中指出："哮者……得之食味酸咸太过，渗透气管，痰入结聚，一遇风寒，气郁痰壅即发。"

3. 痰饮夙根学说　目前大多数医家认为，小儿脏腑娇嫩，肺脾肾三脏常不足，故导致痰饮留伏，隐伏于肺窍，成为哮喘的"夙根"。《金匮要略·痰饮咳嗽病脉证并治》载："膈上病痰，满喘咳吐，发则寒热，背痛腰疼，目泣自出，其人振振身瞤剧，必有伏饮"，指出了伏饮、痰浊与本病的发病直接相关。隋·巢元方在《诸病源候论·上气喉中如水鸡鸣候》中提到："肺病令人上气，兼胸膈痰满，气行壅滞，喘息不调，致咽喉有声如水鸡之鸣也。……其胸膈痰饮多者，嗽则气动于痰，上搏咽喉之间，痰气相击，随嗽动息，呼呷有声"，明确论述本病发生与痰有直接关系。《丹溪心法·哮喘》提出："哮喘专主于痰"。元代曾世荣《活幼新书·明本论中卷·咳嗽十一》指出："有风生痰，痰实不化，因循日久，结为顽块，圆如豆粒，遂称痰母……风痰潮紧，气促而喘，乃成痼疾。"《景岳全书·喘促》中所说："喘有夙根，遇寒即发，或遇劳即发者，亦名哮喘。"秦景明《症因脉治·哮病·哮病之因》言："痰饮留伏，结成窠臼，潜伏于内，偶有七情之犯，饮食之伤，或外有时令之风寒，束其肌表，则哮喘之症作矣。"说明痰饮留伏是哮喘发作的内在因素，感受外邪是小儿哮喘反复发作的主要外在因素。清代李用粹《证治汇补·哮病》云："哮即痰喘之久而常发者，因内有壅塞之气，外有非时之感，膈有胶固之痰，三者相合，闭拒气道，搏击有声，发为哮病。"对哮喘的病因病机进行了系统地概括。

4. 血瘀致病学说　目前众多学者认为，瘀血既是哮喘发作时的病理产物，又是哮喘缠绵难愈的重要因素之一。早在《丹溪心法·哮喘》就有："若无瘀血何致气道如此阻塞，以致咳逆倚息不得卧哉？"认为痰瘀为哮喘发作的夙根。清·唐容川《血证论》明确指出："瘀血乘肺，咳逆喘促"，"盖人身气道，不可阻滞……内有瘀血，气道阻塞，不得升降而喘"，亦认为痰瘀互结为哮喘的夙根。

5. 脏腑学说　《素问·玉机真脏论》云："秋脉太过，则令人逆气……其气来，毛而微，此谓不及……其不及则令人喘，呼吸少气而咳。"提出肺虚致喘。《景岳全书·虚喘证治》云："凡虚喘之证无非由气虚耳。气虚之喘，十居七八……若脾肺气虚者，过在中上之焦，化源未亏，其病犹浅。若肝肾气虚则病出下焦而本末俱病，其病机深，此当速救其根以助真气。"清代程国彭《医学心悟·喘》亦云："夫外感之喘，多出于肺，内伤之喘，未有不由于肾者。"林佩琴《类证治裁·哮证论治》："二天不足，脾肾双亏，驯致风伏肺经，哮喘屡发。"

第三节　　临床表现

哮喘的主要症状是喘息，但喘息不一定是哮喘。一个更恰当的观点应该是"有喘息症状者，在排除其他疾病之后，应首先考虑是哮喘。"

哮喘起病可呈急性或逐渐发展。由病毒性呼吸道感染引起发作均为慢性发作、咳嗽、喘息逐渐加重，亦有重度发作。一般急性发作开始干咳、喘息、呼吸增快、烦躁不安及呼吸窘迫，伴有呼气延长，严重患儿出现辅助肌呼吸、紫绀、冷汗淋漓，坐位时耸肩屈背，呈端坐样呼吸，胸部过度充气，心动过速、奇脉出现，这些症状均与病情严重及发作不同时期相关。急性发作常由于接触一些刺激因素如冷空气、有毒烟雾，接触过敏原等，气道在 10 分钟内迅速收缩，多为气道内平滑肌痉挛引起。年长儿童起病较急，多在夜间，与室内积存较多变应原及血内肾上腺素在夜间分泌减少有关，发作历经数小时。

当患者呼吸极困难时，哮喘最主要体征——喘息可以不存在，这种患者仅在使用支气管扩张剂后，气道阻塞减轻，有足够空气在气道中移动才可表现出喘息。呼吸短促可十分严重，患儿行走困难甚至不能说话。腹痛很常见，尤其是年幼儿，可能由于持续应用腹部及横膈肌引起，由于过度呼吸用力也可引起低热。胸部体征表现为在中度至重度哮喘吸气时出现三凹征，在呼气时因胸部内压增高，肋间隙反见凸出，颈静脉怒张。叩诊两肺呈鼓音，心浊音界缩小，提示已发生肺水肿，并有膈下移。致使有时可能触及到肝、脾。此时呼吸音减弱，全肺可闻及喘鸣音及干啰音，严重病例双肺几乎听不到呼吸音，尤其处于哮喘持续状态时。由于严重低血氧症引起肺动脉痉挛，使右心负荷增加，常导致心功能衰竭。由上呼吸道感染引起者，肺部常可闻及干、湿性啰音，并伴发热、白细胞增多现象。有过敏性鼻炎者，发作前可先有鼻痒、打喷嚏、干咳，然后出现喘憋；对食物敏感度较轻，出现症状较迟。只有轻度哮喘发作间歇期可以完全没有症状，并在体检时可以没有任何体征。桶状胸是慢性严重持续哮喘气道阻塞的表现，郝氏沟是吸气时横膈及前外侧胸部严重反复收缩的后果。无并发症，即使严重哮喘也很少见到杵状指。在合并感染时痰量较多，炎症分泌物阻塞可导致肺不张，大多见于右肺中叶，有的发展为支气管扩张，偶见合并纵膈气肿和气胸。对合并变应性鼻炎及鼻窦炎时，应积极治疗。严重慢性发作患儿可表现代谢障碍、营养不良、驼背呈类似侏儒的状态。

第四节　西医诊断与中医辨证

一、西医诊断

不同年龄段哮喘患儿由于呼吸系统解剖、生理、免疫、病理特点不同，哮喘的临床表现不同，以及对药物治疗反应和协调配合程度等的不同，哮喘的诊断和治疗方法也有所不同。

（一）诊断标准

1. 婴幼儿哮喘诊断标准

（1）年龄 <3 岁，喘息发作 ≤ 3 次；

（2）发作时双肺闻及呼气相哮鸣音，呼气相延长；

（3）具有特应性体质，如过敏性湿疹、过敏性鼻炎等；

（4）父母有哮喘史或其他过敏史；

（5）除外其他引起喘息的疾病。

凡具有以上（1）、（2）、（5）条即可诊断哮喘。如喘息发作 2 次，并具有第（2）、（5）条，诊断为可疑哮喘或喘息性支气管炎（<3 岁）。如同时具有第（3）和（或）第（4）条时，可考虑给予哮喘治疗性诊断。

2. 3 岁以上儿童哮喘诊断标准

（1）年龄 ≥ 3 岁，喘息呈反复发作者（或可追溯与某种变应原或刺激因素有关）；

（2）发作时双肺闻及以呼气相为主的哮鸣音，呼气相延长；

（3）支气管舒张剂有明显的疗效；

（4）除外其他引起喘息、胸闷和咳嗽的疾病。

对各年龄组疑似哮喘同时肺部有哮鸣音，可做以下任何一项支气管舒张试验：①用 β_2 受体激动剂的气雾剂或溶液雾化吸入；② 0.1% 肾上腺素

0.01mL/kg 皮下注射，每次最大量不超过 0.3mL。在做以上任何一项试验后 15 分钟，如果喘息明显缓解及肺部哮鸣音明显减少，或一秒钟用力呼气容积（FEV_1）上升率 ≥ 15%，为支气管舒张试验阳性，可作哮喘诊断。

3. 咳嗽变异性哮喘诊断标准（儿童年龄不分大小）

（1）咳嗽持续或反复发作 >1 个月，常在夜间（或清晨）发作，痰少，运动后加重。临床无感染征象，或经较长期抗生素治疗无效；

（2）用支气管扩张剂可使咳嗽发作缓解（基本诊断条件）；

（3）有个人过敏史或家族过敏史，气道呈高反应性，变应原皮试阳性等可作辅助诊断。

咳嗽变异性哮喘又名过敏性咳嗽，是一种潜在隐匿性哮喘，可发生于任何年龄。其唯一症状是慢性咳嗽，无明显阳性体征，易被误诊为支气管炎，反复呼吸道感染，其发病机制多数认为与哮喘相同，亦以持续气道炎症及气道高反应性为特点，故采用哮喘治疗的原则，能取得较好疗效。

（二）严重程度分级

1. 间歇发作　间歇出现症状，< 每周 1 次短期发作（数小时 ~ 数天），夜间哮喘症状 ≤ 每月 2 次，发作间期无症状，肺功能正常，PEF 或 PEV_1 ≥ 80% 预计值，PEF 变异率 <20%。

2. 轻度　症状 ≥ 每周 1 次，但 < 每天 1 次，发作可能影响活动和睡眠，夜间哮喘症状 > 每月 2 次，PEF 或 PEV_1 ≥ 80% 预计值，PEF 变异率 20% ~ 30%。

3. 中度　每日有症状，影响活动和睡眠，夜间哮喘症状 > 每周 1 次，PEF 或 FEV_1 ≥ 60% ~ 80% 预计值，PEF 变异率 >30%。

4. 重度　症状频繁发作，体力活动受限，严重影响睡眠，PEF 或 FEV_1<60% 预计值，PEF 变异率 >30%。

（三）实验室检查

1. 痰液嗜酸性粒细胞（EOS）　哮喘患者痰液多为白粘痰。痰中及血中 EOS 上升，经常末梢血中 EOS 250 ~ 400/mm³，在伊红美蓝染色可见很多嗜酸性粒细胞中及破裂细胞释放的颗粒，其他疾病痰中很少有嗜酸性粒细胞。

2. 血清免疫球蛋白　除 IgE 上升外，其他大多为正常。

3.血常规检查 红细胞、血红蛋白、白细胞总数及中性粒细胞一般正常，若合并细菌感染时白细胞上升。

4.胸部 X 线检查 在哮喘发作期多数患儿肺部呈单纯性过度充气及伴血管阴影增加，缓解期大多正常。合并感染（如肺炎）时肺部有浸润，发生其他合并症时可出现不同征象，如气胸、纵膈气胸、肺大泡及肺结核等。

5.肺部 CT 包括常规 CT 扫描和高分辨 CT 扫描（HRCT），必要时可用于鉴别诊断及判断其合并症或严重程度，并观察疗效。

6.肺功能测定 哮喘患者经常对自身的症状及严重程度缺乏认识，医生观察的患儿症状、体征也不一定准确、全面。使用肺量仪和峰流速仪测定肺功能可对气流受限程度和可逆性作出评估，有助于疾病的诊断和检测。

7.免疫诊断

（1）皮肤点刺试验 皮肤检查过敏原是发现和明确哮喘的诱发原因和协助诊断的最基本、简便、快捷的方法。常用室内变应原有室尘、螨、花粉、霉菌、动物皮毛、蚕丝等。将长剑吸入过敏原浸出液点于皮肤，用点刺针在前臂做点刺试验，并用磷酸组胺及抗原溶媒作阳性、阴性对照。

（2）IgE 测定 血清中 IgE 含量极低，只占 Ig 总量的约 0.004%，但其抗体活性极强。血清总 IgE 测定一直作为过筛试验而应用于变态反应的诊断，但受种族、性别、年龄、寄生虫感染等因素影响。决定机体对某种变应原起反应的并非总 IgE，而是与该变应原接触过敏时产生相应的特异性 IgE（SIgE）。经典方法用放射吸附变应原试验（RAST），现采用 CAP-system 检测报告方法。

二、中医辨证

（一）辨证要点

1.辨寒热

（1）寒性哮喘 气促哮鸣，痰涎稀薄，色白有沫，面白色晦，畏寒肢冷，口不渴或渴喜热饮，舌苔薄白或薄滑，脉浮紧。

（2）热性哮喘　发作时，气息短粗，痰黄而黏，咳痰不利，面色潮红，胸中烦热，渴喜冷饮，舌红，苔黄，脉滑数。

2. 辨虚实

主要从病程新久和全身症状来辨别。

（1）实证哮喘　来势骤急，气长有余，以呼出为快，胸胀气粗，声高息涌，脉多有力。

（2）虚证哮喘　病势徐缓，气短而不续，慌张气怯，声低息短，动则喘促，无明显发作间歇，脉多虚细无力。

3. 辨轻重险逆

（1）轻证　虽发时哮鸣，呼吸困难，但不久能逐渐平复。

（2）重证　则久发不已，咳嗽喘鸣气促，不能平卧；若哮发急剧，张口抬肩，面色青灰，面目浮肿，肢厥身冷，则为险逆之候。

4. 辨肺、脾、肾虚

哮喘在缓解期多表现为虚证，属肺气虚者，见自汗畏风，少气乏力；脾气虚者，见少食，便溏，痰多；肾气虚者，多见腰酸耳鸣，动则喘甚。

（二）辨证分型

1. 发作期

（1）寒性哮喘证　咳嗽气喘，喉间哮鸣，痰白清稀或有沫，形寒肢冷，鼻流清涕，面色淡白，恶寒无汗，舌淡红，苔白滑，脉浮滑。

（2）热性哮喘证　咳嗽喘息，声高息涌，喉间哮吼痰鸣，咯痰稠黄，胸膈满闷，身热，面赤，口干，咽红，尿黄，大便秘结，舌质红，舌苔黄，脉滑数。

（3）外寒内热证　喘促气急，咳嗽痰鸣，喷嚏，鼻塞流清涕，或恶寒发热，咯痰黏稠色黄，口渴，大便秘结，尿黄，舌质红，苔白或黄，脉滑数或浮紧。

（4）肺实肾虚证　哮喘持续不已，喘促胸满，动则喘甚，面色不华，咳嗽痰多，喉间痰鸣，畏寒肢冷，神疲纳呆，小便清长，舌质淡，苔薄腻，脉细弱。

2. 缓解期

（1）肺脾气虚证　反复感冒，气短自汗，咳嗽无力，面白少华，神疲懒言，形瘦纳差，大便溏，舌质淡，苔薄白，脉细软。

（2）脾肾阳虚证　面色苍白，形寒肢冷，脚软无力，动则气短心悸，腹胀纳差，大便溏泄，舌质淡，苔薄白，脉细弱。

（3）肺肾阴虚证　咳嗽时作，面色潮红，夜间盗汗，消瘦气短，手足心热，夜尿多，舌质红，苔花剥，脉细数。

（三）分证新说

1. 发作期　此期以邪实为主，证候又有寒、热、虚、实的不同。有外感风寒，内伤生冷者，则为寒痰伏肺的寒实证；有素体阳虚者，则气不化津，致寒痰内伏的虚寒证；有外感风热，痰热交结或寒痰久伏化热而致的实热证；有素体阴虚，痰热郁肺的虚热证；有素体阳盛，复感风寒者，或外感未解，里热已成者，则外寒内热，形成寒包火，是为寒热错杂证候。

2. 持续期　此期正虚邪蕴为主，属于正气未复，邪气留恋阶段。哮喘在发作期、缓解初期，肺脾肾亏虚未复，痰浊未化，瘀血阻络，又夙因久留，御邪力弱，病情反复，难以痊愈。

3. 缓解期　此期以正虚为主，表现为肺脾肾三脏功能不足。哮喘反复发作，肺气耗散，故在缓解期表现为肺气虚弱，久而不复，肺与脾肾关系密切。母病及子，子病又可及母，肺虚则脾气亦虚，又可导致肾气虚弱，或者患儿先天肾气未充，均可表现为后天脾肾阳虚，阳气虚则摄纳失职，气逆于上，产生"喘气不足以息"，故在缓解时，也可表现有轻度持续性哮喘征象。

第五节　鉴别诊断与类证鉴别

一、西医鉴别诊断

1. 毛细支气管炎　由呼吸道合胞病毒及副流感病毒所致，好发于2~6月龄患儿，常于冬春季流行。

2. 喘息性支气管炎　发生在3岁以内，临床表现为支气管炎伴喘息，常有发热、喘息，随炎症控制而消失，一般无呼吸困难，病程约 1 周。大部分患儿 4 ~ 5 岁发作停止。现一般倾向于如有典型呼吸相喘息，发作 3 次，并除外其他引起喘息疾病，即可诊断为哮喘。如喘息发作 2 次，有个人特应性、家族哮喘病史，血清 IgE 升高，应及早进行抗哮喘治疗。

3. 先天性喉喘鸣　先天性喉喘鸣是因喉部发育较差引起喉软骨软化，在吸气时喉部组织陷入声门而发生喘鸣及呼吸困难。于出生时或生后数天出现持续吸气性喘鸣，重者吸气困难，并有胸骨上窝及肋间凹陷。在俯卧位或被抱起时喘鸣有时可消失。喘鸣一般在 6 个月至 2 岁消失。

4. 异物吸入　好发于幼儿及学龄前期，有吸入异物史，呛咳可有可无，有时胸部 X 线摄片检查无异常，应作吸气及呼气相透视或摄片，可有纵膈摆动，或由于一侧气体滞留而两肺透光度不一致。如 X 线检查阴性，仍不能排除异物患儿，可做支气管镜检查。

5. 环状血管压迫　为先天畸形，多发生于主动脉弓处，有双主动脉弓或有环状血管畸形。由一前一后血管围绕气道和食道，随后两者又合并成降主动脉，某些病例右侧主动脉弓和左侧主动脉韧带形成一个环，前者可压迫气管及食道。

6. 胃食管反流　多数婴儿进食后发生反流，食管黏膜有炎症改变，反流可引起反射性气管痉挛而出现咳嗽、喘息，可行钡餐 X 线检查，近年来用食管 24 小时 pH 值监测以助诊断。

7. 支气管淋巴结结核　可由肿大淋巴结压迫支气管，或因结核病腐蚀和侵入支气管壁导致部分或完全阻塞，出现阵发性痉挛性咳嗽伴喘息，常伴有疲乏、低热、盗汗、体重减轻。可做 PPD、X 线检查，痰结核菌检查，测定血清抗体。

8. 声带功能异常　可有复发性呼吸短促及喘息，有时流速容量环显示吸入性阻塞，发作时肺功能及血气均在正常范围内，支气管扩张试验阴性。

二、中医类证鉴别

1. 肺炎喘嗽　以发热、咳嗽、痰壅、气急、鼻煽为主症。肺部听诊可闻及细湿啰音，以脊柱两旁及肺底部为多。胸部 X 线可见斑点状或片状阴影。

2. 急喉风　突然发作气急，咳嗽呈犬吠样，肺部听诊无明显改变。

3. 气管异物　以突然呛咳为特征，有时出现持久的哮喘样呼吸困难，在体位变换时呼吸困难可以加重或减轻。X 线检查可见一侧肺不张等。

第六节　治疗

一、西医治疗

（一）糖皮质激素

由于激素是抑制气道黏膜下炎症最有效的药物，并能增加 β_2 受体激动剂的支气管扩张作用，故其在哮喘治疗中的地位受到高度重视，应用范围较以往明显放宽。近年来，丹麦 Pedersen 对早期哮喘患儿吸入皮质激素进行观察，认为较早吸入皮质激素可以防止哮喘发展成不可逆性的气道阻塞，对儿童发育无影响，并强调治疗初期吸入较大剂量以达到对哮喘病情尽可能的最佳控制，如重症哮喘可短期应用口服激素，治疗不足所引起的后果要比皮质激素所产生的副作用更严重。儿童吸入丙酸培氯松（BDP）100 ～ 400μg/ 日。布地奈德（BUD，商品名普米克）剂量同上，可酌情调整用量。

（二）支气管扩张剂

1. β_2 受体激动剂　短效 β_2 激动剂是最有效的支气管扩张剂（沙丁胺醇，特布他林），现主张在有症状时按需吸入，在症状未完全控制时，用作激素吸入的补充治疗，其使用剂量每天 <3 ～ 4 次，每次 2 揿（100μg/ 揿），在常规剂量不能控制时，一般不再增加剂量，而是强调找出是否有过敏原接触，除外吸入技术掌握不佳，或气道抗炎治疗量不足，或选择药物剂量不适当，是否伴随过敏性鼻炎或夜间哮喘发作症状被忽视等情况，应针对以上情况加喷鼻用丙酸倍氯松或布地奈德制剂、抗组胺类药物以及长效控释茶碱、长效 β_2 激动剂口服或增加激素吸入量或吸入长效 β_2 受体激动剂如沙米特罗、福莫特罗。

2.茶碱类 对平滑肌有直接松弛作用，并能抑制磷酸二酯酶，阻止气道平滑肌内 cAMP 分解，使平滑肌张力降低，气道扩张。

3.抗胆碱类药 溴化异丙托品对气道平滑肌有较强松弛作用，而对心血管系统作用较弱，出现峰值时间约在 30 ~ 60 分钟。有预防哮喘的作用，其作用部位以大、中气道为主，而 β_2 受体兴奋剂主要作用于小气道，故两药有协同作用。临床上常做 β_2 受体兴奋剂的辅助剂，对婴幼儿哮喘疗效较佳。

4.硫酸镁 镁为人体内最丰富的离子之一。关于镁离子扩张支气管的机制，至今未完全清楚，一般认为镁能调节多种酶的活性，能激活腺苷环化酶，激活低下的肾上腺素能 β 受体的功能，能降低支气管平滑肌的紧张度，使支气管扩张而改善通气情况。

（三）过敏介质释放抑制剂

1.色甘酸钠 为抗过敏药。能抑制肥大细胞释放组织胺及白三烯类过敏介质，抑制细胞外钙离子内流和细胞内储存的结合 Ca^{2+} 释放，抑制肥大细胞等释放介质，阻止迟发反应和抑制非特异性支气管高反应性。

2.酮替芬 为碱性抗过敏药。能抑制白三烯、血小板活化因子生成，是因为抑制磷脂酶 A2 所致。酮替芬能拮抗 PAF 所引起的血小板聚集和平滑肌收缩作用，有较强的抗过敏作用。

（四）白三烯受体拮抗剂

如孟鲁司特钠，能选择性抑制气道平滑肌中白三烯多肽的活性，并有效预防和抑制白三烯所导致的血管通透性增加、气道嗜酸性粒细胞浸润及支气管痉挛，能减少气道因变应原刺激引起的细胞和非细胞性炎症物质，能抑制气道高反应。在美国，孟鲁司特钠已用于 2 ~ 5 岁儿童，4mg 口服，每天 1 次，可用于轻、中、重度哮喘，与激素吸入具有叠加作用。

（五）其他药物

1.特异性免疫治疗 目前，通过正规应用各种药物及采取必要的预防措施，基本上可以满意地控制哮喘。在无法避免接触过敏原或药物治疗无效时，可以考虑针对过敏原进行特异性免疫治疗。

2. 免疫调节剂　因反复呼吸道感染诱发喘息发作者，可酌情加用免疫调节剂，如胸腺肽、卡介苗核糖核酸、转移因子等。

注：鉴于近年来儿童哮喘的发病率呈持续上升趋势，对哮喘的有效治疗与控制一直是临床研究中的焦点，本书也对儿童哮喘治疗方面的前沿研究做了系统总结，详列于本节末。

二、中医治疗

（一）传统中医辨证论治

在治疗上，朱丹溪提出了"凡久喘之证未发，宜扶正气为主，已发用攻邪为主"的观点。《千金方·少小婴孺方》云："治少小上气，喉中介介作声，甚者啼，喘逆不得息，五味细辛汤方。"《太平圣惠方·治小儿咳嗽诸方》云："治小儿咳嗽喘促，胸背满闷，坐卧不安，葶苈散方"，"治小儿咳嗽不瘥，喉鸣喘急，款冬花丸方。"《小儿药证直诀·脉证治法·肺盛复有风冷》中记载："胸满短气，气急喘嗽上气。当先散肺，后发散风冷。散肺，泻白散、大青膏主之。肺不伤寒则不胸满。"《幼科折衷·喘证》云："其因惊发喘，逆触心肺，暴急张口，虚烦神困则以化痰定喘丸主之。又有哮吼喘者，喉间如拽锯之声，可服梅花饮子。其食盐酸而喘者，啖之以生豆腐。有热者治之以清凉定喘之剂。"

1. 发作期

（1）寒性哮喘

治法：温肺散寒，涤痰定喘。

方剂：小青龙汤合三子养亲汤。麻黄、桂枝宣肺散寒，细辛、干姜、半夏温肺化饮，白芥子、苏子、莱菔子降气涤痰。白芍配桂枝，有解表和营，缓急解痉平喘之功；五味子与细辛相伍，一酸一辛，一收一散，共达敛肺平喘之功。咳嗽甚者加紫菀、款冬花化痰止咳，哮吼甚者加射干、地龙、僵蚕解痉祛痰平喘。若外寒不甚，寒饮阻肺者，可用射干麻黄汤加减。

（2）热性哮喘

治法：清肺涤痰，止咳平喘。

方剂：麻杏石甘汤合苏葶丸加减。炙麻黄、杏仁、前胡宣肺止咳，石膏、黄芩清肺解热，葶苈子、苏子、桑白皮泻肺平喘，射干、瓜蒌皮、枳壳降气化痰。喘急加地龙清热解痉、涤痰平喘，痰多加胆南星、竹沥豁痰降气，咳甚加炙百部、款冬花宣肺止咳，热重加栀子、虎杖、鱼腥草清热解毒，咽喉红肿加山豆根、板蓝根解毒利咽，便秘加瓜蒌、枳实、大黄降逆通腑。若表证不明显，喘息、咳嗽、痰鸣，痰色微黄，可选用定喘汤加减。

（3）外寒内热

治法：解表清里，定喘止咳。

方剂：大青龙汤。麻黄、桂枝、白芍散寒解表和营，细辛、五味子、半夏、生姜化饮平喘，重用石膏、黄芩清泄肺热，生甘草和中，葶苈子、苏子、射干、紫菀化痰平喘。热重加栀子清肺热，咳喘哮吼甚者加射干、桑白皮、葶苈子泻肺清热化痰，痰热明显加地龙、黛蛤散、竹沥清化热痰。

2.迁延期

（1）风痰内蕴，脾肺气虚

治法：祛风化痰，补益肺脾。

方剂：二陈汤合人参五味子汤。陈皮、半夏燥湿化痰，人参、五味子益气敛肺，茯苓、白术、甘草益气健脾，防风、僵蚕、地龙祛风化痰。喘鸣时作加炙麻黄、葶苈子涤痰平喘，喷嚏频作加辛夷、苍耳子祛风宣窍，汗多加浮小麦敛肺止汗，痰多色黄黏稠加浙贝、胆南星清肺化痰，纳呆加神曲、山楂消食助运，便溏加炒扁豆、山药化湿健脾。

（2）风痰内蕴，肾气亏虚

治法：泻肺祛痰，补肾纳气。

方剂：苏子降气汤或都气丸合射干麻黄汤。偏于上盛者用苏子降气汤加减。苏子、杏仁、前胡、半夏降气化痰，厚朴、陈皮理气燥湿化痰，肉桂温肾纳气，以行水饮，当归活血调营气，紫菀、款冬花温润化痰平喘。偏于下虚者用都气丸合射干麻黄汤加减，山萸肉、熟地黄、补骨脂益肾培元，山药、茯苓健脾益气，款冬花、紫菀温润化痰，半夏、细辛、五味子化饮平喘，麻黄、射干宣肺祛痰平喘。动则气短难续加紫石英、诃子、蛤蚧摄纳补肾，畏寒肢冷加淫羊藿温肾散寒，畏寒腹满加厚朴温中除螨，痰多色白、咯吐明显加白果、芡实补肾健脾化痰，发热咯痰黄稠加黄芩、冬瓜子、虎杖清泄肺热。

3.缓解期

（1）肺脾气虚

治法：健脾益气，补肺固表。

方剂：人参五味子汤合玉屏风散。人参、五味子补气敛肺，茯苓、白术、甘草健脾益气，黄芪、防风益气固表，半夏、橘红化痰止咳。汗出甚者加煅龙骨、煅牡蛎固涩止汗，喷嚏流涕加辛夷、乌梅、白芍，咽痒加蝉蜕、僵蚕疏风止痒，痰多加胆南星、浙贝母、地龙化痰，纳谷不香加神曲、麦芽、山楂消食助运，腹胀加莱菔子、枳壳理气降气，便溏加山药、扁豆、苍术健脾化湿。

（2）脾肾阳虚

治法：健脾温肾，固摄纳气。

方剂：金匮肾气丸。附子、肉桂、淫羊藿温补肾阳，熟地黄、山萸肉、杜仲补益肝肾，山药、茯苓健脾，五味子敛气固摄。虚喘明显加蛤蚧、冬虫夏草补肾纳气，咳嗽加款冬花、紫菀止咳化痰，夜尿多加益智仁、菟丝子、补骨脂补肾固摄。

（3）肺肾阴虚

治法：养阴清热，补益肺肾。

方剂：麦味地黄汤。麦冬、百合润养肺阴，五味子益肾敛肺，山萸肉、熟地黄、枸杞子、山药、紫河车补益肾阴，牡丹皮清热，茯苓健脾。盗汗甚者加知母、黄柏养阴清热，呛咳不爽加百部、沙参、款冬花润肺止咳，潮热加鳖甲、地骨皮清虚热。

（二）现代医家治疗经验

现代中医在继承前人的基础上也有所创新与发展，一些如标本兼治、活血化瘀、调肝、疏风解痉等新的治法，在继承前人的基础上也在不断完善和创新，对指导临床遣方用药有着重要意义。

哮喘坚持长期、规范、个体化的治疗原则，按发作期和缓解期分别施治。

1.既发以攻邪为主　哮喘因伏痰触遇诱因而发病。发作时，痰随气升，气因痰阻，相互搏结，阻塞气道，肺气宣降失常，而出现呼吸困难，气息喘促、喉间痰鸣哮吼等痰邪交阻，病急标实之象，故治疗当攻邪以治其标，以治肺为主。攻邪有散邪、祛痰、降气之别，临证应辨清寒热，灵活施治。由外感风寒，内伤生冷，或素体阳虚，寒痰内伏而发为寒性哮喘者，治宜温肺散寒，化痰定喘；由外感风热，或风寒化热，或素体阴虚，痰热内伏发为热性哮喘者，治宜清热涤痰，降逆平喘。若发时寒温并存，外寒内热者，治宜解表清里，定喘止咳；虚实兼见，肺实肾虚者，治宜泻肺补肾，标本兼顾。此外，注意攻邪勿用之太过，以免伤正。

2.未发以扶正为要　哮有夙根，属本虚标实之证。若禀赋不足或素体虚弱，或者病久反复发作，寒痰伤及脾肾之阳，痰热伤及肺肾之阴，则由实转虚。肺脾肾三脏功能不足，因虚生痰，因痰发病，以致愈发愈甚。缓解期哮喘已平，以正虚为主，治当以扶正固本为要。根据肺脾肾虚之异，气、阴、阳虚之别，辨证治疗。肺脾气虚者，治以健脾益气，补肺固表；脾肾阳虚者，治以健脾温肾，固摄纳气；肺肾阴虚者，治以补益肺肾，养阴清热。目的是调整脏腑功能，去除生痰之因，减轻、控制发作，以图根治哮喘顽疾。

（三）经典方药

1.温肺降逆

（1）小青龙汤（《伤寒论》）

组成：麻黄（10g）　桂枝（10g）　半夏（15g）　干姜（15g）　细辛（6g）五味子（6g）　芍药（10g）　甘草（10g）

用法：水煎，分3次，温服。

功用：宣肺降逆，温化水饮。

主治：肺失宣降，寒饮内停。恶寒发热，无汗，咳嗽气喘，痰多清稀，苔润滑，不渴饮，脉浮紧。

方解：方中麻黄宣降肺气，发汗解表，利尿行水；桂枝温通血脉，解肌发汗，温肾化气。两药相伍，有发汗解表，通调营卫，降气行津之功，正合肺失宣降，气逆水停机理，是主药。半夏燥湿，干姜温脾；细辛、五味子降逆下气，芍药、甘草柔肝缓急。八药合用，能够消除致病原因，调理五脏功能，流通气血津液，缓解气道痉挛。

（2）射干麻黄汤（《金匮要略》）

组成：射干（9g）　麻黄（9g）　紫菀（9g）　款冬花（9g）　半夏（12g）　生姜（9g）　细辛（6g）　五味子（6g）　大枣（9g）

用法：水煎，去滓，分3次，温服。

功用：宣肺降逆，散寒涤饮。

主治：肺失宣降，寒饮内停。咳嗽气逆，喉中痰鸣，舌苔白滑，脉象浮紧。

方解：方中射干降逆豁痰，麻黄宣肺利水，二药合用，能较好地宣肺降逆，化痰涤饮。生姜散水化饮，细辛温散寒邪，款冬花、紫菀、半夏止咳化痰，共助主药治疗喘咳、痰鸣等。五味子敛肺平喘，与麻黄、细辛同用，既能助其平喘，又能制其辛散太过，相反相成，有利无弊。大枣味甘而补，既可健脾和中，以免邪去正伤，又可甘缓气道痉挛，共为佐使。

2. 清肺降逆

定喘汤（《摄生众妙方》）

组成：白果去壳、炒黄（30粒）　麻黄（6g）　杏仁（6g）　桑白皮（12g）　苏子（9g）　半夏（9g）　款冬花（9g）　黄芩（9g）　甘草（3g）

用法：水煎，分3次，温服。

功用：宣肺降逆，清热化痰。

主治：咳嗽气喘，痰多而稠。

方解：本方用麻黄为主药，以疏在表之邪，宣肺卫之弊，降肺气之逆，行壅阻之津，有消除病因，调理功能，通调津气作用。辅以杏仁、桑白皮、苏子，平喘力量大为增强；助以款冬花、甘草，止咳之功显著。半夏、苏子、白果祛痰以复肺系清虚之旧，共呈通调津气之功。

（四）治法新说

1. 从脾论治　脾主运化水谷水湿，脾虚失运，则水湿聚成痰液，阻于气道，故成痰鸣气喘之证。小儿脾常不足，又易为各种因素所伤，脾胃运化失司，水湿内停，聚湿生痰，痰湿不化，久留不去，形成哮喘的夙根，一经外邪诱发，则痰随气动，聚于肺系，发为哮喘。"脾为生痰之源，肺为贮痰之器。"脾失健运，水湿不能化为精微，反而酿成痰浊，上贮于肺，壅塞气道，肺失宣肃，引发咳喘，故健脾化痰应贯穿于整个病程之中。健脾化痰包括益气健脾、运脾化湿、行气通腑，以及消食导滞等。脾运健全，痰湿不生，夙根自除。

2. 从心论治　哮喘从心论治大多用来治疗变证。久病哮喘，由肺及心，血脉瘀滞，扰乱神明，出现神昏烦躁、意识模糊，水气凌心，心阳虚衰、水饮不化，故见胸闷、憋喘、气喘不安，冷汗淋漓，下肢水肿，唇青爪紫等症。治疗上采用回阳救逆，活血通脉等方法。当然哮喘持续状态、喘促不解、心阳衰微，亦当中西合璧，以图化险为夷。

3. 从鼻论治　鼻为肺之窍，又为肺之官，鼻下连于肺，肺上通于鼻。《素问·阴阳应象大论》说："肺主鼻……在窍为鼻。"《素问·金匮真言论》曰："西方白色，入通于肺，开窍于鼻。"故肺之呼吸依赖于鼻孔，鼻之两孔为气体出入之门，呼出浊气，吸入清气，连于喉，直贯于肺，助肺而行呼吸。若外邪入侵、湿热内蕴、脏腑失养致鼻窍不利，均可影响肺之呼吸。"风为百病之长"，外风引动伏痰，风胜痰阻，壅塞气道，肺管狭窄，通畅不利，肺气宣降失常，引动停积之痰，气息喘促发为哮喘。哮喘患儿多伴有鼻塞、流涕、喷嚏等，治疗时哮喘要重视治鼻，临床常配伍苍耳子、辛夷、鹅不食草、石菖蒲、菊花、白芷、薄荷等宣通鼻窍药物。

4. 从肝论治　肝脏病变可通过气郁、气逆、风摇钟鸣等病机引起哮喘发作，故治疗哮喘应注重调理肝脏功能。小儿哮喘从肝论治，通过治肝而调理肺、脾、肾之脏，达到治疗咳喘的目的。从肝治疗有疏肝理气、平肝阳、清肝火、滋肝阴、养肝血等方法。

5. 从瘀论治　哮喘的发病机理为痰饮久伏，每遇诱因触动伏痰，痰阻气道，肺之络脉瘀痹而成。肺主一身之气，为气血交汇之所，而血脉运行需要气之推动。若痰阻肺络，肺气闭塞，则不能贯心脉而行血，致脉络瘀痹，津液难行，聚为痰浊，痰浊与瘀血互为因果，而成"痰夹瘀血，遂成窠囊"的病理表现。气、血、痰壅塞气机，肺气不宣，升降失常，哮喘遂发。发作时往往伴见口唇紫绀，重者面色青滞，舌质紫黯，说明哮喘非独痰作祟，还与络脉瘀痹有关。治疗上需要活血化瘀。瘀滞化解，则痰易消，肺气可畅。

6. 从胃论治　哮喘病的发生，与脾胃有密切关系，脾胃气机的调畅与否，直接影响着肺气的宣发和肃降。若饮食不当或胃肠宿疾，可诱发此病。

三、名老中医治疗经验

（一）汪受传教授从发作期、迁延期、缓解期论治儿童哮喘

1. 审病因　哮喘的病因病机十分复杂多样，但不外乎内因和外因两大类，发病多为两者相互作用而诱发。内因多责之于肺脾肾三脏，且哮喘患儿常有家族病史，故与素体先天的禀赋差异有一定关联，而人体水液代谢由肺脾肾三脏所司，如肺、脾、肾不足，水湿上泛成痰，若外感风邪，则易使风痰胶着于内，形成伏痰。哮喘主要是风与痰合邪为患，有风必有痰，有痰易生风，二者常并存共见，形成风痰为患的病证表现，故"风痰内蕴"为本病的基本病机。外因主要常见外感六淫，以风邪为主，常兼寒热之邪，或因饮食不当、环境及情绪的刺激等因素而刺激机体，扰动伏痰，进一步促发哮喘。清代李用粹《证治汇补·哮病》中云："哮即痰喘之久而常发者，因内有壅塞之气，外有非时之感，膈有胶固之痰，三者相合，闭拒气道，搏击有声，发为哮病。"明确指出，哮喘是内外因相互作用而发。

2. 辨分期　临证分发作期、迁延期、缓解期。

（1）发作期先治其标，攻邪治肺　发作期以邪实为主，证分寒热。小儿为纯阳之体，即使受风寒也易迅速化热，故以热性哮喘多见。而《丹溪心法·喘论》云："已发用攻邪为主"，故发作期治疗为攻邪以治肺为重，在涤痰止咳定喘的原则上辨证施治。

①风寒束肺　寒性哮喘因外感风寒，内有痰饮壅阻诱发，故外寒内饮为其病机，可见风寒表证的症状，表现为气喘咳嗽，无汗，肢寒畏寒，痰质清稀多沫，舌苔白滑。风寒束肺者需散肺中寒邪，治以温肺化饮，

涤痰定喘。以小青龙汤为主方加减，用白芍、桂枝相伍，有解表和营、缓急解痉平喘之功；五味子配细辛，一收一散，达敛肺平喘之效。

②痰热阻肺 热性哮喘为外感风热，或风寒化热，痰热阻肺而起，病机为痰热壅肺，证见咳嗽喘息，痰黄，身热面赤，口干舌红。故治宜先清肺中之热，宣肺降气化痰。方用麻黄杏仁甘草石膏汤合苏葶丸加减，喘急者加地龙以清热解痉，咳甚者加炙百部、炙款冬花宣肺止咳，痰多者加胆南星、竹沥以豁痰降气，热重者加栀子、虎杖清热解毒。

③外寒内热 寒热夹杂者，为寒哮未解而邪已入内化热，故可见外有风寒束表之证，内有痰热蕴肺之候。治则为解表清里，定喘止咳。以大青龙汤为主，重用石膏、黄芩清肺热，咳喘哮吼甚者，加射干、桑白皮、葶苈子泻肺清热化痰。

（2）迁延期标本兼治，治肺顾脾肾 汪教授结合多年临床实践体会，提出"迁延期"的论点，在发作期与缓解期的基础上补充了两者之间虚实夹杂（即迁延期）辨证论治要领。

由于过去环境气候污染较少，且饮食结构单纯等种种因素，故病机演变较为规律，所以历代相关儿科著作对于儿童哮喘的辨治仅仅提出"发则治标，缓则治本"的治则。但在现今临床实践中发现不少患儿在发作期与缓解期之间常存在虚实夹杂之证。因此汪教授认为，单单以发作期与缓解期来概括儿童哮喘的治则，尚有不足之处，因此初次提出"迁延期"的观点，以完善儿童哮喘的辨治。

此期患儿常因先天禀赋不足或病程迁延日久不愈，症状较发作期减轻但尚未平定。迁延期邪实正虚，证候虚实夹杂。实为风痰内着留恋不解，哮喘减而未平，静则气息平和，动则喘鸣发作，虚在肺、脾、肾的不同证候。故迁延期治肺仍需兼顾脾肾，祛邪治在肺，扶正则须分辨肺脾肾之虚，对证施以补益。

①风痰恋肺，肺脾气虚 多见于肺脾不足、迁延不愈的患儿，证见哮喘缓减而未平，静时如常，动辄喘鸣发作，汗多，易受风感冒，大便稀溏。治以祛风化痰，降逆平喘。以射干麻黄汤合人参五味子汤加减，用炙麻黄、细辛、五味子消风宣肺，半夏、陈皮、炙款冬花燥湿化痰，人参、五味子益气敛肺，茯苓、白术、甘草补气健脾，僵蚕、地龙祛风

化痰。喷嚏时作，加辛夷、苍耳子祛风宣窍。

②风痰恋肺，肾气亏虚　以气喘、哮鸣久作未止，动则更甚，喘促胸满为主，表现为邪气盛于上，肾气虚于下，此证多见于疾病迁延不愈或先天不足的患儿，治则泻肺祛痰，补肾纳气。偏肺实者以苏子降气汤为主加减，加陈皮以燥湿化痰，紫菀、款冬花化痰平喘；偏肾虚者用都气丸合射干麻黄汤加减。

（3）缓解期扶正治本，益肺调脾肾　缓解期以正虚为主，虽然肺气虚弱是缓解期的关键病机，但因肺脾肾三脏关系密切，且除气虚不足外，气血阴阳皆可有不足，故辨证治疗需先辨其肺脾肾三脏不足，再进一步辨气血阴阳。治疗原则当扶正以治其本，调其肺脾肾脏腑功能、气血阴阳体质亏虚，以消除内伏"风痰"夙根。

①肺脾气虚　是临床常见证型。气虚会出现卫表阳气不足，造成卫表不固，导致营阴外泄，营卫不和。肺气虚故咳嗽无力，气短多汗，易反复感冒；脾气虚运化无力，形瘦失养，便溏。治则以补肺固表防邪，健脾益气助运。方用人参五味子汤合玉屏风散加减。汗甚者，加煅龙骨、煅牡蛎固涩止汗；喷嚏时作者，加辛夷、白芍宣肺敛窍。

②肺肾阴虚　证见喘促乏力，咳嗽时作，消瘦盗汗，面色潮红，无痰或痰质黏，舌质红或苔花剥，治以补养肺肾之阴，清虚热。方用麦味地黄丸加减，或加百合以养肺阴，枸杞子、紫河车补肾阴；汗甚者，加知母、黄柏养阴清热；咳声不爽，加百部、南沙参、款冬花润肺止咳。

3. 重预防　重视调整体质，治未病、防发病。小儿哮喘是儿童常见病，证候较为顽固，也容易反复发作。所以，中医预防医学中提到的"未病先防、已病防发"的治未病思想在此病中显得十分重要。不仅需要用中医中药调整体质，还得从生活环境与饮食习惯诸方面预防发病。除了积极预防感染性疾病、避免接触诱发因素、注意季节气候变化以外，最重要的是适当锻炼并持之以恒，以提高机体的适应力及抗病力，进而改善体质抵御疾病。采用中药、饮食、起居等多种措施调整患儿免疫功能，维持机体内部平衡，调动机体正气，以御外风、平内风。截断诱因，增强体质，肺脾肾三脏同调，扶正祛邪并举，消除伏风顽痰，才可能达到使本病长期缓解的目的。

（二）周耀庭治疗儿童支气管哮喘强调"邪去则正安"

支气管哮喘是儿童时期最常见的呼吸道慢性疾病之一，其发病率有不断增高的趋势。支气管哮喘属中医学"哮证"范畴。周耀庭教授提出，外感风寒是本病主要外因，辨证时应考虑年龄特点。因婴幼儿哮喘与儿童哮喘在治疗上有较大区别，打破"急则治其标，缓则治其本"的治疗模式，强调"邪去则正安"，以散寒化痰、降气平喘一种方法贯穿始终。根据本病为多因素致病的特点，在药物治疗的同时，配合生活习惯调整、遵照医嘱预防等多方面控制。

1. 外寒内痰为基本病机

哮喘的病因一直被认为是宿痰内伏，遇外因引动而发。

周教授继承先贤理论，并结合自己多年临床经验，认为外寒内痰是本病的基本病因病机，肺气郁闭与痰阻气逆是主要的病理过程，也是导致患儿喘憋的主要原因。外寒指六淫之风寒之邪，内痰根据患儿年龄不同，又有食痰与热痰之分。

（1）外感风寒　因"小儿为稚阳之体"，临床一般认为小儿咳喘是温热病，周教授则认为，小儿呼吸系统疾病感受温邪而病温者虽极多，而感受寒邪而病寒者亦不少，而后者在儿科更容易被忽略或误辨。周教授指出，小儿哮喘的发作，必是感受风寒之邪所致，而绝非风热之邪所致。《灵枢·邪气脏腑病形第四》曰："形寒寒饮则伤肺"。"形寒"为外寒，"寒饮"为内寒，说明无论内外之寒均可伤肺而使肺致病，而肺病最多咳喘。《伤寒论》有更具体的记载："太阳病，头痛发热，身疼腰痛，骨节疼痛，恶风无汗而喘者，麻黄汤主之。"《通俗伤寒论》曰："太阳兼症，兼肺经证，鼻塞流涕，鼻鸣喷嚏，嗽痰稀白，甚则喘而胸满。"以上论述均说明风寒在表可引起咳喘。周教授认为寒为凝涩之气，外感风寒之邪，寒主收引，导致皮毛毛窍闭塞，从而引起肺气郁闭，不能正常宣发肃降。风寒束表，致肺气郁闭，是哮喘发作的外因。喘必兼寒，外邪中寒邪是致喘首要原因。

（2）痰饮内伏　明·张介宾《景岳全书》指出："喘有夙根"，清·叶桂《临证指南医案》称哮病为"宿哮"。后世对哮病"夙根"的认识多推崇元·朱丹溪"哮喘……专主于痰"之说，在治法上主张"专以去痰为先"。周师根据哮喘反复发作的证候特点，认为宿痰内伏、气机郁滞、肺气不降，是哮喘反复发作的根本原因。

2. 祛邪要彻底，邪去则正安　外寒内痰是本病基本病机，素有内痰，每遇外感风寒之邪，致使肺气郁闭、痰阻气逆而喘发。外寒表证易解，内痰夙根难除。由于本病痰饮之邪不易去除，且极易复发，故周师治疗本病时，强调散寒化痰要彻底，要求患者病情平稳后，仍然坚持服药半年以上，以巩固疗效。对于哮喘的治疗，一般认为应"急则治标，缓则治本"，发作期以祛痰化饮为主，缓解期以扶正补虚为主。但周教授认为，哮喘患者即便在缓解期，其体内痰饮之邪并没有完全祛除，一旦遇到外寒仍会复发。所以祛痰逐饮是治疗的主要方向，散寒化痰、降逆平喘是治疗小儿哮喘贯穿始终的原则，外寒内痰是导致该病发生并决定其发展过程的主导因素，所以在治疗中必须积极祛邪。邪盛之时，只要情况允许总以祛邪为主。邪祛则正安，去除病邪，不仅可以解除外寒内痰对人体造成的病理损害，而且可以保护人体的正气免受损害，或促使已经受损的正气尽快恢复，有利于疾病的康复。有效地去除病邪即是最好的保护正气的方法。因此缓解期的治疗原则是，除确有明显虚象者适当结合补法外，一般本着"邪去则正安，祛邪宜尽"原则，以散寒与化痰逐饮法贯彻始终。

（三）王力宁教授治疗儿童哮喘经验

1. 治辨病证、重视体质　支气管哮喘（简称哮喘），是儿童期最常见的慢性呼吸道疾病，表现为反复发作性的喘息，呼吸困难、胸闷或咳嗽。儿童哮喘的发生与小儿体质有关。体质是个体生命过程中，在先天遗传和后天获得的基础上，表现出的形态结构、生理机能，以及心理状态等方面综合的相对稳定的特质，这种特质决定着人体对某种致病因子的易感性及其病变类型的倾向性。重视因质施治是中医整体观念的具体体现。

王教授擅长对哮喘患儿进行辨病辨证辨质的"三辨"诊疗。他认为哮喘患儿的常见体质类型有特禀质、痰湿质和阴虚质三种，尤以痰湿质患儿多见。因南方天气湿热，故两广地区人们嗜饮冰饮凉茶，寒能伤阳，助湿困脾，痰浊内生，故临床上常可见到痰湿质患儿。此种体质的患儿对梅雨季节及潮湿环境适应能力差，易由寒湿所侵和饮食所伤，诱发痰饮咳嗽、哮喘、吐泻、肿胀等疾病。痰湿质小儿常可见形体偏胖，肌肉松软，面色苍白或少华，下睑浮黑，喉中常有痰鸣，食欲较差，易作腹胀，大便多溏，易患感冒咳嗽，痰多，或素有哮喘，苔多滑腻，脉细濡。治宜温阳化气、健脾化湿，可用健脾化湿之剂，结合病证特点辅以宣肺化痰降逆利水等。平素应注意顾护脾胃，少食生痰之品。

2. 分期辨治，序贯固本　中医将哮喘分为发作期、缓解期两期分别辨证论治。如元代医家朱丹溪所言："未发以扶正气为要，已发以攻邪为主"，即发作期咳、喘、哮兼备，急则治标，即止咳、平喘、定哮；缓解期喘平哮解，咳嗽有痰，病势缓，现肺脾肾虚之象，如易感多汗、食少便溏、气短面白等，治则止咳化痰调补诸脏。两期皆有证可辨，有药可用。王教授在临床上结合多年的实践经验，在传统的两期分治基础上增辟了无临床表现的稳定期治疗。《景岳全书·喘促》云："喘有夙根，遇寒即发。"认为稳定期患儿临床无证，但实属"假愈"，有反复发作之内因，因此继续治疗极为重要。稳定期治疗，即所谓"真正治疗的祛除夙根阶段"，可有效减少本病的复发率，并控制复发时的病情。稳定期治疗的寓意有二：其一，针对"夙根"，所谓哮喘的夙根即为伏痰，而痰的产生责之于肺脾肾三脏，肺气虚津凝为痰，脾气虚湿聚为痰，肾气虚水泛为痰。因此，调补肺脾肾，使痰无所生，自然根除。其二，蕴含"冬病夏治"的道理。"哮作四时寒为首"，冬季寒冷，哮病易作。在哮喘缓解后增加一期，实际上是将"夏治"的时间提前，不拘泥于天暖之时的治疗，可扶助正气、抵御外邪，有效增强患儿体质，减少呼吸道感染次数，降低哮喘病复发次数。稳定期的治疗重在固气抑痰，杜绝生痰。

3. 扶阳除痰，调治宜彰　哮喘病情复杂，治疗较为棘手。王教授认为，采用综合治疗，可以提高疗效。临床提倡内外合治，常以伏九贴敷疗法调节患儿体质，防治疾病。

夏季三伏天，正是自然界阳气旺盛之时，人体皮毛处于开泄状态，应用辛温走窜的药物，贴敷到小儿体表相应穴位，形成特定的刺激，可以达到疏通经络、驱除肺中寒痰、拔病外出、扶正固本、补益人体阳气之效。其主要遵循"春夏养阳"的规律，对冬春季节容易发作的疾病在夏天进行治疗，从而达到扶正培本，增强机体抵抗力，减少、减轻发作的目的。夏季穴位贴敷法防治哮喘是"冬病夏治"的方法之一，根据中医学天人相应原理，三伏天之时，借助自然界的阳气以升发人体真阳，温化宿痰，用白芥子、细辛等敷肺俞、脾俞、定喘等穴，通过药物和刺激穴位双重作用来防治哮喘发作，是一种辅助人体正气、增加免疫力、调动人体自身防病抗病能力的"治未病"方法，目前被广泛应用于哮喘的缓解期来预防秋冬季哮喘的发作。冬季三九天，天气寒冷，人体阳气内敛，气血运行缓慢，此时是肺俞等穴开放之时，进行贴敷最容易刺激穴位，并可以鼓舞阳气，疏风散寒，疏通经络，平衡阴阳，调和脏腑，改善肺部血液循环，从而改善临床症状，提高机体免疫力，起到治疗、预防呼吸道疾病之功效，达到"冬病夏治，夏病冬防"的目的。伏九贴敷疗法疗效肯定，且副作用少，无痛苦，患儿及其家长易于接受。

（四）俞景茂教授防治儿童哮喘复发临证经验

1. 哮喘复发的病因病机　俞教授认为哮喘的复发有内外二因，内因与肺、脾、肾三脏功能不足有密切关系，外因与感邪、饮食不当、劳累密不可分。肺为水之上源，若肺气虚衰，治节无权，失于输布，则凝液为痰；脾胃乃水谷之海，脾气虚弱，运化失司，则湿聚为痰；肾主水、主气化，肾气虚衰，失于蒸化，则水泛为痰。痰伏于肺，"伏痰"成为发病的"夙根"。《医宗必读·喘》曰："良由痰火郁于内，风寒束于外"，这里的"痰"可以理解为缓解期存在的气道慢性炎症。痰阻气道，气管狭窄，通畅不利，肺气宣降失司；若有外因触动，即痰随气升，气因痰阻，相互搏击，使气道炎症和气道高反应性加剧而哮喘发作。宿痰胶固，伏藏于肺，气机郁滞，升降失常，不仅会导致津液凝聚生痰，同时还会影响血液运行，形成痰瘀交结的局面。

2. 哮喘缓解期的治疗　哮喘缓解期的治疗应以调补肺、脾、肾三脏功能为主。《景岳全书·喘促》曾指出："此等证候，当倦倦以元气为念，必使元气渐充，庶可望其渐愈。"即只有通过扶正固本，才能使"元气渐充"，达到根治目的。丹溪也曾说："未发以扶正气为主，既发以攻邪气为急"。

四、民间单方验方

1. 栀子、荷叶、知母各 15g，石膏、连翘各 15g，甘草 20g，黄芩 6g，大黄 6g，将上药加少量水煎熬后，用布包药渣，温热暖敷肚脐处，并同时暖敷胸部膻中穴。适用小儿实热证哮喘。

2. 黄芪 12g，茯苓、附子、麦冬、天冬各 10g，人参、白芍各 6g，炙甘草、五味子各 3g，生姜 3 片，乌梅 1 枚，水煎服。适用小儿哮喘肺虚证。

3. 半夏、陈皮、桔梗、枳壳各 4g，茯苓、神曲各 5g，水煎服。适用小儿哮喘痰湿证。

4. 五味子 250g，加水煎半小时后冷却，用鸡蛋 10 个放入浸泡，10 天后每天早晨取一个，用糖水冲服。

5. 苏子 10g，粳米 50g，红糖适量。将苏子捣为泥与粳米同入锅中，加水煮成粥。每日早晚温服，5 天为 1 个疗程。用于寒哮。

6. 杏仁去皮尖（30g），鲜薄荷 10g，粳米 50g。将杏仁放入沸水中煮到七分熟，入粳米同煮，成粥时，入薄荷，稍煮即可。

7. 丝瓜花 10g，蜂蜜 15g。把丝瓜花放入杯内，用沸水冲泡，加盖浸泡 10 分钟，倒入蜂蜜搅匀即成。每日 3 次，代茶饮用。

五、中成药治疗

1. 槐杞黄颗粒　由槐耳菌质配伍黄精和枸杞子而制成的颗粒冲剂。槐耳菌质为君，枸杞子与黄精共为臣，君臣共济有滋肾润肺补肝明目的功能。具有很高的生物反应调节作用，能够促进患儿 T 淋巴细胞分裂增殖、成熟分化，提高患儿外周血 T 淋巴细胞亚群含量，使 $CD8^+$ T 淋巴细胞亚群升高，对哮喘患儿的炎症反应起促进作用。5g/ 包，6 岁以上，1 包 / 次，日 2 次；6 岁及以下，1 次半包，日 2 次。

2. 小儿葫芦散　此为三晋名士、医学世家傅山之秘方成药，历经三百余年，广博盛誉。由橘红、茯苓、朱砂、鸡内金（炒）、天竺黄、僵蚕（麸炒）、半夏曲、琥珀、全蝎、天麻、川贝母、冰片、葫芦蛾组成。化痰消食，镇惊祛风。用于痰喘咳嗽，脘腹胀满，胸膈不利，吐乳不食，小儿惊风。每袋装 0.3g，口服，1 岁以下，每次 0.15g；1～3 岁，每次

0.3g；4～6岁，每次0.6g。一日1～2次。

3. 清咳平喘颗粒　在"麻杏石甘汤"基础上加味的纯中药制剂。由石膏、金荞麦、鱼腥草、苦杏仁、川贝母、矮地茶、枇杷叶、紫苏子、甘草组成。具有清热宣肺、止咳化痰之功，适用于痰热郁肺之热证。每袋10g，口服。1岁以下，每次3g；1～3岁，每次5g；4～6岁，每次10g。一日3次。

4. 小青龙合剂　来源于小青龙汤（《伤寒论》），由麻黄、桂枝、芍药、干姜、细辛、法半夏、五味子、炙甘草组成。具有解表散寒、温肺化饮之功，适用于哮喘之寒证。每支10mL，口服。1岁以下，每次3mL；1～3岁，每次5mL；4～6岁，每次10mL。一日3次。

5. 小儿清肺化痰口服液　由麻黄、前胡、黄芩、紫苏子、石膏、苦杏仁、葶苈子、竹茹组成。具有清热宣肺、止咳化痰之功，适用于痰热郁肺之热证。每支10mL，口服。1岁以下，每次3mL；1～3岁，每次5mL；4～6岁，每次10mL。一日3次。

6. 喘可治注射液　由淫羊藿、巴戟天组成。温阳补肾，平喘止咳，有抗过敏、增强体液免疫与细胞免疫的功能。主治哮证属肾虚挟痰证。证见喘促日久，反复发作，面色苍白，腰酸肢软，畏寒，汗多，发时喘促气短，动则加重，喉有痰鸣，咳嗽，痰白清稀不畅者。每支2mL，肌肉注射。7岁以上，每次2mL，每日2次；7岁以下，每次1mL。一日2次。

7. 固本咳喘片　由党参、白术、茯苓、麦冬、五味子、甘草、补骨脂组成。益气固表，健脾补肾。用于脾虚痰盛、肾气不固所致的咳嗽痰多、喘息气促、动则喘剧。每片0.4g，口服。3～7岁，每次1片；7～14岁，每次2片；14岁以上，每次3片；一日3次。

六、外治法

外治法是运用药物、手术、物理方法或配合一定的机械等，直接作用于患者体表某部或病变部位，而达到治疗目的的一种治疗方法。《理瀹骈文》一书的问世，标志着中医外治法理论体系的建立，是一部划时代的医学著作。外治与内治一样均是以中医基础理论为指导的，在临床运用上，医理与药性并没有很大区别，仅是在方法上有所不同。

（一）针灸推拿

1. 针灸疗法

（1）体针 肺俞、大椎、风门、定喘。配穴：外感配合谷，咳嗽配尺泽、太渊，痰多配中脘、足三里，痰壅气道配天突、膻中，肾虚配肾俞、关元、太溪，虚寒配以艾条灸，虚热或合并感染者可针后拔火罐于大椎与肺俞之间。发作期1日1次，喘平后隔日1次，10次1个疗程。

（2）穴位埋线法 用"0"号羊肠线，在上背部第7颈椎棘突至第7胸椎棘突间，背正中线旁开约1寸处，定出等距离8个点为埋线穴位。操作时，局部消毒后，用缝皮针由上到下，如由第1点进针，到第2点出针，将羊肠线埋于穴位内，再由第3点进针，第4点出针，以此类推。用于哮喘缓解期。

（3）毫针疗法 毫针治疗为针灸治疗支气管哮喘最为常见的方法，其仍遵循"急则治其标，缓则治其本"的原则，急性发作期以宣肺化痰、平喘降逆为主，缓解期以健脾补肾、培元固本为主。常用主穴有肺俞、膻中、定喘、天突、列缺、丰隆等，常用配穴有大椎、风门、膏肓俞、脾俞、肾俞、关元、尺泽、鱼际、足三里、太溪、太渊等。

（4）灸法 灸法治疗可于胸背部腧穴处直接用枣核大艾炷灸治，每穴一壮，灸后敷以膏药，保持疮口清洁，并有一天化脓期。间日灸治1次，每疗程取3～4穴。此法可酌情应用于12岁以上儿童。也可用隔药饼灸，每穴一壮，以皮肤微红为度。

2. 推拿疗法

分推坎宫，推太阳，揉天突，按揉膻中、乳根、乳旁，揉脐，补脾土，清肺经，运八卦，掐四横纹，揉板门，掐精宁，掐五指节，按弦走搓、摩、掐、揉、拿双侧承山穴，揉仆参，按揉大椎、定喘、肺俞，分推肩胛骨，拿肩井。随证加减：寒哮加推三关，按揉风池；热喘加清大肠，退下六腑，分推膻中，揉丰隆，推天柱穴，推脊；肾虚者加补肾经、肺经，摩中脘，揉丹田，按揉足三里，按揉脾俞、肺俞、肾俞。

3. 耳穴贴压疗法

耳穴疗法是根据中医经络学说以磁珠等代替针压迫耳穴，促使经络传导，推动气血运行，从而达到疏通气血，改善机体功能，促进新陈代谢，提高机体免疫功能、增强体质的作用。例如：缓解期选用肺俞、脾俞、足三里、中脘、太白，同时配合温针灸法，至患者局部有温热感而无灼痛为宜。

4.穴位注射疗法　穴位注射是临床常用来治疗支气管哮喘的有效方法之一。常取定喘、肺俞、天突、膻中、中府、孔最、丰隆、身柱等穴，以胎盘组织液、地塞米松、维丁胶性钙或黄芪注射液等进行穴位注射。

（1）穴位注射维丁胶钙可较快缓解哮喘发作症状，可降低复发率，对小儿哮喘的药物治疗有协同作用，可提高临床疗效。

（2）鱼腥草注射液和黄芪注射液穴位注射治疗支气管哮喘，选取双侧风门、肺俞、膈俞、心俞、脾俞、肾俞。

（3）穴位注射治疗重度哮喘，取单侧孔最、肺俞、定喘、丰隆和膻中、天突穴，分别注射喘定注射液、曲安奈德注射液和核酸、当归、鱼腥草及穿心莲注射液。

（二）贴敷、敷贴疗法

穴位敷贴是古人以中医经络学说为基础，在与疾病长时间斗争中总结出来的一种治疗哮喘的独特方法。现代临床和实验研究证实穴位敷贴在治疗哮喘方面有显著疗效，能够降低复发率、调节机体免疫功能、减轻炎性反应、改善肺功能。古代许多医籍就有中药外敷的记载。《黄帝内经》中"桂心渍酒，以熨寒痹""白酒和桂以涂风中血脉"，被后世誉为膏药之始，开创了膏药之先河。将中药穴位贴敷法用于咳喘治疗，源于清代张璐《张氏医通》："冷哮……夏月三伏中，用白芥子涂法，往往获效。方用白芥子净末一两，延胡索一两，甘遂、细辛各半两，共为细末，入麝香半钱，杵匀，姜汁调涂肺俞、膏肓、百劳等穴。……十日后涂一次，如此三次，病根去矣。"选择一些具有止咳平喘、温肺化痰、疏通肺络且穿透作用强的中草药，做成贴敷制剂，贴在患者相应的穴位上，可以达到针药并用的治疗效果。显然，这些精辟的论述对我们后世应用穴位贴敷疗法具有指导和启发意义。

1. 作用机理

多年来的大量临床实验研究认识到，支气管哮喘不仅仅是呼吸系统的慢性气道炎症疾病，也是一种免疫功能紊乱的全身变态反应性疾病，随着对哮喘的气道慢性炎症、气道高反应性、免疫学等发病机制的研究日益深入，许多学者已初步证实穴位敷贴治疗哮喘的机理可能是通过调节体内细胞免疫功能，抑制嗜酸粒细胞介导的气道慢性炎症反应，改善肺功能，降低受环境影响程度，从而达到缓解临床症状体征，提高哮喘患者的日常活动能力，减少复发频次。

（1）中药贴敷对机体免疫系统的调节作用

免疫系统包括胸腺、骨髓、淋巴结、脾脏和免疫细胞。现代研究发现，中医肺、脾、肾三脏均从不同角度概括了机体的免疫功能，而中药穴位贴敷的方法能够通过药物、经络及穴位的综合作用调节脏腑功能，使机体的细胞免疫和体液免疫机能均有不同程度的提高。

①中药贴敷对细胞免疫功能的调节 国外研究发现白介素 -4（IL-4）是哮喘炎症过程中起主导作用的因子，促进 IgE 的合成，下调 γ- 干扰素（IFN-γ）的分泌，参与维持气道黏膜的 Th2 型细胞因子表达，最终使 Th1/Th2 平衡向 Th2 倾斜，从而导致气道慢性炎症的发生。IL-10 是有效的抗炎细胞因子，它可以抑制许多炎症因子的合成，包括细胞因子（TNF-α、IL-5 和趋化因子）和在哮喘中高表达的炎症性酶。许多学者通过大量临床观察和动物实验研究发现，中药穴位贴敷治疗哮喘可通过调节体内细胞免疫功能，抑制嗜酸粒细胞介导的气道慢性炎症反应，从而对哮喘患者起到治疗作用。

②中药穴位贴敷对体液免疫功能的调节 全身免疫治疗是支气管哮喘治疗的一个重要方向，中医中药是我国的独特优势。穴位贴敷通过中药对脏腑功能进行调节，从而增强机体御病能力，达到长期缓解的目的。已有研究提出中医的扶正治疗有免疫增强作用，祛邪有免疫抑制作用，而扶正祛邪有调节免疫作用。有学者在临床研究中发现贴敷治疗前后哮喘患儿体液免疫功能的变化，缓解期治疗前 IgA、IgG 降低，IgE 增高，治疗后 IgA、IgG 恢复正常，IgE 降低，提示贴敷对缓解期哮喘患儿有调节体液免疫功能的作用。

（2）穴位贴敷对气道炎症的干预作用

支气管哮喘是一种慢性气道变应性炎症性疾病，嗜酸性粒细胞是气道变应性炎症的主要效应细胞。哮喘患者的气道中存在大量嗜酸细胞浸润，使得许多病理学家称支气管哮喘为"慢性脱屑性嗜酸细胞增多性支气管炎"，这也说明了嗜酸细胞与哮喘的密切关系，其致病机制可能由于嗜酸细胞的趋化和激活，并在此过程中释放毒性蛋白、炎性介质、细胞因子和氧自由基等活性产物，从而导致气道炎症的产生。研究发现，中药贴敷可显著降低外周血中嗜酸细胞的数量，从而减少其活性产物的释放，达到控制哮喘气道炎症的目的。

（3）穴位贴敷对肺功能的改善作用

研究表明，中药敷贴外治法可改善肺功能，缓解哮喘患者乏氧状态。有学者研究发现，采用三伏加三九贴，连贴三年，发现肺功能指标 FVC、FVE_1、FEF 均有显著改善，疗程越长，肺功能改善越明显，而且小气道功能明显好转。

（4）穴位贴敷对神经体液的调整作用

现代医学研究证明，贴敷治疗哮喘所选择的定喘、肺俞、膏肓等位于交感神经节附近的穴位，通过穴位的刺激以及药物的吸收、代谢，对肺部的有关物理、化学感受器产生影响，将这种冲动传到大脑皮层相应功能区域并形成一个新的兴奋灶，遗留下痕迹反射，转移了迷走神经兴奋性，从某种程度上调整了自主神经功能紊乱状态，进而改变了下丘脑—垂体—肾上腺皮质系统的机能状态，再通过神经、体液、内分泌的调节来抑制咳喘过程。临床上也观察到，贴敷后患者临床症状得到改善，抗病能力有所提高，过敏现象减轻等。

2.药物选择　常选用白芥子、延胡索、甘遂、细辛、干姜、麝香、冰片。

3.穴位选择

（1）常用腧穴　统计显示，穴位贴敷治疗支气管哮喘的腧穴使用频次，由高至低排在前 10 位者依次为：肺俞、定喘、天突、膻中、肾俞、心俞、大椎、膈俞、膏肓、脾俞，其中背俞穴高达 60%。《素问·长刺节论篇》有"迫藏刺背，背俞也"，说明背俞穴可治疗五脏病证。

①肺俞为肺气输注之处，肺主气司呼吸，其宣肃功能正常则呼吸均匀通畅。因此，肺俞可用于通畅肺气、宣肺平喘。《针灸资生经》云："凡有喘与哮者，为按肺俞，无不酸疼，皆为缪刺肺俞，令灸而愈。"

②定喘为经外奇穴，乃临床治疗支气管哮喘的经验穴，可宣肺定喘、祛风通络。

③肾主纳气，为气之根，故肾俞可用来补益肾气，使气的固摄、出纳正常，且肾经"其直者，从肾上贯肝膈，入肺中"，可见肾与肺二者在经脉上也有着密不可分的关系。

④心主血脉，故心俞具有活血作用，以祛除哮喘日久所致脉络之瘀，达标本兼治之功。手少阴心经"其直者，复从心系却上肺"，从经脉循行关系看，心与肺也存在着密切联系。

⑤大椎属督脉，为诸阳之会，通一身之阳气，并可肃肺润气。膈俞属足太阳膀胱经，其位靠近胸膈，故具有宽胸理气之功，对肺功能有调节作用。

⑥膏肓作为补虚要穴，尤其适用于肺系虚损病证。

⑦脾俞乃脾的背俞穴，可用于治疗脾的病变。脾胃乃后天之本，气血生化之源，故脾俞可补益气血，使治疗效果更加显著。

（2）特殊用穴

①神阙穴防治支气管哮喘，效果显著。

②涌泉穴贴敷。涌泉为足少阴肾经首穴，肾主纳气，为气之根，又肾藏元阳，为人体阳气之本。温运肾之阳气可温补五脏之虚、强人之本，还可温化痰饮、祛病之夙根。

4.组方原则

（1）辨证取穴

①肺气亏虚选肺俞、厥阴俞、膈俞，脾气亏虚选肺俞、脾俞、膏肓俞，肾气亏虚选肺俞、肾俞、脾俞。虚寒配肾俞、足三里，痰热用大椎、丰隆。

②痰涎壅盛者加丰隆、足三里，纳少乏力者加脾俞、足三里，胃寒肢冷、久病肾虚加脾俞、肾俞，气喘甚者加定喘、心俞，过敏性鼻炎者加太渊。

（2）近部取穴　天突在颈部当前正中线上、胸骨上窝中央。《针灸甲乙经》谓"阴维、任脉之会"，主治咳嗽、哮喘、胸痛等。膻中为心包之募穴、八会穴之气会，与肺脏相邻，是宗气积聚之处，具有调理人体气机、宽胸理气、活血通络、清肺止喘之功。

（3）经典方　《张氏医通》记载用芥子、细辛、延胡索、甘遂研末后加入麝香，进行穴位贴敷治疗冷哮。后人多沿用张氏原方或进行加减应用，疗效确定。

（4）经典方基础上加减

①芥子、细辛、延胡索、甘遂共研细末（过 100 目细筛），鲜姜汁调成糊状，加入少许麝香，制成直径 2cm 圆饼，贴敷于穴位上。

②芥子、延胡索、甘遂、细辛、冰片（剂量比例 1:1:0.5:0.5:0.1），用生姜汁调和贴敷。

③芥子、细辛、甘遂、延胡索、法半夏按 4:1:1:3:1 比例混合后，用生姜汁调和成稠状进行穴位贴敷。

④芥子、延胡索各 20g，甘遂、细辛各 10g，肉桂少许，研细，用生姜、蜂蜜适量调匀，制成直径 2cm 圆饼。

⑤吴茱萸、肉桂、甘遂、细辛、干姜各 1g，芥子、延胡索各 2g，取 1/10 的上述药粉与 0.01g 麝香末混合，加入生姜汁、蜂蜜（1.5:1）混合液制成药膏进行贴敷。

⑥麻黄、芥子、细辛、甘遂、肉桂、延胡索、麝香等按比例研成细末，并采用现代生物技术发酵，添加天然透皮与脱敏成分制成软膏。

⑦芥子、甘遂、延胡索、细辛、白芷按 3:2:3:1:2 比例研成粉末，用生姜调成糊状。

⑧芥子、延胡索、香薷、紫金牛、炒白术、淫羊藿、白芷各等份，甘遂、冰片、细辛各半份，研末，姜汁调成糊状。

5. 贴敷时间　三伏天穴位贴敷治疗支气管哮喘体现了中医"天人相应""春夏养阳""冬病夏治"思想。在三伏酷暑阳气最盛之时进行穴位贴敷法治疗，可达到治疗与"未病先防"之目的，具有较好的临床效果。近年来，临床医家关于其治疗时机的探讨较为热烈，其中除三伏天施用外，另有 2 种观点占据主流：其一为在三九天施行此法，支气管哮喘为冬季多发病、常见病，三九天正值天气寒冷之际，若此时运用穴位贴敷疗法治疗，可大大降低其发病率，又可减少因发病而对人体阳气造成的损伤，达到巩固治疗之目的；其二为日常皆可施行此法。

6.刺激强度　引起局部发泡化脓，如"灸疮"，给患者带来不便和痛苦。因此，在保证疗效的前提下，合理把握治疗强度显得尤为重要。现代医家对此有不同观点，有医家根据支气管哮喘患儿贴敷后的皮肤反应分成无反应组、轻反应组、中反应组、重反应组，研究结果显示有皮肤反应的疗效优于无皮肤反应的，在一定范围内皮肤反应的强度与疗效成正比；但当皮肤反应达到一定程度后，疗效不再随皮肤反应增强而增加，中度皮肤反应即可达到最佳防治效果。

（三）捏脊疗法

小儿捏脊早在西晋葛洪所著《肘后备急方·治卒腹痛方》中便有"拈取其脊骨皮，深取痛行之，以龟尾至顶乃止，未愈更为之"，以治疗卒腹痛的记载。捏脊疗法最初用于治疗小儿疳积，故又称为"小儿捏积"。捏脊疗法不仅能调节全身的阳经经气，调摄周身之阳气，促进气血循行，经络畅通，而且能调整五脏六腑的功能，调整周身的阴阳、经络、气血功能，使气血条达、脏腑调和、经络疏通，疾病得愈。

捏脊疗法是以中医的阴阳、气血、经络学说作为理论指导并以辨证施治为原则，通过在脊柱部的捏、提等法来达到防病治病的目的。在夏季三伏天捏脊，利用夏季督脉、膀胱经阳气旺盛，通过捏、提等手法作用于脊柱部，增强哮喘患儿自身的阳气，以达到疏通经络、调节气血、改善脏腑功能，最终达到防治哮喘的目的。现代研究表明，捏脊疗法具有调节机体免疫力的作用。脊柱部皮肤破损，或有疖肿、皮肤病者，不可使用本疗法。伴有高热、出血倾向者慎用。

【附】前沿治疗与研究发展

（一）前沿治疗

哮喘是小儿常见的慢性肺部疾病，近年来发病率在世界范围内逐年增加，已引起国际社会的广泛关注。早期确诊及规范化治疗对预后至关重要。1993 年，美国国立卫生院心肺血液研究所（NHLBI）联合世界卫生组织（WHO）成立了"全球哮喘防治创议"专家组，起草了全球哮喘管理和预防策略的报告，并出版了《全球哮喘防治的创议》（Global Initiative for Asthma，GINA），GINA 方案问世以来，对全球哮喘的规范化诊治具有重要的指导意义；该方案自 2002 年以来，每年皆重新修订。不过 GINA 方案多以成年人哮喘为重点，对儿童哮喘的阐述尚不够详尽。2008 年，第一个专门为儿科临床医生制定的适合于各年龄儿童哮喘的全球性诊断和防治共识诞生，即 PRACTALL 共识报告，对儿童哮喘的早期诊断、规范化治疗及科学管理等具有重要的临床指导作用。

随着支气管哮喘（简称哮喘）发病机制中"气道炎症学说"的建立，在哮喘防治方面取得了长足的进步。从口服糖皮质激素（以下简称激素）、静脉滴注激素、吸入激素（ICS）到 ICS 与长效 β_2 受体激动剂联合治疗，从哮喘的分期、分度到阶梯式治疗方案，儿童哮喘的治疗得到了医学界及社会的广泛认可和接受。

目前儿童哮喘临床防治的主要用药及方法主要有以下几种：

1. 糖皮质激素（GC）　糖皮质激素有很强的抗炎作用与免疫抑制作用，是有效的控制气道炎症的药物，它能阻断气道炎症反应的多个环节，阻止病情发展；通过进入细胞内与特异性的皮质激素受体结合，诱导合成脂皮素 –1，抑制前列腺素、白三烯和血小板活化因子等介质的合成；可以阻止炎症细胞对气道的浸润，干扰花生四烯酸的代谢，减少微血管渗漏，抑制黏液分泌，阻止炎症细胞的趋化和激活，增加气道平滑肌细胞中的 β 受体，阻止因长期应用 β 受体激动剂导致的受体功能下调等，能抑制气道炎症反应并缓解哮喘持续发作；可通过静脉注射、口服和气道吸入等途径给药。而吸入型糖皮质激素（ICS）是慢性持续性哮喘治疗的首选药物，其起效快，局部浓度高，降低气道高反应、控制气道炎症效果好，作用远较全身用药小，常用二丙酸倍氯米松（beclomethasone dipropionate）、布地奈德（Budesonide）、丙酸氟替卡松（Fluticasone Propioneate）、环索奈德（Ciclesonide）。儿童哮喘缓解期采用吸入疗法能改善肺功能。全身应用型分口服型、静脉用药型，目前临床口服多用泼尼松或泼尼松龙，静脉用琥珀酸氢化可的松或甲泼尼龙，适用于中度哮喘发作、慢性持续哮喘、大剂量吸入激素联合治疗无效的患者，以及作为静脉应用激素治疗后的序贯治疗。一般使用半衰期较短的激素。静脉给药，一般用于严重急性哮喘发作时，无激素依赖倾向者，肺功能一旦改善后，应尽快减量停药，改为吸入用药，超短期大剂量应用可引起高血糖、高血压及急性神经异常。但对糖皮质激素依赖性哮喘仍需口服维持量，否则会恶化症状。

2. β₂ 受体激动剂　选择性 β₂ 受体激动剂是一类气管舒张药，能迅速舒张气道平滑肌，降低微血管的通透性，增加气道上皮纤毛的摆动，促进肺表面活性物质的合成，缓解哮喘症状。目前可分为短效和长效 β₂- 受体激动剂（LABA）。从用药的途径分吸入型及全身应用型。目前临床常用吸入型短效 β₂- 受体激动剂如沙丁胺醇气雾剂（salbutamol）及特布他林气雾剂（terbutaline），间断或持续吸入可在 15 分钟内起效，作用持续 3 ~ 4 小时，是缓解轻、中度急性哮喘症状的首选药物，也可以用于运动型哮喘的预防。这种药物应按需间歇使用，不应过量使用。吸入型长效 β₂- 受体激动剂不仅能松弛气道平滑肌，还有部分抗炎作用，目前常用沙美特罗（salmeterol）和福美特罗（短效 + 长效），多用于夜间哮喘和运动诱发哮喘的长期控制治疗，如在严重哮喘持续状态下使用，可使病情加重，不宜应用。全身应用型有口服型、静脉应用型。常用沙丁胺醇及特布他林片剂口服或静脉注射，静脉应用时需注意舒张压降低，应用过程中应监测血压。目前临床还常用（ICS+LABA）吸入联合疗法。在《全球哮喘防治创议》（GINA）中，5 岁以上儿童和成人组推荐的特指联合疗法即指此。在慢性哮喘的长期治疗中（ICS+LABA）吸入联合疗法为首选，这是最新的指导意见。目前临床常用舒利迭（Salmetem/Fluticasone）及信必可（Budesonide/Formoterol）是两种用药放在同一装置联合吸入用药，也是目前国内的联合疗法的主药。β₂- 受体激动剂吸入疗法可有效缓解气道高变态反应，但也有不良反应：骨骼肌震颤，手抖，头痛，皮疹，心律紊乱，失眠，水肿，耳鸣，低血钾等。

3. 茶碱　茶碱药物是一类有效的支气管扩张剂，通过抑制磷酸二酯酶的活性来增加细胞内 cAMP 和 cGMP 的水平，更加激活蛋白酶 A 和 G，产生舒张支气管平滑肌的作用；通过封闭腺苷受体来拮抗腺苷作用。

治疗量的茶碱可拮抗腺苷引起的肥大细胞炎症介质释放嗜酸性细胞阳离子蛋白，并可诱导嗜酸性细胞的凋亡，抑制 T 细胞释放 IL-2 等细胞因子，故有抗炎作用；可刺激内源性儿茶酚胺的释放，降低气道高反应性，调节钙通道，抑制钙离子内流及细胞内钙离子的释放，增强 β_2- 受体的活性，增强膈肌收缩力，促进气道纤毛运动，还有免疫调节作用。目前儿科常用的有氨茶碱、茶碱缓释剂口服为每天 6 ~ 10mg/kg，用于轻至中度哮喘发作和维持治疗。静脉用药用于症状缓解药，在重症哮喘中，与足量使用的快速 β_2- 受体激动剂相比，没有太大优势。近年来研究发现小剂量茶碱具有抗炎、免疫调节作用，有兴奋呼吸中枢、增加膈肌收缩力、强心利尿、降低肺血管张力及减少肺血管渗出作用。因血药浓度和半衰期个体差异很大，有效剂量与中毒剂量接近，且影响其血药浓度的因素很多，故目前作为哮喘急性发作的二线药物。

4. 白三烯抑制剂及拮抗剂 半胱酰胺白三烯（CysLT）是花生四烯酸脂氧合酶代谢途径的产物，是哮喘发病过程中最重要的炎症介质之一，它能收缩支气管平滑肌，促进炎症细胞特别是嗜酸性粒细胞在气道中聚集，促进气道上皮细胞、平滑肌细胞及成纤维细胞增殖，从而参与气道炎症及气道重构的过程。临床多用孟鲁司特，其有助于改善患者的症状，减少急性发作次数，减少皮质激素用量，长期使用不良反应轻微、安全性高。特别适用于儿童型、夜间发作型、运动型及阿司匹林诱发的哮喘。单纯使用该类药物，作用不如吸入激素。中度以上哮喘可作为联合用药，可减少每天吸入激素的剂量，并可提高吸入激素的临床疗效。

5. 抗胆碱药 哮喘患者气道平滑肌上的 M_3 受体比正常人多，而 M_2 受体功能不足，抗胆碱药通过阻断胆碱能阈值来发挥支气管舒张作用；抗胆碱药也可抑制肥大细胞上的 M_3 受体，减少肥大细胞介质的释放，达到平喘作用。常用抗胆碱能药物，如异丙溴托胺雾化吸入，可阻断节后迷走神经传出支，通过降低迷走神经张力而舒张支气管，其作用比 β_2 受体激动剂弱，起效也较慢，但长期使用不易产生耐药，不良反应少。常与受体激动剂合用，使支气管舒张作用增强并持久，某些哮喘患儿应用较大剂量受体激动剂不良反应明显，可换用此药，或联合用药，尤其适用于夜间哮喘及痰多患儿。

6.组胺受体阻断药　组胺是诱导哮喘的化学介质之一，因此抗组胺药对平喘有一定作用。儿科常用的有西替利嗪、氯雷他定、酮替芬。酮替芬主要通过抑制组胺释放达到治疗目的，对支气管无扩张作用，不能用于急性症状的缓解。但对具有明显特应症体质者，如伴变应性鼻炎和湿疹等患儿的过敏症状的控制，可以有助于哮喘的控制。

7.免疫治疗

（1）抗原特异性免疫治疗（SIT）　SIT 简称脱敏疗法，是用低剂量注射变应原开始，逐次递增变应原注射剂量，最终使机体渐渐对变应原产生耐受性，从而达到控制过敏症状的一种治疗方法，是当前唯一针对病因进行治疗的方法。对于已证明对变应原致敏的哮喘患者，在无法避免接触变应原和药物治疗症状控制不良时，可以考虑针对变应原的特异性免疫治疗，如皮下注射或舌下含服尘螨变应原提取物，治疗尘螨过敏性哮喘。一般不主张多种变应原同时脱敏治疗。应在良好环境控制和药物治疗的基础上，才考虑对确定变应原致敏的哮喘儿童进行 SIT。要特别注意可能出现的严重不良反应，包括急性全身过敏反应（过敏性休克）和哮喘严重发作。哮喘患儿应用此疗法应在有资质的医疗单位，严格在医师指导下进行。

（2）抗 IgE 抗体　对 IgE 介导的过敏性哮喘具有较好的效果。但是价格昂贵，仅仅适用于 IgE 明显升高、吸入糖皮质激素无法控制的 12 岁以上重度持续过敏性哮喘患儿。该药临床使用时间尚短，其远期疗效与安全性有待进一步观察。

8.基因治疗　哮喘的相关因素相当多，与个人、家庭及周围环境关系密切。哮喘是具有遗传倾向的疾病。基因治疗目前取得一定的进展，主要是应用干扰技术阻断某些哮喘特异基因的表达，基因治疗对象主要为激素抵抗型和激素依赖型哮喘或难治性重症哮喘。

（二）研究进展

1.西医病理机制　支气管哮喘是由多种炎性细胞及细胞组分参与，以气道阻塞、气道急慢性炎症伴有气道高反应性为特征的免疫变态反应性疾病。其主要病理过程表现为气道黏膜的水肿，嗜酸细胞、淋巴细胞和中性粒细胞不同程度的浸润，伴有各种炎性细胞的内分泌物增多。支气管哮喘的病理机制非常复杂，涉及环境因素、遗传背景、免疫调节紊乱等许多方面。随着分子免疫学的发展，研究者发现哮喘的发病与诸多免疫细胞、细胞因子、生物介质等多种因素有关，其免疫异常在哮喘发病机制中具有重要的作用。

（1）T细胞在哮喘发病中的作用　哮喘的典型特点是以 Th2 型炎性反应、气道高反应性和组织重构三大病理改变为主。Th2 细胞引发的炎性反应主要是对气道组织结构的破坏，这类反应通常是被调节性 T 细胞所抑制，由此形成气道的耐受性。越来越多的研究者认为 T 细胞在机体对外在致敏源产生适应性变化中起着关键的作用。其中无论是内在细胞还是 T 细胞产生的抗炎因子，均发挥了重要的作用。

与此同时，易感个体在机体内外环境的影响及抗原刺激下，可通过调节炎性细胞、应激性抗体特别是树突状细胞（dendritic cells，DC）在气道炎性反应过程中发生募集。近 20 年的研究已经证实树突状细胞可以识别抗原并且传递感觉信号给 T 细胞包括 MHC（集落共刺激因子），限制过敏原表达于 T 细胞受体（CD3）和加强共刺激分子表达。

（2）Th1/Th2 细胞功能失衡在哮喘发病中的作用　调节辅助性 T 淋巴细胞亚群 Th1/Th2 细胞相对平衡消长是机体维持正常免疫反应的基本方式。正常情况下，Th1/Th2 二者的比例处于一种相对平衡状态，当机体受到体内外各种因素的影响，破坏 Th1/Th2 细胞之间的相对平衡，就会导致与 Th1 或 Th2 型反应有关的一些变应性疾病的发生。Th1/Th2 之间维持的相对平衡影响着细胞因子网络的平衡，与许多疾病的发生、发展均具有非常密切的联系。Th1/Th2 平衡失调不仅仅贯穿在哮喘的发病，而且在整个气道炎症过程乃至气道重塑发生过程中，都起着极其重要的作用。

（3）肥大细胞（MC）在哮喘发病中的作用　肥大细胞是一类分布广泛、功能多样的非特异性免疫细胞。在正常生理条件下，通过脱颗粒过程释放各种微量炎性介质（肝素、组胺、5-羟色胺），参与到正常的生理功能调节中。类胰蛋白酶是肥大细胞脱颗粒的独有标志物，且是肥大细胞含量最丰富的物质，具有增高气道反应性、促进炎性细胞聚集及刺激多种细胞增殖的作用。肥大细胞在支气管中的正常存在和其能够增强炎性反应的特性，被认为与哮喘发作的病理生理有关。肺组织中的肥大细胞主要分布于小支气管黏膜下层、黏膜层的微血管周围，其中黏膜中的肥大细胞对速发性哮喘的发生有着重要意义。在病理条件下及应激过程中，肥大细胞受到刺激后会释放大量炎性介质，从而参与机体的炎性反应。肥大细胞表面分布有 Fcε R I 受体，可与免疫球蛋白 IgE 结合，当与相应的变应原结合后被激活。

（4）树突状细胞在哮喘发病中的作用　树突状细胞在控制肺组织的免疫反应中具有重要的作用。类浆细胞树突状细胞可明显限制吸入性抗原引起的免疫反应。作为体内功能最强的抗原递呈细胞，树突状细胞可显著刺激 T 细胞的增殖和分化，进而诱导机体对吸入抗原的初始免疫应答，导致哮喘发病过程中的气道慢性炎症、气道高反应的形成。呼吸道树突状细胞不仅能诱导吸入性抗原致敏，而且还能显著刺激初始型 T 细胞增殖分化，从而诱导对吸入抗原的 Th2 免疫应答偏移，而且在调节 T 细胞免疫应答、维持气道炎症和免疫耐受等方面都起着重要的作用。

（5）细胞因子在哮喘发病中的作用　最新的研究显示细胞因子在哮喘的发病过程中起着调控、延续和级联放大炎性反应的作用。目前最为有效的控制哮喘的治疗手段中，糖皮质激素主要是通过影响气道细胞异常增多和表达的细胞因子发挥治疗效应。多种炎性介质和细胞因子在哮喘的发病机制中起着重要的调节作用。

支气管哮喘是由多种细胞，包括气道的结构细胞、炎性细胞和细胞组分参与的气道慢性炎性疾病。普遍认为，Th2 优势分化的 Th1 /Th2 失衡、Th17 及 Th9 优势反应、肥大细胞发生脱颗粒及嗜酸性粒细胞致敏是哮喘发病的重要的免疫学机制，未来可能会有更多的新型细胞被认识。现有的控制哮喘的药物糖皮质激素在哮喘缓解期长期吸入的安全性尚值得商榷，即单纯抑制 Th2 细胞功能并不能取得良好的远期疗效，即可考虑从多通路、多途径抑制哮喘免疫反应，为完善现有的治疗方法提供思路。相信在大规模临床研究指导下，免疫学因素将可能成为指导治疗的重要指标，最终实现通过早期切断免疫反应达到防治支气管哮喘的目的。

2. 中医药治疗哮喘的作用机理

现代研究表明，中医药在治疗哮喘方面疗效显著。哮喘的发病主要与免疫调节、气道炎症、气道重塑、细胞因子等有关。

（1）对免疫调节的影响

①IgE 哮喘是临床常见的介导型变态反应性疾病。当特异性地与肥大细胞、嗜碱性粒细胞膜上的高亲和性的受体结合，过敏原再次接触结合细胞表面的 IgE，导致细胞激活，释放多种炎症介质，引起平滑肌收缩，黏液分泌增加，炎症细胞浸润，从而发生哮喘。有学者研究发现小青龙汤能显著降低哮喘豚鼠血清的 IgE 含量，且其降低血清 IgE 含量的作用呈浓度依赖性，因此可减轻 IgE 介导的气道炎症反应。

②T 淋巴细胞 淋巴细胞是介导机体细胞免疫和体液免疫的主要免疫细胞，依据细胞表面分子的不同分为两个亚群，由可溶性外源性抗原激活，通常由内源性抗原激活。不同亚群细胞的激活可导致机体不同类型的免疫应答，产生不同的生物学效应。研究发现，中药复方可以降低升高了的 CD4$^+$ 水平，对 T 淋巴细胞 CD4$^+$/CD8$^+$ 平衡有协调作用，减少 SIL-2R 而促进 T 淋巴细胞的扩增，升高 6-keto-PGFla 水平，从而认为中药有降低炎性介质、提高细胞免疫水平而达到控制哮喘的作用。

③Th1/Th2 的平衡调节 正常机体内 Th1/Th2 处于动态平衡状态。近年来对哮喘的研究证实，在气道变应性炎症中存在着优势的免疫应答。Th2 型细胞因子如 IL-4、IL-5、巨噬细胞粒细胞集落刺激因子（GM-CSF）、IL-9 等直接参与调节哮喘气道炎症反应中的嗜酸性粒细胞（EOS）的活化与浸润。有学者研究淫羊藿、女贞子配伍对哮喘大鼠模型 Th1/Th2 失衡的免疫调节作用。结果显示，淫羊藿、女贞子能显著抑制 BALF IL-4 含量，并降低 BALF 中 IL-4/IFN-γ 比值。

（2）对气道炎症的影响 气道炎症是支气管哮喘发病的重要因素，由多种炎症细胞、炎症介质和细胞因子参与其炎症过程，其中以嗜酸性粒细胞（EOS）在气道的浸润募集和激活为最终途径。有学者观察穿山龙对哮喘豚鼠肺内 EOS 及炎性因子 IL-5、IL-3、GM-CSF 水平的影响。研究表明穿山龙能减少哮喘豚鼠肺组织 EOS 的浸润，降低细胞因子 IL-5、IL-3、GM-CSF 的含量，从而减轻哮喘气道炎症。

（3）对炎症介质的影响

①一氧化氮（NO） NO 是一个强烈的血管舒张剂和支气管收缩剂，

它可能是非胆碱能、非肾上腺素能抑制神经的传导介质，当其产生或降解异常时，可促进气道炎症的发生。参与气道炎症和气道扩张的双重作用，可能是导致哮喘反复发作、迁延不愈的原因之一。有学者研究自拟方药（喘哮康口服液）能抑制由卵蛋白过敏引起的豚鼠哮喘及其肺组织释放 NO，抑制由磷酸组胺引起的豚鼠哮喘。

②白三烯（LT） LT 首先在白细胞内发现，且化学结构中均含有"三烯"，故命名为白细胞三烯，简称白三烯。现已确认 LT 在哮喘支气管痉挛、气道炎症反应以及气道高反应性中起重要作用。有学者在对哮喘小鼠及 5- 脂氧合酶基因表达的影响的实验研究结果中发现，砒石能降低小鼠哮喘模型的白三烯 B4 的含量。

（4）对气道重建的影响 气道重建是在气道炎症基础上，气道壁损伤后不完全或过度修复所致。在哮喘发病机制中，气道上皮细胞的损伤和修复在组织重建中扮演重要角色。有学者自拟益肾平喘活血合剂，研究对哮喘气道重塑大鼠血清及气道上皮炎性因子的影响，结果显示药物通过调节 IL-2、IL-4、TGF-β 水平，减少气道壁胶原，从而延缓支气管哮喘气道重塑的形成。

（5）神经机制 神经因素也被认为是哮喘发病的重要环节。支气管受复杂的植物神经支配，如胆碱能神经亢进、α 肾上腺素能效应增强等，这种神经控制功能的失衡可能是继发于疾病过程或治疗的影响。有学者发现射干麻黄汤能显著升高血浆 cAMP 含量，使支气管平滑肌松弛，抑制介质释放。

第七节　预防与调护

一、预防

1.重视预防，积极治疗和清除感染灶，避免各种诱发因素如吸烟、油漆味、尘螨、花粉、海鲜、冰冷饮料、气候突变等。

2.注意气候影响，做好防寒保暖工作，冬季外出防止受寒。尤其是气候转变或换季时，要预防外感诱发哮喘。

3.发病季节，避免活动过度和情绪激动，防止其诱发哮喘。

4.加强自我管理教育，将防治知识教给患儿及家长，调动他们的抗病积极性，鼓励患儿参加日常活动和体育锻炼以增强体质。

二、调护

1.居室宜空气流通，阳光充足。冬季要保暖，夏季要凉爽通风。避免接触特殊气味。

2.饮食宜清淡而富有营养，忌进食生冷油腻、辛辣酸甜以及海鲜鱼虾等可能引起过敏的食物。

3.注意心率、脉象变化，防止哮喘大发作。

参考文献

[1] 江载芳，申昆玲，沈颖. 诸福棠实用儿科学 [M]. 北京：人民卫生出版社，2015.

[2] 汪受传，俞景茂. 中医儿科临床研究 [M]. 北京：人民卫生出版社，2009.

[3] 韩新民. 中医儿科学 [M]. 北京：高等教育出版社，2011.

[4] 江载芳. 实用小儿呼吸病学 [M]. 北京：人民卫生出版社，2010.

[5] 王力宁，汪受传，韩新民，等. 小儿反复呼吸道感染中医诊疗指南 [J]. 中医儿科杂志，2008（06）：3-4.

[6] 马风桐，李江全. 小儿反复呼吸道感染中西医发病机制研究 [J]. 河南中医，2013（05）：812-813.

[7] 于翠云. 反复呼吸道感染患者的相关因素探讨与预防措施 [J]. 中国医学创新，2013（08）：137-138.

[8] 陈慧中. 儿童反复呼吸道感染判断条件及反复肺炎诊断思路 [J]. 中国实用儿科杂志，2013（03）：163-165.

[9] 马慧娟. 小儿反复呼吸道感染的相关因素分析 [J]. 中华医院感染学杂志，2012（05）：951-952.

[10] 陈宣名，汪受传. 小儿反复呼吸道感染的病因病机认识与治疗 [J]. 中国中西医结合儿科学，2010（02）：160-162.

[11] 方芳，王凡，符丽玲. 儿童反复呼吸道感染病因研究进展 [J]. 医学综述，2009（21）：3266-3269.

[12] 杨周剑，姜之炎. 姜之炎分期辨治小儿反复呼吸道感染经验撷萃 [J]. 上海中医药杂志，2015（09）：22-24.

[13] 杜娟，刘芳，汪淑艳. 汪淑艳教授运用清燥救肺汤加减治疗小儿反复呼吸道感染经验 [J]. 中国中西医结合儿科学，2015（01）：29-30.

[14] 郭堃，吴丽萍，张士卿. 张士卿教授运用补脾益肺汤治疗小儿

反复呼吸道感染经验 [J]. 中医儿科杂志，2015（01）：1-3.

[15] 陈华，肖小星，陶敏. 俞景茂教授和解少阳法治疗小儿反复呼吸道感染验案拾萃 [J]. 中华中医药杂志，2014（10）：3131-3133.

[16] 沈健，朱盛国，赵鋆，等. 程家正治疗小儿反复呼吸道感染风热咳嗽经验 [J]. 上海中医药杂志，2014（01）：20-21.

[17] 田晓慧. 史正刚治疗小儿反复呼吸道感染经验 [J]. 中国中医基础医学杂志，2010（10）：906-907.

[18] 吴杰，虞坚尔. 虞坚尔治疗小儿反复呼吸道感染经验 [J]. 辽宁中医杂志，2010（02）：220.

[19] 喻清和，潘俊辉. 邱志楠教授治疗小儿反复呼吸道感染经验 [J]. 中国中医急症，2010（02）：264-265.

[20] 曹腊梅，李启明. 董幼祺治疗小儿反复呼吸道感染经验 [J]. 中医儿科杂志，2008（06）：11-12.

[21] 梁建卫，李江全，陈超. 汪受传治疗儿童反复呼吸道感染经验 [J]. 山东中医杂志，2006（11）：771-772.

[22] 卢笑晖，潘月丽. 毕可恩治疗小儿反复上呼吸道感染经验 [J]. 山东中医杂志，1997（07）：36-37.

[23] 陈红蕾，利玉婷，范志勇，等. 小儿推拿疗法治疗儿童反复呼吸道感染临床研究 [J]. 新中医，2015（08）：256-259.

[24] 钱丹，黄向红，李伟明. 防感香佩包预防小儿反复上呼吸道感染临床观察及药理分析 [J]. 新中医，2014（07）：120-122.

[25] 王坤. 当归六黄汤治疗小儿反复呼吸道感染瘀热内结证的临床疗效观察 [D]. 北京：北京中医药大学，2014.

[26] 陈楠，赵晓东. 免疫增强剂在儿童反复呼吸道感染中的治疗地位 [J]. 中国实用儿科杂志，2013（03）：168-172.

[27] 徐月珍，秦锐莲，陈光. 儿童反复呼吸道感染治疗进展 [J]. 当代医学，2013（04）：30-32.

[28] 莫金花，刘振威. 中医健康教育法在小儿反复呼吸道感染中的应用 [J]. 广西中医学院学报，2011（03）：102-103.

[29] 周浪，陆银华. 营养调理与婴幼儿反复呼吸道感染的治疗与预

防 [J]. 求医问药（下半月），2011（08）：104.

[30] 林伟 . 运用浸手泡足法治疗小儿反复呼吸道感染经验 [J]. 中国现代药物应用，2010（17）：214-215.

[31] 朱晓萍，尹文艳，蒋红雨，等 . 反复呼吸道感染患儿血清免疫球蛋白、IgG 亚类及细胞免疫水平 [J]. 临床儿科杂志，2010（02）：135-137.

[32] 赵嫦玲 . 小儿反复呼吸道感染的辨证食疗 [J]. 山西中医，2009（03）：54.

[33] 王艳红 . 泛福舒、氯雷他定对儿童反复呼吸道感染体液免疫影响的对照研究 [D]. 乌鲁木齐：新疆医科大学，2007.

[34] 林湘屏 . 体质食养对小儿反复呼吸道感染的预防作用 [J]. 吉林中医药，2007（07）：18-19.

[35] 张涛 . 儿童肺炎流行特征、病原体诊断方法评价和肺炎链球菌多重 PCR 分型方法研究 [D]. 上海：复旦大学，2010.

[36] 沈晓明，王卫平 . 儿科学 [M]. 北京：人民卫生出版社，2008.

[37] 张建华，李艳华 . 儿童重症肺炎临床特征和诊断治疗 [J]. 中华临床医师杂志（电子版），2013（13）：5715-5718.

[38] 焦珞珈 . 肺炎喘嗽中医证治规律研究 [D]. 长沙：湖南中医药大学，2010.

[39] 张奇文，朱锦善 . 实用中医儿科学 [M]. 北京：中国中医药出版社，2016.

[40] 吴升华 . 儿科住院医师手册 [M]. 南京：江苏科学技术出版社，2013.

[41] 汪受传，虞坚尔 . 中医儿科学 [M]. 北京：中国中医药出版社，2012.

[42] 王霞芳 . 董廷瑶教授从脾胃论治儿科病证 [J]. 中医儿科杂志，2008，4（2）：21.

[43] 徐荣谦，孙洮玉，王洪玲，等 . 刘弼臣教授临证用药特色精粹 [J]. 中华中医药杂志，2007，22（10）：38-39.

[44] 徐振刚 . 何世英儿科医案 [M]. 北京：人民军医出版社，2010.

[45] 郁晓维．江育仁儿科经验集 [M]．上海：上海科学技术出版社，2004．

[46] 邵慧中．祁振华临床经验 [M]．沈阳：辽宁科学技术出版社，1985．

[47] 王静安．王静安临证精要 [M]．成都：四川科学技术出版社，2004．

[48] 王伯岳．中医儿科临床浅解 [M]．北京：人民卫生出版社，2006．

[49] 中国中医研究院西苑医院儿科．赵心波儿科临床经验选编 [M]．北京：人民卫生出版社，2005．

[50] 金厚如．金厚如儿科临床经验集 [M]．北京：人民卫生出版社，2008．

[51] 孙浩．老中医孙谨臣治疗小儿肺系疾病的经验 [J]．上海中医药杂志，1983（06）：4-6．

[52] 陈凤娣，高树彬．肺炎喘嗽中医外治法研究进展 [J]．中医儿科杂志，2011（06）：60-62．

[53] 谷娜．中医推拿法治疗小儿支气管肺炎的中医学研究 [J]．中国实用医药，2012（18）：242-243．

[54] 夏丽，张菊．儿童肺炎的预防和治疗 [J]．大家健康（学术版），2014（22）：182．

[55] 申琪．中医耳鼻咽喉科常见病诊疗标准研究 [D]．南京：南京中医药大学，2011．

[56] 王成．小儿急性喉 – 气管 – 支气管炎、小儿支气管炎 [J]．中国社区医师，2009（02）：15．

[57] 湛月娥．小儿急性感染性喉炎 [J]．新医学，2007（03）：201-202．

[58] 刘忠钰．"金喉雾化剂"治疗急性喉炎的临床与实验研究 [D]．广州：广州中医药大学，2001．

[59] 胡忠栋，高彦利，周健铖，等．干扰素与布地奈德联合雾化吸入治疗小儿急性感染性喉炎的临床疗效评价 [J]．北方药学，2016（10）：91-92．

[60] 韩秀玲．小儿急性喉炎伴梗阻的急救与护理 [J]．中国中西医结合

儿科学，2014（03）：269-270.

[61] 张超远. 慢喉喑 1 号方治疗痰瘀型慢性喉炎的临床疗效观察 [D].
南京：南京中医药大学，2014.

[62] 岳喜达. 会厌逐瘀汤加味治疗慢性肥厚性喉炎的临床观察 [D].
哈尔滨：黑龙江中医药大学，2013.

[63] 刘媛. 加味定喘汤治疗毛细支气管炎的疗效观察 [D]. 济南：山东
中医药大学，2013.

[64] 袁春晓. 自拟泻肺汤治疗毛细支气管炎痰热闭肺型临床疗效观
察 [D]. 济南：山东中医药大学，2013.

[65] 尚云晓，陈志敏. 全身性糖皮质激素在小儿喉炎及重症肺炎中
的应用 [J]. 中国实用儿科杂志，2012（11）：807-809.

[66] 郭敬民，张沁铭，李燕芳，等. 儿童急性喉炎激素优化治疗方
案的临床研究 [J]. 海峡药学，2012（07）：97-99.

[67] 施弦. 布地奈德联合干扰素雾化吸入治疗小儿急性感染性喉炎
疗效分析 [J]. 浙江中医药大学学报，2012（05）：529-531.

[68] 王刚. 射干麻黄柴胡颗粒治疗小儿喘息性支气管炎寒热错杂哮
证的临床研究 [D]. 济南：山东中医药大学，2012.

[69] 黄俭仪. 干祖望喉炎方治疗慢性喉炎气滞血瘀痰凝证的临床疗
效观察 [D]. 南京：南京中医药大学，2012.

[70] 倪平敏. 化痰开音方治疗痰瘀型慢性喉炎临床疗效观察 [D]. 南
京：南京中医药大学，2012.

[71] 倪平敏，陈小宁. 中医药治疗慢性喉炎近况 [J]. 河北中医，2012
（01）：145-148.

[72] 王家丽，江秀春，陈凤霞. 小儿急性喉炎的预防及护理 [J]. 中国
现代药物应用，2010（19）：182-183.

[73] 伊胜华，孟静，迟慧艳. 小儿急性喉炎的护理 [J]. 中国实用医
药，2010（03）：212.

[74] 李文英，傅万海，何依绮，等. 布地奈德混悬液联合利巴韦
林雾化吸入治疗急性喉炎的疗效 [J]. 实用儿科临床杂志，2009（16）：
1273-1274.

[75] 严道南．干祖望对喉炎的临证思辨方法——干祖望验案赏析之二 [J]．江苏中医药，2009（03）：5-7.

[76] 刘琴，刘维荣．喉炎宁口服液治疗急慢性咽喉炎的药效学研究 [J]．时珍国医国药，2005（11）：1194-1195.

[77] 刘德义，梁美庚．急性喉－气管－支气管炎的中医辨治 [J]．内蒙古中医药，1998（01）：42.

[78] 周西笛，李颖厉．小儿急性喉气管支气管炎不同阶段治疗效果的临床分析 [J]．广西医科大学学报，2014（04）：667-668.

[79] 李燕宁，劳慧敏．625 例儿童急性上呼吸道感染病毒病原学研究 [J]．浙江中西医结合杂志，2008（12）：778-779.

[80] 车莉，卢竞，刘莹，等．冬春季节儿童急性上呼吸道感染病毒病原学监测及临床研究 [J]．中国实用儿科杂志，2004（12）：724-727.

[81] 王晓．小儿急性上呼吸道感染的现代文献研究 [D]．济南：山东中医药大学，2009.

[82] 徐苏林．小儿急性上呼吸道感染相关中医病名病因病机古代文献研究 [D]．济南：山东中医药大学，2009.

[83] 李燕宁．辨证应用中成药治疗小儿急性上呼吸道感染的疗效评价研究 [D]．南京：南京中医药大学，2009.

[84] 王绵之．王绵之方剂学讲稿 [M]．北京：人民卫生出版社，2014.

[85] 王大伟，周志添，罗翌．当代名老中医治疗流行性感冒的辨证治疗经验挖掘 [J]．深圳中西医结合杂志，2011（03）：154-156.

[86] 徐佩英，陆灏，陶枫，等．丁学屏教授治疗四季感冒经验 [J]．中国中医急症，2012（06）：903-906.

[87] 魏文浩，姜良铎．姜良铎教授论流行性感冒六因辨治法 [J]．环球中医药，2010（06）：468-470.

[88] 吕金山．王玉玺老师治疗小儿感冒临床经验 [J]．中医儿科杂志，2009（01）：14-16.

[89] 陆汝．吴良德辨证治疗感冒的经验 [J]．河北中医，2006（11）：805-806.

[90] 胡亚光，严园．严继林教授对昆明地区感冒的治疗经验 [J]．云南

中医学院学报，2001（03）：30-31.

[91] 徐力. 郁觉初教授运用新加香薷饮治疗感冒经验 [J]. 南京中医药大学学报，1995（06）：22-23.

[92] 张桂菊，赵红梅，喻李明. 小儿感冒的中医外治法研究进展 [J]. 河南中医，2016（02）：360-361.

[93] 岳冬辉，毕岩，宋岩，等. 流行性感冒中医治法研究 [J]. 中华中医药杂志，2015（12）：4404-4407.

[94] 易展翔，艾军，唐千淳. 小儿感冒中药外治研究进展 [J]. 广西中医药大学学报，2013（02）：106-108.

[95] 孙丽云. 感冒的中医药防治与食疗 [J]. 中国医药指南，2011（20）：338-339.

[96] 李树英. 小儿感冒的预防护理与健康教育 [J]. 世界最新医学信息文摘，2015（05）：43-44.

[97] 林科忠，郑晓春，郑秀东. 治疗感冒民间验方 [J]. 中国民间疗法，2007（12）：63.

[98] 王亚亭，杨永弘，胡允文，等. 急性肺炎多病原混合感染的检测及分析 [J]. 实用儿科临床杂志，2004，19（6）：444-446.

[99] 赵顺英，江载芳，徐赛英. 儿童慢性肺曲霉菌病四例的诊断和治疗 [J]. 中华儿科杂志，2005，43（2）：113-117.

[100] 鲁继荣，刘丽. 儿童肺炎的病原学特点和诊断 [J]. 实用儿科临床杂志，2008，23（8）：124-126.

[101] 尹化斌. 小儿肺炎的 X 线诊断 [J]. 中国乡村医生，1999，5:11.

[102] 师晶丽，吴倩倩，刘树青，等. 中药雾化合剂治疗小儿腺病毒肺炎的临床研究 [J]. 中医杂志，1990，40（1）：36-37.

[103] 江育仁. 中医儿科学 [M]. 上海：上海科学技术出版社，2007.

[104] 王湘茗，徐涛，张仲源. 背俞穴拔罐走罐辅助治疗小儿支气管肺炎喘嗽 274 例 [J]. 中医外治杂志，2009，13（18）：25-26.

[105] 朱开敏. 中药保留灌肠治疗小儿肺炎 116 例观察 [J]. 四川中医，2003，21（4）：61-62.

[106] 鲁继荣，刘丽. 儿童肺炎的病原学特点和诊断 [J]. 实用儿科临

床杂志，2008，16（23）：1225-1227.

[107] 张丽蓉. 儿童肺炎的发病原因和治疗方法 [J]. 中国医药指南，2011，9（20）：85-88.

[108] 张涛. 儿童肺炎流行性特征、病原体诊断方法评价和肺炎链球菌多重 PCR 分型方法研究 [D]. 上海：复旦大学，2010:16.

[109] 陈淑君，柳锡永，王巧伟. 儿童肺炎支原体肺炎临床特征比较分析 [J]. 全科医学临床与教育，2013，11（2）：216-219.

[110] 杜丹，李渠北. 儿童肺炎支原体肺炎实验室诊断研究进展 [J]. 现代医药卫生，2014，30（2）：217-219.

[111] 陈志敏. 儿童肺炎支原体感染诊治研究进展 [J]. 临床儿科杂志，2008，26（7）：562-564.

[112] 沈叙庄，杨永弘. 儿童社区获得性肺炎病因诊断和流行病学研究进展 [J]. 国外医学（儿科学分册），2003，30（5）：225-227.

[113] 俞珍惜，刘秀云，彭芸，等. 儿童重症肺炎支原体肺炎的临床特点及预后 [J]. 临床儿科杂志，2011，8（29）：715-718.

[114] 李鸿涛，王柳青，莫芳芳，等. 肺肠相关理论在外感热病中的应用 [J]. 中医杂志，2013，54（11）：978-981.

[115] 胥会英，韩新民. 肺炎喘嗽病因病机古今认识差异探讨 [J]. 实用中医药杂志，2008，24（12）：803-805.

[116] 陈凤娣. 肺炎喘嗽中医外治法研究进展 [J]. 中医儿科杂志，2011，7（6）：60-62.

[117] 姜之炎，王虹. 古今名医中药治疗肺炎喘嗽精粹 [J]. 中国中西医结合儿科学，2012，4（5）：401-403.

[118] 段捷华，覃敏. 国内小儿支气管肺炎辅助治疗的临床进展 [J]. 医学综述，2012，18（23）：3997-3999.

[119] 唐磊，李莉. 社区儿童肺炎的预防和治疗 [J]. 家庭医药，2010，11:823-825.

[120] 陈永红，李琳. 推拿治疗小儿支气管肺炎 [J]. 按摩与导引，2002，18（3）：54-57.

[121] 董振英，李洪香. 小儿肺炎的临床诊断及鉴别诊断 [J]. 中国乡

村医生杂志，1999，（5）:10-11.

[122] 徐彬彬，姜之炎.小儿肺炎的中医药研究进展 [J]. 光明中医，2013，28（2）：433-435.

[123] 田栓磊，刘延祯.小儿肺炎的中医药治疗进展 [J]. 中医儿科杂志，2006，2（3）：50-52.

[124] 田丽，李江全.小儿肺炎恢复期中医药治疗进展 [J]. 江苏中医药，2009，41（1）：80-83.

[125] 苗晋.小儿肺炎外治法应用概况 [J]. 陕西中医，1991，12（8）：379-382.

[126] 李兆坤，闫建平，张晓华.小儿肺炎中医药治疗进展 [J]. 山东中医杂志，2002，21（2）：124-126.

[127] 袁志毅.小儿支原体肺炎的中西医治疗现状 [J]. 实用中西医结合临床，2010，10（4）：90-92.

[128] 王巍，吴振起.中药治疗小儿肺炎支原体感染的研究进展 [J]. 中国中西医结合儿科学，2013，5（5）：410-412.

[129] 梁雪.中医药治疗小儿迁延性肺炎的临床研究进展 [J]. 第25届全国中医儿科学术研讨会暨中医药高等教育儿科教学研究会会议学术论文集，2008，9:199-204.

[130] 谢素琴."肺与大肠相表里"理论在小儿哮喘治疗中的临床应用研究 [D]. 成都：成都中医药大学，2008.

[131] 樊燕萍.冬病夏治儿童咳喘贴治疗干预小儿哮喘病的回顾性研究 [D]. 北京：北京中医药大学，2013:18.

[132] 赵顺英.儿童哮喘的诊断与鉴别诊断 [J]. 中国全科医学，2002，5（12）：948-951.

[133] 蔡建新.咳喘三伏贴防治小儿哮喘的临床研究 [D]. 武汉：湖北中医学院，2007:14.

[134] 何小菊.如何早期诊断小儿哮喘 [J]. 医药经济报，2001，12（9）：6.

[135] 韩晓华.糖皮质激素治疗小儿哮喘的新进展 [J]. 实用乡村医生杂志，1997，4（6）：10-13.

[136] 李敏. 温振英学术思想、临床经验及治疗小儿哮喘临床研究 [D]. 北京：北京中医药大学，2011:54-76.

[137] 卢君，林广裕，林创兴. 现代儿童哮喘误诊的新特点及鉴别诊断探讨 [J]. 中国实用医药，2009，4（14）：20-23.

[138] 王亚亭. 小儿哮喘的肺功能检查 [J]. 国外医学（儿科学分册），1996，23（1）：27-29.

[139] 袁壮. 小儿哮喘的治疗 [J]. 中国实用儿科杂志，1996，11（1）：1-21.

[140] 罗玉华. 小儿哮喘的中医辨证治疗 [J]. 四川中医，2002，20（1）：17-19.

[141] 车沼燕，任勤. 小儿哮喘的中医治疗 [J]. 吉林中医药，2010，30（7）：578-581.

[142] 司东波. 小儿哮喘非发作期中医药防治策略分析 [D]. 成都：成都中医药大学，2002:18.

[143] 彭东红，刘恩梅，黄英. 小儿哮喘急性发作的病原学研究 [J]. 重庆医科大学学报，2004，29（6）：827-830.

[144] 王丹霞. 小儿哮喘急性期证治探讨 [D]. 南京：南京中医药大学，2011.

[145] 罗星照. 小儿哮喘新进展 [J]. 新医学，1996，27（6）：333-334.

[146] 冯娜. 小儿哮喘型支气管炎的临床治疗体会 [J]. 实用中西医结合临床，2011，11（2）：74-75.

[147] 华云汉. 小儿哮喘与哮喘持续状态的诊断 [J]. 小儿急救医学，1998，5（4）：148.

[148] 艾比白·艾尔肯，多力坤. 小儿哮喘诊断及防治进展 [J]. 新疆医学，2008，38:112-116.

[149] 袁渝，赵文惠. 小儿哮喘治疗进展（综述)[J]. 临床儿科杂志，1988，6（6）：399-401.

[150] 赵霞，汪受传，韩新民，等. 小儿哮喘中医诊疗指南 [J]. 中医儿科杂志，2008，4（3）：4-6.

[151] 董晓萍. 小儿哮喘综合防治研究进展 [J]. 医药导报，2010，29

（10）：1321-1323.

[152] 王金永. 小儿支气管哮喘中西医结合诊疗方案探讨及急性发作期 240 例临床验证 [D]. 成都：成都中医药大学，2011.

[153] 张梓荆，董昭. 哮喘病诊断治疗进展第九讲，小儿哮喘的中医治疗 [J]. 中级医刊，1998，33（3）：12-13.

[154] 麦润禅. 氧气驱动雾化吸入治疗小儿哮喘的护理进展 [J]. 中国医药指南，2008，6（6）：173-174.

[155] 刘秀云. 婴幼儿喘息的分类和小儿哮喘的鉴别诊断 [J]. 医学与哲学（临床决策论坛版），2009，30（11）：11-14.

[156] 范永琛. 婴幼儿哮喘与喘息性支气管炎的异同点 [J]. 小儿急救医学，1998，5（4）：149-150.

[157] 吕晓武. 张士卿从痰瘀辨治小儿哮喘的经验总结与临床研究 [D]. 北京：中国中医科学院，2011:18.

[158] 易蔚，乔赟. 针灸防治小儿哮喘的研究进展 [J]. 中医药导报，2007，13（4）：98-100.

[159] 张杨. 中西医结合对小儿哮喘的认识综述 [D]. 北京：北京中医药大学，2011:5-29.

[160] 韩锋. 中西医结合治疗小儿咳嗽变异型哮喘的临床观察 [D]. 武汉：湖北中医学院，2006:10-14.

[161] 王伯岳. 中医儿科临床浅解——小儿哮喘 [J]. 赤脚医生杂志，1974，1:19-21.

[162] 侯亚楠，贺爱燕. 中医论治小儿哮喘的近况 [J]. 内蒙古中医药，2014，1:113-115.

[163] 刘广省. 中医药治疗小儿哮喘的临床研究进展 [J]. 中药材，2012，35（9）：1531-1533.

图书在版编目（CIP）数据

小儿呼吸系统常见病诊疗手册 / 劳慧敏主编. --北京：华夏出版社，2017.12

ISBN 978-7-5080-9262-1

Ⅰ．①小… Ⅱ．①劳… Ⅲ．①小儿疾病—呼吸系统疾病—中西医结合—诊疗 Ⅳ．①R725.6

中国版本图书馆 CIP 数据核字(2017)第 206636 号

小儿呼吸系统常见病诊疗手册

主　编	劳慧敏
责任编辑	梁学超　颜世俊
出版发行	华夏出版社
经　销	新华书店
印　刷	三河市少明印务有限公司
装　订	三河市少明印务有限公司
版　次	2017 年 12 月北京第 1 版
	2017 年 12 月北京第 1 次印刷
开　本	670×970　1/16 开
印　张	15.25
字　数	221 千字
定　价	59.00 元

华夏出版社　地址：北京市东直门外香河园北里 4 号　　邮编：100028
电话：（010）64663331（转）　　网址：www.hxph.com.cn
若发现本版图书有印装质量问题，请与我社营销中心联系调换。